El Libro *La Solución* está lleno de sentido común y poderosa información de fácil acceso para todos. Ya sea que usted tenga o no buenos hábitos de salud, ¡este libro es una lectura obligada!

Dr. Jennifer Ju, M.D.
Family Practice Physician
Milford, Connecticut

Remando con éxito a través del pantano de opiniones competitivas, autodefensivas y autojustificadas, la Dra. Caldwell-Andrews ofrece un mapa con una ruta fácil de seguir para conocer la diferencia entre lo que importa en salud y lo que es simplemente "latón sonoro y platillos tintineantes".

La suciedad y las arenas movedizas de los hechos científicos suelen estar solo representadas a medias, de modo que un autor en particular puede defender una tendencia en particular. Agregando a eso los cruces de "palabras grandes" y la "ciencia elegante", las secuencias de los autores a menudo hacen su escritura más complicada que un plato de espagueti pegajoso, lo que provoca chisporroteos pero no bistec cuando se trata de la arena confusa de "¿Qué es lo que realmente hace una diferencia en mi salud a largo plazo?".

¡Gracias, Dra. Caldwell-Andrews por generar una guía para la persona común, que hace más diferencia que el ruido ... y eso realmente AYUDARÁ a la gente a vivir más tiempo en "lo correcto"!

Dr. Russell L. Osmond
Change Strategies, International
Atlanta, Georgia

LA SOLUCIÓN

Cómo un enfoque cuerpo-mente

más integral crea una salud

duradera

Alison Caldwell-Andrews, PhD

Ilustrado por Kendall Bird

Traducido por Sonia Ochoa, MD

Diseño de portada: Kendall Bird
Ilustraciones y Trabajo artístico: Kendall Bird

Alison Caldwell-Andrews, PhD
www.mindbodytotalhealth.com
dr.alison@caldwellandrews.com

La Dra. Caldwell-Andrews no es responsable de los sitios web
(o su contenido) que no sean de su propiedad.

ISBN-13:
978-1091162198

ISBN-10:
1091162198

A mi esposo,
Quien siempre me inspira

LA SOLUCIÓN

Contenido

Prólogo

Para mí, los libros más interesantes son aquellos que enseñan algo que yo no sabía y que lo hacen en una manera que se puede disfrutar. Y, si además pueden causar que se investigue más sobre el tema y que se puedan encontrar beneficios personales o emociones (o algunas veces aun incomodidad), se convierten en algo más. Llegan a ser más que tan solo una buena lectura o una nueva perspectiva. Para mí, se convierten en una obra.

La Solución es justamente ese libro, porque trata la salud natural en una forma que o no ha sido articulada o no se ha entendido completamente en el pasado. Y es claro que este libro es solamente el comienzo de lo que está por venir – es solo la punta del iceberg. Para mí, los beneficios de leerlo fueron evidentes desde el primer capítulo.

Mis fuertes sentimientos sobre la salud natural de la mente y el cuerpo surgen de experiencias muy personales tanto en mi propia vida como en la vida de personas muy cercanas a mí, así como de mis 23 años de mi vida profesional. No es un misterio cómo mis propios sentimientos llegaron a ser tan apasionados que inculcaron un sentido de causa dentro de mí, dado que mi vida profesional me permitió realizar cientos y cientos de visitas personales a casas, clínicas y tiendas en todos los Estados Unidos en el transcurso de muchos años. La suma de estas implicaciones no ha dejado duda en mi mente que cada persona que vive en este planeta está mejor —mucho mejor, con hierbas, como una fuente de salud diaria, aun durante los peores desafíos de salud de la vida—.

Siempre me han atraído, dentro de esta comunidad social, la existencia tanto del deseo de conservar las viejas tradiciones como el deseo de información adicional y estudio, aunque eso podría ir en contra de alguna propaganda publicada sobre aquellos que están abiertos a soluciones naturales. De hecho, en todos mis años en esta comunidad, he sido testigo de un deseo insaciable por cualquier información referente a la salud sin importar el enfoque específico de salud utilizado, sea herbario, natural o integrado de cualquier otra manera. Un área en la que he visto crecida actividad y estudio es la de la conexión mente-cuerpo de varias hierbas y productos naturales.

Fue durante el tiempo de mi comprensión de esta evolución incipiente en el área de la salud natural integrada mente-cuerpo que me conecté con la Dra. Caldwell-Andrews. Desde ese momento he estado anticipando la publicación de su libro. Ya sea que seas nuevo en el mundo de la curación natural o que tengas décadas de experiencia, este libro cambiará tu manera de ver el bienestar personal. Mejorará tu entendimiento, sin importar dónde te encuentres en términos del uso práctico de suplementos herbarios o de otros productos naturales. Y aunque no veas el valor de la parte nutricional de la salud mente-cuerpo, hay mucho más que *La Solución* contiene que sospecho encontrarás suficientemente convincente para cambiar y mejorar la manera en que vives.

Esto es realmente lo que espero que el lector obtenga de este libro, y que también comprenda por qué he hecho de la salud natural integrada mente-cuerpo, mi profesión. Gracias, Alison, por ayudarnos a seguir adelante.

Greg Halliday
Director de Solle Naturals
Pleasant Grove, Utah
Octtubre 2013

Capítulo Uno

La ciencia y la sinergia

Todos comenzamos en la vida con ideas acerca de cómo funciona el mundo. Nuestros cerebros lo hacen por nosotros automáticamente. Aun los infantes pueden saber cuándo una taza está lo suficientemente de la orilla de una mesa para estar en peligro de caerse. Encontrar patrones en los que observamos e identificamos relaciones entre variables es una manera de ser humano. Es parte de estar vivo. Explicamos nuestro mundo. Determinamos la causalidad. Aprendemos a predecir.

Y aprendemos que estamos en lo correcto.

A menudo nos aferramos a ideas porque representan familiaridad y seguridad. Algunas veces es útil aferrarnos a ideas pasadas. Algunas veces es imposible dejarlas ir. Algunas veces dejar ir nos llena de tensión y ansiedad, parecido a saltar a un precipicio. Todas estas experiencias son parte de la experiencia humana. La mayoría de nosotros ha tenido momentos en los que figurativamente hemos "saltado a un precipicio" en nuestra búsqueda de la verdad y encontramos que, después de todo, no había vacío.

La verdad ha estado siempre allí.

En un sentido u otro todos somos científicos. Todos evaluamos nuestras observaciones acerca del mundo. Para poder obtener ganancia de nuestras observaciones, debemos estar preparados para cambiar lo que creemos que es verdad cuando encontremos nueva información. Debemos reevaluar constantemente en la luz de nuestra experiencia actual.

Imagina que estás aprendiendo a cocinar y que hervir todo es la manera correcta de cocinar. ¡Si no eres capaz de cuestionar tus suposiciones sobre la importancia de hervir, nunca serás capaz de verdaderamente probar la realidad de lo que has preparado! Tu prejuicio impedirá que puedas ser un buen observador. Hervir podría permanecer como una "verdad" para ti, pero este sería el resultado: Nunca serás un buen cocinero.

La ciencia es el desafío constante de barreras al conocimiento a través de actos de observación rigurosa. En este sentido, la observación no se refiere simplemente a un diseño de estudio científico, investigación metodológica y recolección de información, sino algo más fundamental: Se refiere a nuestra voluntad de desarrollar consciencia de como nuestro prejuicio afecta las maneras en las que percibimos el mundo.

Me refiero a observar rigurosamente en el momento presente para que podamos realmente

2

ver lo que no está siendo visto.

Sin embargo, estamos limitados. No sabemos lo que no sabemos. No podemos incluir variables que no entendemos. ¡Podríamos tener en nuestros rostros lentes que estamos inconscientes de estar usando!

Unas de las suposiciones a las que muchos de nosotros nos aferramos es la idea que estamos más avanzados, somos más inteligentes y más sofisticados de lo que fueron las personas en épocas pasadas. Muchos de nosotros todavía nos adherimos a la noción de que la persona promedio en los días de Cristóbal Colón verdaderamente creían que el mundo era plano. Ciertamente creemos que las épocas pasadas eran bastamente inferiores cuando se trata del cuidado de la salud. De hecho, los avances de la era moderna son milagrosos y algunos tienen el potencial de ser más salvavidas que las medicinas de épocas pasadas. Pero la existencia de estos avances no significa que lo que sabíamos hace siglos era simplemente superstición. Tampoco significa que la medicina moderna es siempre la mejor o que nunca es dañina. Por ejemplo, de acuerdo con algunos expertos, una de las causas principales de muerte es el daño evitable resultante de tratamientos médicos o consejo inapropiado a pacientes.

Encuentro interesante que en épocas pasadas, la gente en general solía encontrar hierbas mucho más útiles, valiosas y efectivas de las que nosotros, como pueblo, encontramos hoy en día. Pienso que la razón por la que no vemos sus efectos tan confiables en nuestros tiempos modernos es porque hemos cambiado

3

significativamente el contexto en el que vivimos, y hemos abrumado nuestros cuerpos y nuestras mentes. Estamos sobrecargados con "equipaje" que los pilares a base de hierbas que solían ayudar a nuestros antepasados no parecen influir en nosotros de la misma manera. Muchas hierbas son suficientemente suaves para solo proveer un pequeño empujón. Otras son más fuertes. Entonces hay algunas que son muy fuertes, tan fuertes que rara vez se administran porque son peligrosas. Este último tipo de hierbas son las que fueron capturadas por la industria farmacéutica y convertidas en medicamentos. Y vienen arrastrando efectos secundarios.

Aceite de víbora y vendedores

Ciertamente algo del folklor herbario prevaleciente de muchos años atrás era superstición, y podemos y debemos clasificarlo como aceite de víbora. Algo de lo que hay en los mercados herbarios y farmacéuticos de hoy también es aceite de víbora.

Siempre ha habido y siempre habrá aceite de víbora y vendedores de aceite de víbora.

Pero es un desafío rechazar el aceite de víbora cuando no tienes manera de saber lo que califica como aceite de víbora. Podrías no saber diferenciar si estás hablando con un vendedor de aceite de víbora. ¡Y algunas veces el hecho es que el vendedor ni siquiera sabe que está vendiendo aceite de víbora!

Una de las experiencias más memorables que tuve en la escuela de graduados fue la de tomar los exámenes de certificación, cubriendo todo lo que debíamos haber aprendido hasta el final de la escuela de graduados. El examen de diseño de metodología de la investigación fue uno mis favoritos. Puesto que soy una nerda total de la investigación, este examen abarcó cosas que me divierten: ¡Métodos de investigación y rompecabezas lógicos! Lo comencé con entusiasmo. El objetivo era desmantelar un artículo publicado y encontrar todos y cada uno de los errores metodológicos y estadísticos. Mientras más busqué, más errores encontré. ¡Algunos de ellos eran deslumbrantes! Me pregunté donde había sido publicado el artículo, ya que dicha información había sido cubierta en nuestras copias. Mi primer pensamiento fue asumir que debería haber sido publicado en una revista de muy baja calidad. Pero al continuar escribiendo mi crítica cambié mi mente al respecto. Efectivamente, cuando corroboré con el instructor después del examen, ¡el artículo en cuestión era de uno de las tres prominentes revistas en su área, una revista con una taza de rechazo del 90%! Si el 90% de los artículos presentados en esta revista fueran rechazados, se pensaría que el 10% restante sería lo mejor de lo mejor. Pues no fue así. El artículo que había evaluado era un desorden metodológico vergonzoso. Siempre recordaré la lección que aprendí de dicho examen: No porque escuches o leas algo de una autoridad respetable significa que es correcta o que vale la pena.

Aquí hay algo de lo que tienes que estar consciente al comenzar a leer este libro. Si no estás acostumbrado a cuestionar activamente a la "autoridad" o si muchas de tus propias suposiciones sobre la salud y las prácticas médicas comunes, tal vez te sentirás incomodo con el primer par de capítulos de este libro. En estos primeros capítulos, planteo muchas preguntas sobre la ciencia médica convencional así como de modalidades alternativas. Está bien si encuentras que estas preguntas son provocadoras de ansiedad, molestas o peligrosas. Siéntete libre de saltar estos capítulos a capítulos posteriores que contienen información práctica, después si gustas, puedes volver a tales capítulos cuando desees tener más detalles sobre qué es lo que hace que la ciencia "pegue".

La Sinergia es básica

Todo lo que escribo se basa en el concepto de sinergia. El tener una buena salud no es simplemente identificar un problema único o encontrar una solución única. La salud se trata de sinergia: Las interacciones entre dos o más variables, que resultan en efectos que son ya sea mayores o diferentes del valor aditivo de cada una de las variables individuales.

Nuestros métodos científicos modernos no están bien diseñados para examinar la sinergia. Somos muy buenos con problemas que tienen una o aun tal vez más variables. Preferimos examinar una variable a la vez para asegurarnos de nuestros resultados. Así que la idea de incluir sinergia en estudios raramente se les ocurre a aquellos que están realizando los estudios de laboratorio. La sinergia no se presta a estudios de investigación bien diseñados.

Pero el problema es que la vida no sucede a la velocidad de una variable a la vez. La salud es un contexto que incluye todo en nuestras vidas y la manera en que todas esas cosas se afectan una a la otra. Puede ser que la sinergia tenga más que ver con tu salud que cualquier otro principio en particular de la salud.

Recientemente observé un problema en un estudio que examinaba los antioxidantes en los alimentos. El autor comentaba lo que sucedió cuando los investigadores extrajeron los antioxidantes de los alimentos, los encapsularon y los administraron a humanos. Los investigadores se sorprendieron de que los antioxidantes no trabajaban tan bien como ellos esperaban, basándose en lo bien que esos mismos antioxidantes habían actuado previamente en el laboratorio. Así que el autor del estudio concluyó que, en lugar de los antioxidantes, debería haber otra cosa en la comida que provocaba sus efectos benéficos.

¿Qué tal si es la sinergia creada por las comidas-comidas reales, alimentos integrales - lo que está beneficiándonos ¿Qué tal si nunca pudiéramos reducir esta sinergia a una lista de ingredientes activos porque lo que está pasando es que diez mil variables están trabajando en sinergia ¿Qué tal si la manera en la que comemos y digerimos la comida interactúa con la forma en la que preparamos esa comida, así como la manera en que nuestros cuerpos han estado interactuando en el mundo el día de ayer, la semana pasada, hace un mes o una década? ¿Qué tal si todas esas variables más la manera en que la comida fue cultivada, cosechada y vendida en el mercado afectó los resultados de nuestra salud? Felizmente veo que algunos investigadores verdaderamente han llegado a esa conclusión.

La sinergia es una parte esencial del pensamiento holístico. El contexto lo es todo.

Voy a darle un ejemplo: se siente como que te está dando un resfriado y buscas la ayuda de la hierba equinácea Pero quizás la equinácea no va a trabajar en tu cuerpo esta vez; no en el contexto del resto de tu vida. Verás, el uso de la equinácea puede ser muy complicado. Las cosechas de la primavera contienen cinco veces más de algunos de los ingredientes benéficos comparados a la cosecha del otoño. La raíz y las hojas tienen diferentes efectos si comienzas a tomar equinácea en el momento exacto que comienzas a sentirte enfermo. Este tratamiento temprano marca una diferencia. Si estás comiendo la dieta americana estándar (DAS) que incluye un alto porcentaje de comidas procesadas y carnes cargadas de antibióticos, ese contexto de la dieta americana estándar podría vencer el poder de la equinácea.

Por lo que si un estudio trata de determinar los beneficios de la equinácea en personas que llevan una carga grande de efectos de los contextos en los que viven (p. ej. la dieta, la contaminación, el estrés, etc.), ese estudio podría no mostrar ningún efecto positivo de la equinácea. La falta de resultados aquí podría tener que ver más con el contexto que con el valor de esa hierba en particular.

Encontrando claridad

Se necesita mucha educación formal para llegar a ser el tipo de científico que regularmente publica artículos en revistas médicas. Toda la educación y experiencia se combinan con la historia personal del científico, resultando en muchas capas de prejuicio sobre el prejuicio, escalonado aún con más prejuicio. Esto hace difícil ver las cosas desde un nuevo punto de vista, y aún más difícil si el ver desde ese nuevo punto de vista amenaza el ego científico. Algunos expertos están tan llenos de arrogancia que están cegados.

Cuando nos aferramos a estar en lo correcto o cuando nos asustamos por sentirnos inseguros de que el mundo ha ofrecido una alarmante idea nueva que no cabe en nuestras creencias, somos menos capaces de tener momentos de claridad.

Sin embargo, los avances reales los logran aquellos que pueden vivir con ese miedo y aún así caminar en la arena sobre sus propias líneas convencionales.

El verdadero aprendizaje sucede cuando comenzamos a practicar ver, aun con nuestros experimentados ojos, a través de los ojos de un principiante. Es entonces que, en lugar de simplemente escuchar ruido y furia, comenzamos a escuchar música.

El poeta Rilke lo dijo bien:

> *"Te digo que tengo un largo camino por recorrer antes de estar -donde uno comienza...*
> *Eres muy joven, así que antes de empezar, y quiero rogarte tanto como pueda, ser paciente con todo lo que no está resuelto en tu corazón y tratar de amar las preguntas como habitaciones cerradas y como libros que están escritos en una lengua*

extranjera. No busques las respuestas que no se te pueden dar porque no serías capaz de vivirlas. Y el punto es, vivirlo todo. Vivir las preguntas ahora. Tal vez gradualmente, sin darte cuenta, vivas a lo largo de un día distante en la respuesta.

¡Decide comenzar siempre—a ser un principiante!"[c]

Hay principios en este libro que creo que son correctos actualmente. Pero podría estar equivocada. Se basan en lo mejor del conocimiento que poseo en este momento, y el conocimiento empírico siempre está sujeto a cambios.

De hecho, justo hoy vi un artículo que iba en contra de algo que creí correcto durante muchos años. Era una investigación que muestra que estar enojado en realidad reduce el cortisol en lugar de aumentarlo. Con base en investigaciones pasadas sobre este tema, lo que "conocía" anteriormente era que el sentir cualquier amenaza, incluido el enojo, aumentaba los niveles de cortisol.

Tuve que reevaluar mi pensamiento. Aparentemente nuestra respuesta corporal a las emociones fuertes es aún más complicada de lo que yo había sabido. No me gustó mi experiencia de leer esa investigación. Me hizo cuestionar una "verdad" que pensé que sabía. Quería alejarme. Quería encontrar defectos en el estudio. ¡Pero

---

[c] Traducción al inglés por John Moody

después de analizar la investigación, no cooperaría con estar equivocada! Encontré, en cambio, un estudio que la confirma.

Era incómodo descubrir que algo que le había estado enseñando a la gente durante años podría no ser cierto. Tenía una opción: si simplemente ignoraba la información, no sería necesario hacer ningún cambio en mi vida y mi posición podría seguir estando "en lo correcto". Al menos por unos años más.

Pero estar en lo correcto no es lo mismo que ser eficaz.

Elijo ser eficaz.

Y elijo tener integridad. No puedo ignorar lo que veo sin perder lo que soy.

Así que ahora puedo adaptar estos nuevos datos sobre la ira y el cortisol a mi comprensión de cómo funcionan las cosas. ¡Este continuo reajuste en un mundo de comprensión siempre cambiante hace que ser humano sea emocionante!

Para reiterar, los verdaderos científicos siguen aprendiendo y reformando sus opiniones. El rigor científico incluye negarse a buscar la seguridad del "ego" al aferrarse a ideas estáticas sobre cómo funciona el mundo. La ciencia es un compromiso de evaluar constantemente lo que se cree que se sabe y compararlo con lo nuevo que se está descubriendo. Identificamos lo que parece ser verdad por el momento y luego descansamos temporalmente sobre esas ideas a medida que continuamos descubriendo más sobre el mundo.

Este libro no es la verdad garantizada. Es un viaje hacia la verdad, un viaje divertido acerca de *ti*. Y ahora mismo, lo que comparto en este libro es lo más cercano a mi comprensión de la verdad que hasta ahora he podido encontrar.

Esta es mi historia presente sobre cómo la salud "funciona". Este libro trata sobre el poder penetrante de la conexión mente-cuerpo. Trata sobre contexto y sinergia; sobre el comportamiento, incluyendo tus pensamientos, emociones y acciones. Incluye seis grandes ideas que espero que cambien tu vida.

Mi mayor esperanza es que utilices este libro para ayudarte en tu viaje de reevaluación honesta y continua de lo que sabes y de lo que haces diariamente con el instrumento fundamental de tu vida: todo tu ser —mente y cuerpo.

Capítulo Dos

Las conexiones mente-cuerpo

Estás leyendo esto ahora porque tienes interés en sentirte bien. ¡Gran comienzo! Quiero mantenerte alentado y agregar aún más motivación e información para ayudarte en tu búsqueda del bienestar.

La gente habla de sentirse bien como si fuera un regalo maravilloso; y lo es, pero es un regalo que todos podemos ganar. No se trata de la suerte o del destino. Podemos tener ciertas limitaciones, pero dentro de esas limitaciones, todos podemos aprender lo que debemos hacer para sentirnos bien.

Ciertamente en una crisis de salud en los Estados Unidos, pero también lo estamos en el mundo entero. La atención médica tradicional es costosa y está fuera del alcance de muchas personas. Los medicamentos pueden ayudar algunas veces, pero no siempre sucede así y, a menudo, éstos provocan efectos secundarios no

13

deseados. Los efectos secundarios de los medicamentos han causado la mayor reacción popular contra la medicina convencional que se tiene memoria. Cada vez más personas recurren a alternativas -¡y cada vez hay más opciones disponibles!

Gran parte de la medicina convencional agrupa todas las opciones alternativas (actualmente se les denomina Medicina Complementaria y Alternativa, o CAM) y las convierte en una mezcolanza gigante de curas sospechosas que a menudo se consideran completamente opuestas a la medicina convencional. Gran parte del público tiene la percepción de que todas estas alternativas son igualmente falsas. Cuando caminé por las salas sagradas de la Facultad de Medicina de la Universidad de Yale hace apenas una década, ese ambiente estaba lleno de una fuerte sensación de indiferencia y desprecio por CAM en cualquier forma. La quiropráctica, la homeopatía, las hierbas y hasta la simple medicina conductual se encontraron con diversos grados de desprecio. Me topé con prejuicio al diseñar investigaciones, escribir becas y publicar artículos. Aunque me contrataron específicamente para trabajar en el área de la medicina mente-cuerpo, me dijeron que no podía publicar ciertas declaraciones a pesar de lo que nos decían los datos, porque eran "políticamente incorrectas" o porque "nadie lo iba a creer". Y mi favorita: "No podemos publicar eso -estamos financiados por [una compañía farmacéutica] y esto no los pondrá muy contentos". Estas respuestas se aplicaron a la investigación en el área de la medicina
14

conductual, un área que, en comparación a muchos otros enfoques de CAM, gozaba de algún estatus como una alternativa a las drogas bastante legítima y bien tolerada.

Desafortunadamente no estoy solo en este tipo de experiencia.

La medicina mente-cuerpo se basa en la premisa de que el cuerpo y la mente están conectados inseparablemente. Esta idea es antigua. Era una comprensión básica de las prácticas de curación tanto en la medicina tradicional china como en las culturas ayurvédicas. Pero de acuerdo con el ideal de objetividad de nuestro mundo médico convencional actual, separar la

> *La medicina mente-cuerpo se basa en la premisa de que el cuerpo y la mente están conectados inseparablemente.*

mente del cuerpo ha sido visto como progresivo y más científico. Después de todo, el rey delgado ha sido que puedes medir cosas en el cuerpo objetivamente, pero no puedes medir pensamientos y sentimientos de forma tan objetiva.

Sin embargo, la utilidad de la medición objetiva también depende de conocer cuáles son todas las variables relevantes, rastrearlas adecuadamente y luego identificar y comprender todos los posibles factores causales. Con tan solo dos ejemplos, los avances recientes en la comprensión de la física de partículas y los hallazgos inexplicables de los proyectos en la ciencia vibratoria, está claro que no podemos pretender saber todas las variables relevantes y de qué manera pueden afectarse mutuamente.

Dicho en palabras simples, el método científico funciona. Pero solo funciona dentro del contexto de entender los límites de lo que podemos lograr. Muchos estudios no pueden identificar todas las variables relevantes, controlar lo que debe controlarse o medir los resultados con la suficiente precisión para ser realmente objetivos. Nuestros prejuicios y la falta de conocimiento son posiblemente los factores más influyentes en el control de lo que podemos confiar en los estudios científicos hasta la fecha.

¿Qué es la medicina mente-cuerpo?

La medicina mente-cuerpo no es lo mismo que la medicina complementaria y alternativa (CAM); sin embargo, están vinculadas. Muchos tratamientos CAM están firmemente orientados en una comprensión de la salud entre la mente y el cuerpo. En contraste, la medicina convencional rara vez se basa en la suposición de que la mente y el cuerpo son inextricables. La mayoría de los médicos reconocen que los estados de ánimo de los pacientes afectarán la recuperación o el pronóstico de la enfermedad, pero la medicina mente-cuerpo es mucho más que un reconocimiento de que el estado de ánimo de la persona puede afectar su funcionamiento físico. Sin embargo, cuando nos enfocamos en nuestra salud, a menudo olvidamos la mente, a menos que contemos discursos de motivación, meditación, yoga y buenas actitudes.

Existe una gran cantidad de investigaciones que respaldan la conexión mente-cuerpo y proporcionan evidencia de

16

alternativas a la medicina convencional que funcionan dentro del contexto mente-cuerpo. De esto se trata La Solución. Quiero compartir con ustedes algunas de estas gemas de investigación. En realidad, generalmente hay una gran brecha de tiempo entre el descubrimiento científico y la implementación de esos descubrimientos. Lo que esto significa es que a pesar de que un estudio pueda haber sido publicado, generalmente toma más de una década (a menudo cerca de dos décadas) antes de que la investigación se convierta realmente en parte de la práctica médica. Este libro va directamente a la literatura científica y extrae de ahí algunas de las investigaciones más destacadas y actualizadas.

Lo que aprendemos de ese cuerpo de investigación de vanguardia es simplemente esto: si quieres mejorar, necesitas dominar los poderes de tu mente y tu cuerpo.

Para ilustrarlo, si desea estar sano, no puede simplemente hacer ejercicio y amargarse por su ex. No puede trabajar en el perdón y luego comer en exceso cuatro días a la semana. Claro, puede mantenerse lo suficientemente informado como para usar algunos suplementos de buena calidad. Pero aunque el uso de suplementos puede ser una parte importante de abordar problemas específicos, no es la ruta hacia una salud vibrante.

Otra debilidad potencial de la medicina convencional es que tiene una tendencia a separar en partes arbitrarias lo que generalmente son eventos muy complejos, integrados e interactivos. Piense en este escenario tan común: le diagnostican alergias, luego termina con diabetes tipo II y en el camino

17

le da dolor de espalda. Cualquiera que sea la condición, hay un medicamento para ella. De modo que cuando llega a la mediana edad, toma aproximadamente seis medicamentos, o más tal vez, un par para tratar los efectos secundarios de los primeros. Es algo así como: "Hay una app para eso", excepto que es "Hay un medicamento para eso"[b]. Tus amigos te dicen que eso es exactamente lo que sucede cuando se empieza a envejecer, y ya que ellos toman casi los mismos o más medicamentos que tú, es muy fácil caer en la trampa de creer que así es como es. Es difícil asegurarse de que cada uno de tus médicos mantenga un buen seguimiento de todos los medicamentos que tomas para que los nuevos que le receten no interfieran con lo que ya estás tomando. ¡Qué desastre!

Parece claro que uno de los problemas con el actual sistema de atención médica es que la mayoría de los médicos no están capacitados para pensar de manera integral - están capacitados para ser especialistas. Eligen una especialidad mientras todavía están en la escuela y eso se convierte en su mundo. Seguramente se acordará de la vieja sierra, "Cuando todo lo que tienes es un martillo, todo parece un clavo". Los médicos están entrenados para ver la enfermedad en términos de cómo esos síntomas se relacionan con su área. El siguiente es un ejemplo personal de una ocasión en que ese dicho se cumplió en mi atención médica: hace muchos años fui a ver a tres médicos diferentes con la esperanza de encontrar alivio para una tos crónica. Mi tos recibió tres diagnósticos

---

[b] Esta graciosa analogía es del Dr. Mack Stephenson.

diferentes. El médico general me dijo que probablemente eran alergias. Un otorrinolaringólogo me dijo que definitivamente era reflujo (ERGE), y un internista dijo que era asma. Cada uno tenía su martillo particular y mi tos era solo otro clavo. Peor aún, ninguno de sus tratamientos tuvo un efecto apreciable en la tos.

Otro ejemplo destaca cuán interconectados están nuestros problemas y cuán dividido se ha convertido nuestro tratamiento:

La mayoría de los médicos de atención primaria probablemente verán el asma severa como dos cosas:

1) Un problema de gestión (algo que el médico debe controlar a lo largo del tiempo), y

2) Algo para referirse a un especialista pulmonar.

El especialista del pulmón trabajará para ayudar a solucionar el problema del asma, pero probablemente termine derivando a este paciente a otro especialista, un especialista gastrointestinal, porque, en relación con el asma y su tratamiento, el paciente ahora tiene el síndrome de intestino irritable. ¡Ah, y no olvide el trabajo dental adicional que se necesita cuando los medicamentos para el asma causan estragos en la boca!

Muchos médicos son realmente buenos y pueden saber mucho sobre sus especialidades, pero pocos son capaces de tomarse el tiempo para pensar realmente en la persona como un todo e identificar las causas subyacentes en lugar de solucionar los problemas con un curita. Por ejemplo, el asma y el síndrome del intestino irritable pueden compartir una causa subyacente (el estrés y la inflamación crónica resultante), pero ¿cuántas veces cree que será enviado a un psicólogo para que lo ayude con el asma y el SII? Después de todo, la administración realmente no paga por identificar la causalidad subyacente cuando una solución de parche es una práctica "usual y habitual".

Los médicos que prestan atención primaria tienen muchos problemas con esto. Sus pacientes son exigentes. Los reembolsos de los seguros se están reduciendo cada vez más. Con los gastos generales de oficina, los costos del seguro por negligencia médica y los préstamos estudiantiles que tienen que pagar, en realidad no pueden permitirse el lujo de sentarse contigo durante el tiempo suficiente para individualizar eficazmente tu tratamiento. No es que estén tratando de hacerte sentir como un cuerpo en la fila, pero una cita de treinta o incluso veinte minutos reduce significativamente su capacidad para cubrir todos sus gastos. Para los especialistas es más fácil porque pueden exigir mayores niveles de reembolso, pero el problema aquí es que ellos han sido entrenados para ver una sola cosa. Los especialistas pueden ser increíblemente útiles, pero generalmente no se dedican a buscar una causa alternativa proximal de tu problema fuera de lo que hacen. Como dije, cuando todo lo que se tiene es un martillo, todo empieza a parecer como un clavo.

El sistema médico actual no está funcionando ni siquiera cerca de su ideal, y es importante reconocer que no se debe a que a los médicos no les importe o porque todos quieran librarse de ti. Muchos de esos médicos están haciendo lo mejor que pueden en un sistema defectuoso. Pero el problema es que tú estás atrapado en ese sistema y eres tú quien tiene la fatiga, los antojos, el dolor de espalda, el aumento de peso, la resistencia a la insulina y los efectos secundarios -tanto del medicamento como de toda esa frustración o culpa

Uno de los mensajes de este libro es que hay algunas causas básicas subyacentes a los muchos, muchos problemas médicos que enfrentan la mayoría de los estadounidenses. Cuando el cuerpo se trata como una combinación de sistemas de órganos separados, es difícil identificar las causas subyacentes. Es fácil distraerse con múltiples problemas que abordar, incluyendo una variedad de problemas físicos, problemas de relación, problemas financieros, problemas espirituales, etc. —la catástrofe completa. Nuestra salud sufre y seguimos adelante, pensando que encontraremos tiempo para atenderla más adelante. O tratamos de cuidar nuestra salud y nuestro cuidado empeora las cosas porque ese cuidado se basa en una comprensión inexacta de cómo el cuerpo y la mente están inextricablemente conectados.

No creemos que ninguno de ustedes argumente que el sistema funciona bien tal como es.

El enfoque mente-cuerpo te insta a tratarte a ti mismo como un ser integral. Por ejemplo, si tienes problemas de Diabetes tipo II, es mucho más eficaz involucrarse por completo en el problema en lugar de simplemente tomar un poco de extracto de melón amargo y beber un poco de té de albahaca santa (que, por cierto, ambos tienen buenos efectos sobre el azúcar en la sangre). Involucrar a la persona como un todo

21

significa no pensar en la mente contra el cuerpo sino tratar al cuerpo como mente y a la mente como cuerpo. Es mucho más que involucrar a la mente como una forma de motivación o fuente de actitudes positivas. Es más que practicar la meditación. Es una manera completamente diferente de pensar. Y ese es el punto: no es un mero cambio de comportamiento o la aparición de una píldora diferente. Es un cambio radical de tu visión del mundo.

La medicina holística a menudo es malentendida como la palabrería que se obtiene de los charlatanes. No es así. La medicina holística analiza todo lo que eres, todas las partes de tu vida que conforman lo que eres 'y te trata como a una persona con muchas dimensiones (en lugar de, digamos, una vesícula biliar con una historia). El tratamiento convencional puede ser parte de la medicina holística, al igual que la atención quiropráctica o la medicina herbaria. Practicar la medicina holística es simplemente tratar a la persona como un todo. Esto incluye una comprensión y apreciación de cómo la mente y el cuerpo son uno.

Este libro no trata solo sobre los efectos psicológicos de trastornos particulares, o sobre cómo puedes usar tu mente para vencer la enfermedad. Se trata más particularmente de la conexión inextricable que existe entre la mente y el cuerpo y cómo se desarrolla dependiendo de la forma en que te haces cargo de tu salud.

Tú y yo analizaremos una serie de problemas con los que muchos estadounidenses luchan, y veremos formas específicas en que el cuerpo y la mente trabajan juntos para causar y resolver estos problemas particulares.

Me enfocaré un poco en algunas soluciones no farmacéuticas, no porque haya abandonado por completo la industria farmacéutica, sino porque ya hay mucha información en el mercado sobre esos medicamentos. Lo que se necesita es una descripción de los tratamientos alternativos que tienen pilares empíricos. Deseo que comprendas algo de lo que dice la ciencia sobre todas esas cosas de las que no aprendiste mucho en la escuela. Permíteme ser clara: me encanta el método científico. No rechazo la ciencia occidental; de hecho, la abrazo a pesar de sus muchos defectos. Lo que espero hacer es entrelazar una serie de conocimientos de manera que puedan sorprenderte e inspirarte. Hay mucha información por ahí que no entra en el plan de estudios promedio de la escuela de medicina.

Permíteme proporcionarte más herramientas para tu caja de herramientas de salud integral.

Capítulo Tres

Una cosa conduce a otra

Una joven mujer hermosa, capaz, inteligente y crónicamente deprimida entró a mi oficina. Había estado deprimida en varias ocasiones desde que tenía alrededor de 12 años. Logró graduarse de la universidad, aunque le tomó un año extra debido a algunas hospitalizaciones. En ese momento tenía un excelente trabajo. Tenía amigos y una vida social saludable. Tenía una familia a la que amaba y en la que se sentía amada; tenía un novio fantástico e incluso ella tocaba el clarinete en una orquesta de la comunidad local. No tenía antecedentes de trauma.

Entonces, ¿por qué estaba deprimida?

La llamaremos Maxine. Cambié algunos detalles para proteger su identidad, pero entenderás la idea. Cuando hablé con Maxine, descubrí que era muy atractiva, divertida y sincera. Su pensamiento era un poco nebuloso,

24

pero aparte de la tendencia a ser autocrítica, sus patrones básicos de pensamiento no eran problemáticos. No tenía ninguna dificultad para conciliar el sueño y quedarse dormida, pero por lo general se acostaba tarde. Maxine tenía un poco de sobrepeso y tenía problemas enormes para perder peso. Tenía muy poca energía. Me dijo que a veces tenía problemas para levantarse de la cama y funcionar, pero no en ese momento. Comía vegetales e hizo el intento de hacer ejercicio; cuando logró ir al gimnasio, se forzó mucho. No fumaba, no bebía en exceso, ni tomaba drogas. Admitió que tenía baja estima, y con frecuencia se trataba con dureza. Y, como se mencionó anteriormente, estaba deprimida.

Maxine había visto a una docena de doctores y todos decían que estaba bien. Le dijeron que su tiroides estaba bien, que su nivel de azúcar en la sangre estaba bien, que no tenía trastornos del sueño, y finalmente la remitieron a un psiquiatra para que le recetara medicamentos. Me dijo que en todos los casos, tan pronto como los diversos especialistas que consultaba se enteraban de su historial de depresión, le decían que sus síntomas se debían precisamente a que estaba deprimida. Esa es una conclusión muy común cuando no se encuentra una "causa médica". Maxine me describió el repetitivo y desalentador escenario en cada una de sus visitas médicas: cada uno de los especialistas, al estar en medio de recopilar la información y descubrir su historial de depresión, simplemente se detenía en seco. Visiblemente dejaban de buscar otras fuentes de preocupación para decirle que sus síntomas eran simplemente el resultado de la depresión.

Le pedí que buscara a otro médico para que investigara su caso más a fondo, porque me parecía claro que su depresión era principalmente fisiológica.[c]" ¿No está todo en mi cabeza?", Preguntó confundida y esperanzada. Negué con la cabeza. "No. Ve a buscar un médico que no te diga que todo está en tu cabeza y que esté dispuesto a realizar pruebas más exhaustivas".

Y así lo hizo. Una prueba más completa de su funcionamiento tiroideo demostró que, aunque tenía niveles normales de TSH (hormona estimulante de la tiroides), su T3 y T4 libres estaban bajas. Los médicos anteriores no habían visto estos problemas.

Los exámenes de laboratorio de la enfermedad de Lyme también resultaron positivos. Tanto la enfermedad de Lyme como el hipotiroidismo son conocidos por su conexión con la depresión.

Cuando hablamos de su historial, incluyendo una larga serie de infecciones del oído y tratamiento con antibióticos desde la niñez, hasta los problemas gastrointestinales y las menstruaciones irregulares que la atormentaban en ese momento, su historia de depresión se hizo más comprensible y pareció cada vez más ser un resultado fisiológico de su salud general. Lo que observamos fue que a lo largo de su vida relativamente corta, una cosa había llevado a la otra, y aquí estaba en mi oficina, buscando el cambio. De hecho, su

---

[c] Hablaremos más sobre esta idea en el capítulo sobre la depresión.

enfermedad no estaba "solo en su cabeza". Nuestro enfoque pronto se convirtió en cómo utilizar su mente para ayudar a su cuerpo a sanar y cómo podría usar su cuerpo para ayudar a sanar su mente. Con esta introducción, ahora llegamos a la primera gran idea de *La Solución*:

Gran Idea #1:
El Paradigma de la pócima mágica:
Como sociedad, estamos atrapados en la idea de que hay esencialmente una causa y una cura para casi cualquier enfermedad.

La idea de la pócima mágica

Se puede ver claramente la idea de la pócima mágica en programas de televisión populares como Urgencias/Emergencias o La Anatomía de Grey. La historia dice así: Problema, diagnóstico, cura, todo mejor. Se desarrolla en el programa de esta manera: El paciente ingresa con síntomas misteriosos. Después de probar varias cosas sin suerte (pero con mucho drama), ¡hay un triunfante avance en el diagnóstico! El tratamiento correcto se encuentra, se aplica y el problema se soluciona.

Nos Repetimos esta trama todo el tiempo. "Me siento horrible. ¿Por qué? Debe ser esa sopa que comí. ¡Ya no más sopa para mí! "Por

27

supuesto, todos queremos identificar la causa de lo que está mal para poder solucionarlo. La solución de los problemas es un rasgo fundamentalmente humano. Pero estamos estancados pensando que hay una solución con una pócima mágica para nuestros males y que si podemos encontrar esa pócima mágica, resolveremos el problema fácilmente. Problema - causa - pócima mágica - cura.

¿Demasiado mes al final de tu dinero? Problema: gasto imprudente; pócima mágica: presupuesto. ¡Estás curado!

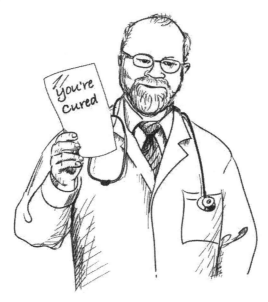

¿Teoría de los gérmenes? Problema: gérmenes y, por lo tanto, enfermedad; pócima mágica: elimina los gérmenes. ¡Estás curado!

¿Enfermedad del corazón? Problema: colesterol alto; pócima mágica: medicamentos para bajar el colesterol / dieta / estilo de vida. ¡Estás curado!

¿Cáncer? Problema: tumor; pócima mágica: sacarlo. ¡Estás curado!

Entonces, si hay una cura principal para el único problema principal, es solo cuestión de encontrar la solución correcta. Si no puedes encontrar esa pócima mágica, sigue buscando o acepta tu destino. En el caso de Maxine, lo médicos vieron que estaba deprimida. Como no había otros hallazgos que indicaran un problema diferente, asumieron que sus síntomas eran el resultado de la depresión — una suposición razonable cuando se observa falta de energía, incapacidad para perder peso, insomnio, desaliento y antecedentes de depresión. Desde el punto de vista de la medicina convencional, el problema era simplemente la depresión y, por lo tanto, el tratamiento consistía simplemente en corregir la depresión.

Todos somos un montón de orugas envueltas en un pensamiento familiar.

El ejemplo de la garganta con estreptococo

Les presento otro ejemplo: faringitis estreptocócica. Me gusta usar este ejemplo porque al principio parece muy simple. Quiero decir, creemos que realmente podemos identificar el único problema (bacteria del estreptococo del grupo A), una solución (antibióticos) y un resultado: ¡la faringitis por estreptococo ya no existe! ¡Una cura!.

Si tu garganta está roja y dolorida, probablemente vayas al médico y te hagan una prueba para ver si tienes una infección por estreptococo. Si el resultado es positivo para el estreptococo, obtienes una receta con antibióticos y los deberás tomar todos. O incluso si tu médico duda si es o no estreptococo, te molestarás y le exigirás que te dé antibióticos de todos modos a pesar de que el 80% de los dolores de garganta son el resultado de infecciones virales y el antibiótico no te sirva de nada. Después de todo, una de las alternativas más temidas es la fiebre reumática[d], seguida de daño cardíaco o muerte.

Aquí está la realidad, lo que dice la investigación: Tomar antibióticos acorta la duración de la faringitis estreptocócica, pero solo en unas 16 horas en promedio. El ibuprofeno es más barato, más beneficioso para tu cuerpo y hará un mejor trabajo controlando el dolor y la inflamación. Si tomas antibióticos o no, la faringitis estreptocócica durará entre 3 y 5 días. Más importante aún, sin embargo, restringir los síntomas de la faringitis estreptocócica no es realmente el objetivo del antibiótico. Aunque la mayoría de la gente cree que toman antibióticos para tratar la faringitis estreptocócica, lo que los antibióticos en realidad pretenden prevenir es la posibilidad de adquirir fiebre reumática. No me malinterpretes, no te aconsejo que NO tomes el antibiótico, sino más bien, te aliento a tomar en cuenta todos los hechos.

Al observar un panorama más amplio, nos damos cuenta de que los hechos hacen que esta

---

[d] La escarlatina es otro posible resultado que ocurre en aproximadamente el 10% de los casos de estreptococos en la garganta. Si ocurre, es fácil de tratar con antibióticos
https://www.cdc.gov/spanish/especialescdc/escarlatina/

decisión sea más complicada. La primera complicación es el hecho de que hay muchas personas que tienen la misma bacteria estreptocócica[1] pero no tienen ninguno de los síntomas. Caminan y viven normalmente, llevando bacterias estreptocócicas. No sabemos por qué sucede esto. Los médicos no consideran a estos "portadores de estreptococos" como una amenaza de infección para otros, ni los médicos creen que estas personas necesiten tratamiento[2]. Este hecho no encaja muy bien en nuestra pequeña historia, ¿verdad?

El próximo desafío a la sabiduría prevaleciente: Tomar antibióticos no eliminará por completo el riesgo de complicaciones como la fiebre reumática, sino que simplemente reduce ese riesgo. Claro, la reducción del riesgo se ve muy bien en papel (el riesgo relativo con antibióticos = 0.28[3] en comparación con un riesgo "regular" de 1.0 en un caso donde el riesgo no se ha reducido en absoluto) pero te presento un panorama más amplio: hay que tener en cuenta que en realidad la fiebre reumática es muy rara, incluso sin antibióticos. A principios de 1900, antes de los antibióticos, la incidencia de la fiebre reumática era de aproximadamente 5-10 casos por cada 1.000. Ahora se ha disminuido a menos de 0.5 por cada mil[4] de acuerdo con algunos informes, y menos de 1 en un millón en otros[5]. Otra fuente afirma que la incidencia de la fiebre reumática en los Estados Unidos es tan baja que tendrían que administrarse antibióticos a entre 3.000 y 4.000 personas para prevenir 1 solo caso de fiebre reumática[6]. Entonces, aunque los antibióticos sí reducen el riesgo, para comenzar ese riesgo era

31

ya bastante bajo. De hecho, el Dr. David Newman, MD, un experto en fiebre reumática, señala que desde la epidemia de fiebre reumática de la década de 1940, la incidencia de la fiebre reumática casi ha desaparecido en los Estados Unidos[e] — tanto, que el CDC ha dejado de rastrearla. También señala que debido a que la naturaleza del patógeno cambió, los antibióticos probablemente no fueron la causa de la desaparición de la fiebre reumática. Es mucho más probable que las razones por las que casi se ha erradicado la enfermedad en los Estados Unidos sean una mejor higiene y mejor nutrición (esto también explica por qué actualmente la fiebre reumática todavía es un problema en los países del tercer mundo).

Aún así, tu médico te instará a tomar antibióticos. La fiebre reumática no es algo a lo que quieras arriesgarte, por lo que es preferible la prevención.

Pero ahora hay investigaciones más recientes que nos llevan a un nuevo nudo. Parece ser que la susceptibilidad a la fiebre reumática no es tanto una cuestión de antibióticos, sino que parece ser en gran parte algo genético[7]. Así que puede ser que tus padres y los genes te otorgaron sean una mejor protección contra la fiebre reumática que los antibióticos. Parte de la razón de ser de esto es que la fiebre reumática ni siquiera es causada por el mismo grupo A de la bacteria estreptocócica que causa la faringitis estreptocócica. Es decir, la fiebre reumática no es causada directamente por bacterias, sino por una reacción particular dentro del cuerpo a esa

---

[e] Era menos de un caso por millón de personas.

32

bacteria. La fiebre reumática ocurre cuando los anticuerpos que fueron creados por el sistema inmunológico para combatir la infección por el estreptococo del grupo A reaccionan con otras proteínas específicas en el cuerpo. Esta reacción cruzada, generada genéticamente, esencialmente causa que el cuerpo se ataque a sí mismo, dando como resultado lo que llamamos fiebre reumática.

Tal vez la base lógica del el uso de antibióticos es pensar que si tu cuerpo no tiene que crear anticuerpos para combatir la infección inicial por estreptococo, entonces no tendrá la posibilidad de crear anticuerpos que puedan tener reacciones cruzadas, causando fiebre reumática. Pero tu cuerpo crea anticuerpos inmediatamente — antes de que vayas a ver a tu médico para que te de antibióticos.

De hecho, parece que, después de todo, los antibióticos no son una garantía de seguridad contra la fiebre reumática. En un informe que detalla la epidemia de fiebre reumática de la década de 1940 en la Base Warren de la Fuerza Aérea, el Dr. Newman presentó estadísticas que mostraban que cuando a las personas se les dieron antibióticos, menos del 1% presentaron fiebre reumática[8], lo que indica que algunas, muy pocas de las personas a las que se les administraron antibióticos, todavía presentaron fiebre reumática. Sin embargo, cuando las personas tomaron un placebo en lugar de antibióticos, el 2% presentaron fiebre reumática. Los puntos aquí son estos: 1) los antibióticos no pueden garantizar que el riesgo de infección se elimine al 100%, y 2) para empezar, el riesgo es bajo. Y estos son informes de la década de 1940

33

durante una de las peores epidemias de fiebre reumática que hemos visto en este país. Como se indicó anteriormente, el Dr. Newman señaló que desde la década de 1940, la incidencia de la fiebre reumática se ha reducido drásticamente debido a una mejor higiene y una mejor nutrición. Siguió con este gancho al hígado: el uso de antibióticos para prevenir la fiebre reumática en estos días tiene tanto sentido como administrar antibióticos a la población para prevenir un posible brote de peste bubónica[9].

¿Recuerdas las orugas envueltas en un capullo de pensamiento familiar? Bonito capullo, ¿no?

Finalmente, ¿qué pasa si realmente resultas con fiebre reumática? Los únicos datos que tenemos actualmente provienen de países menos desarrollados, donde la fiebre reumática sigue siendo un problema. Alrededor del 80% de todos estos casos ocurren en niños de 6 a 15 años, y la tasa de mortalidad es baja: entre el 2 y el 5%. Pero aunque están lejos de una muerte segura, entre el 30-50% de los que tienen fiebre reumática terminan con un daño cardíaco (carditis), lo que hace que la prevención sea una muy buena idea. Curiosamente, una vez que adquieres la fiebre reumática, la terapia con antibióticos no evitará el daño cardíaco, sino que solo ayudará a erradicar la bacteria. Es importante tener en cuenta que aún se recomienda erradicar la bacteria para prevenir más infecciones por estreptococos. Ninguno de los otros síntomas como erupciones cutáneas, artritis, etc. de la fiebre reumática, causa daños duraderos.

Así que resumiremos. Un dolor de garganta provoca fiebre reumática solo si el dolor de garganta se debe a una bacteria en la familia de estreptococos del grupo A y la persona con este estreptococo también desarrolla anticuerpos que reaccionan de forma cruzada con otras proteínas en el cuerpo, debido a sus características genéticas. Incluso entonces, la fiebre reumática sigue siendo un evento muy raro.

¿Listo para exceder los límites y dar la vuelta en el siguiente recodo del río? ¿Qué pasa si tienes un sistema inmunológico realmente sólido porque duermes bien, comes bien, haces ejercicio y cuando estás con riesgo de enfermarte refuerzas tu sistema con estimulantes inmunológicos? Dado que tu sistema inmunológico es la clave principal para combatir las bacterias dañinas, ¿no tiene sentido que tener un buen sistema inmunológico podría protegerte por completo contra las bacterias del estreptococo? Simplemente evalúa esa idea por un momento y si la idea te hace sentir irritado, tómate un momento para respirar. Esta idea puede parecer impactante si te han dicho durante toda tu vida que la única manera de estar a salvo de una enfermedad es tomando antibióticos y que no hay nada que puedas hacer si eres víctima de las enfermedades de otras personas. La resistencia es inútil, ¿verdad? Ciertamente, los antibióticos son un avance fantástico y pueden ser realmente útiles, pero no son útiles en todas las situaciones. En algunos casos se dan en exceso, o no funcionan como se esperaba y siempre tienen efectos secundarios. Más allá del dolor de estómago ocasional, la diarrea o las náuseas, los antibióticos eliminan de tu intestino la flora amigable, que es la columna vertebral de tu sistema inmunológico. Es como disparar una bala de cañón a través de la puerta de entrada de tu casa para ahuyentar a un intruso. Claro, podrías deshacerte del intruso, pero ahora no tienes puerta de entrada. Lo que quiero decir es: ¡mira el daño colateral!

Finalmente, deseo que por favor entiendas que definitivamente no estoy abogando contra el tratamiento médico para la faringitis estreptocócica. Por el contrario, quiero mostrar cómo nuestras cosmovisiones y creencias guían nuestro comportamiento y nos llevan a conclusiones erróneas. El pensamiento de la pócima mágica te haría creer que solo hay una opción para el tratamiento y una causa para la enfermedad cuando en realidad hay múltiples tratamientos y múltiples causas.

Un último ejemplo para mostrar el pensamiento de la pócima mágica: Escuché una noticia en NPR (radio público nacional) sobre el impulso de "encontrar una cura" para la enfermedad de Alzheimer para el año 2025. La historia hablaba, desde luego, acerca del financiamiento y el enorme esfuerzo que se está poniendo en la investigación. Ni un segundo de la historia (al menos eso escuché) estuvo dedicada a las cosas que ya sabemos que tienen un tremendo impacto preventivo en la enfermedad de Alzheimer: comer bien, hacer ejercicio y aprender cosas nuevas. En cambio, seguimos buscando otra pócima mágica, la única cura que soluciona la enfermedad de Alzheimer sin importar cuántas hamburguesas y papas fritas de tamaño extra grande nos estamos devorando.

Una alternativa más objetiva a las pociones mágicas

El enfoque en *La solución* no se trata de pociones mágicas. No hay ningún suplemento mágico, medicamento farmacéutico, té de hierbas u otro tratamiento que elimine todos tus problemas.

La realidad es que se trata de múltiples flujos de causa y efecto que interactúan entre sí. Como dije en la introducción, no puedes simplemente comenzar a tomar albahaca santa para tu diabetes tipo II y esperar una recuperación completa aun sin hacer ningún otro cambio. No es porque la albahaca santa no es buena; es porque tu estilo de vida fluye como el río Mississippi, y una pequeña adición o sustracción no es suficiente para cambiar el curso de ese río. Por otro lado, si estás abordando los aspectos más importantes de tu salud comiendo bien, durmiendo bien y haciendo ejercicio, la adición de un suplemento o tratamiento en particular puede tener un efecto mucho más palpable. Si ya estás afectando el curso de tu río de una manera enorme con la comida adecuada, el sueño y el ejercicio, entonces tu cuerpo puede beneficiarse más de una aplicación juiciosa de otros tipos de ayuda.

Permíteme ilustrar esta idea un poco mejor con la analogía de un automóvil:

La analogía del Mustang

Supongamos que tienes un Mustang 2002 en la cochera y, aunque es un gran auto, simplemente no funciona. Lo llevas a un mecánico de tu confianza; lee el código del motor en su computadora que dice que necesitas un nuevo sensor de oxígeno. Reemplazas el sensor de oxígeno, pero aún así el auto no funciona. Regresas con el mecánico y esta vez te dice que el auto necesita bujías nuevas. Así que obtienes bujías nuevas ... y el automóvil aún no funciona. (¿Te suena familiar esta historia?) Lo llevas de nuevo al mecánico. La tercera es la vencida, ¿verdad? Ahora dice que es el detector de fugas. Lo arreglas, y aún así el auto no funciona.

¡En este momento estás pensando que necesitas un nuevo mecánico! ¡Todos esos dólares desperdiciados reemplazando partes que ni siquiera eran el problema real!

Después de esto le llevas tu auto a otra persona, un mecánico de alta tecnología que tu amigo te recomendó. Este tipo escucha por lo que has pasado y dice que se trata de un sensor sucio del flujo de aire. Corrige el problema. Ahora el automóvil funciona correctamente[f].

El problema aquí no es que el primer mecánico estaba equivocado y que el segundo mecánico encontró el problema real. De hecho, todos esos problemas eran reales y válidos. Las partes que se reemplazaron antes del sensor de flujo de aire necesitaban ser reparadas. Arreglar solamente el sensor de flujo de aire no habría funcionado. Pero con el pensamiento de la pócima mágica, tendemos a buscar un problema y una solución. El hecho es que tenemos

---

[f] Gracias a mi hermano John por su ayuda con esta analogía.

38

múltiples problemas y múltiples soluciones y necesitamos incorporar todas esas soluciones para "funcionar correctamente".

Del mismo modo, no tiene mucho sentido ir de especialista en especialista buscando una respuesta mágica que resuelva el problema. Es probable que existan varias cosas que no estén correctas y que necesites más de una solución.

Esta es la alternativa al pensamiento de la pócima mágica: considerar múltiples causas y múltiples soluciones. Si te ayuda, trata de ver esta alternativa como un pensamiento sistémico en lugar del pensamiento lineal de la pócima mágica.

El pensamiento sistémico analiza el panorama completo y ve cómo las pequeñas cosas en un área influyen en las cosas pequeñas de otra área y cómo éstas desencadenan otras pequeñas cosas que a su vez crean un caldo de cultivo para los problemas actuales. Los sistemas son complejos y contienen múltiples caminos, múltiples direcciones y múltiples resultados. A menudo, corregir una o dos cosas no será suficiente para ver un cambio real. Pero esto no significa que esas dos o tres cosas no necesiten ser reparadas. De hecho, significa que necesitas hacer más, tratar más y arreglar más en lugar de ceder o darte por vencido.

No puedes comenzar a tomar espinacas todas las mañanas sin cambiar tus hábitos de comer 1200 calorías en el almuerzo. Las espinacas te ayudarán, claro, pero no superarán los efectos de comerte una hamburguesa gigante con queso, papas fritas y un gran batido de chocolate.

El pensamiento sistémico asume que el organismo busca la homeostasis, o en otras palabras, el equilibrio. Del mismo modo, una visión holística de la salud supone que el cuerpo trabaja naturalmente para encontrar el bienestar. Las respuestas del cuerpo a los problemas se consideran como un camino hacia la curación. Por ejemplo, la fiebre es la respuesta del cuerpo a la enfermedad y la temperatura del cuerpo se eleva lo suficientemente alto como para matar a los patógenos.

Atrapados en el pensamiento de la pócima mágica

Sabemos que hay comportamientos que podemos cambiar para aumentar o disminuir el riesgo de adquirir diversas enfermedades, pero nuestra sociedad sigue estancada en el pensamiento de la pócima mágica. Nuestro sistema de obtener tratamientos basados en la ciencia también está atrapado en el pensamiento de la pócima mágica. Por ejemplo, en lugar de entender cómo la vitamina D podría hacer que todo nuestro sistema funcione mejor, ejecutamos un ensayo controlado aleatorio que analiza la vitamina D frente a un placebo y su efecto sobre alguna enfermedad[g]. Si la vitamina D no mejora esa enfermedad en particular se concluye que estamos perdiendo el tiempo cuando tomamos

---

[g] Justo antes de publicar este libro vi un ejemplo de este mismo escenario publicado en The Lancet (11 de octubre de 2013). El debate se centraba en afirmar que la vitamina D no ayuda con la densidad ósea y, por lo tanto, puede ser una pérdida de tiempo. ¡Perfecto ejemplo en la vida real sobre lo que estoy hablando!

ese suplemento. De hecho, la situación podría ser exactamente como las bujías en el Mustang. Quizá haya otras cosas que se necesitan para resolver la enfermedad a la vez que se toma suficiente vitamina D. Hay formas efectivas de estudiar esto, pero cuando los científicos están atrapados en el pensamiento de la pócima mágica, es muy poco probable que se den cuenta de que no han incluido todas las variables importantes en su experimento.

El pensamiento centrado en los síntomas

Peor aún, en lugar de resolver el problema subyacente, gran parte de nuestro pensamiento médico se centra en la resolución de los síntomas. Al aliviar los síntomas, de alguna manera creemos que nos hemos librado del problema.

Tal vez uno de los ejemplos más atroces del enfoque centrado en los síntomas es la de los medicamentos para reducir el colesterol. El propósito de estos medicamentos es reducir las enfermedades del corazón, con la idea fundamental de que el colesterol alto conduce a las enfermedades del corazón. Sin embargo, los datos muestran bastante claro que el colesterol alto no es la causa principal de las enfermedades cardíacas, sino que es sólo un síntoma. Entonces, bajar el colesterol puede no ser la respuesta. Más bien, debemos tratar de entender por qué el colesterol se eleva antinaturalmente. Tratar el síntoma en este caso no trata la causa, y si tratas el síntoma con estatinas, ¡te estás inscribiendo para recibir muchos efectos secundarios peligrosos además de no estar tratando la causa!

Es posible que hayas escuchado hace algún tiempo que comer grasa es malo y aumenta el colesterol. Entonces, tal vez hayas oído que el vínculo entre la grasa en la dieta y la enfermedad cardíaca es bastante débil. Tu mejor amigo te dice que los huevos son malos para ti y al día siguiente su tía te comparte un artículo que dice que los huevos son saludables. Pero tu médico todavía te recomienda comer una dieta baja en grasas. El pensamiento de la pócima mágica te deja confundido con toda esta información y empiezas a preguntarte en quién confiar. Te vuelves cínico y solo quieres levantar las manos y rendirte. Nadie sabe qué es lo que te ayudará, así que es mejor que te diviertas y empieces a masticar esa hamburguesa con queso, ¿verdad?

El pensamiento holístico pone todo esto en un contexto más amplio. Ese contexto puede ayudarte a ver mayor sentido en lo que lees y oyes acerca de muchos problemas de salud. Miremos más de cerca el problema de la grasa contra la enfermedad cardíaca, y examinemos cómo el contexto puede cambiar lo que vemos.

Un metaanálisis reciente (una forma sofisticada de agrupar los resultados de los estudios científicos) analizó estudios que examinaron las grasas saturadas y las enfermedades cardíacas, y descubrió que el aumento en la ingesta de grasas saturadas no estaba relacionado con un mayor riesgo de adquirir enfermedades cardiovasculares[10]. Pero espera, ¡esto no significa ir a abrir la mantequilla y comenzar a celebrar! Alejemos el zoom un poco más y busquemos una imagen más amplia.

Los estudios que analizan la ingesta de grasa en la dieta estadounidense estándar pueden sufrir lo que los estadistas llaman un problema de restricción de rango. Es decir, no hay mucha diferencia en la ingesta de grasa entre la población para explicar nuestras considerables diferencias en las enfermedades cardíacas. Una dieta "baja en grasas" en los Estados Unidos es muy diferente de una dieta "baja en grasas" en China. En lugar de decir que la ingesta de grasas no importa porque no hay diferencias visibles en la salud de las personas si consumen una dieta con un 29% de grasa (el porcentaje de grasa en la dieta estadounidense baja en grasas) o una dieta con 37% de grasa (el porcentaje de grasa en la dieta estadounidense promedio), alejémonos un poco más y pensemos cómo la dieta estadounidense se compara con la dieta promedio en China.

Una dieta alta en grasas en China contiene menos grasa que la dieta estadounidense baja en grasas. El porcentaje de grasa en la dieta china promedio alta en grasas es solo del 24% de grasas. La dieta china baja en grasas tiene solo un 6% de grasa. En este ejemplo, verás que todos los estadounidenses consumen una dieta relativamente rica en grasas. Por lo tanto, tiene más sentido que sea difícil ver una diferencia en los resultados de la enfermedad cardíaca entre dos grupos que son más similares que los que son diferentes entre sí.

El punto aquí no es acerca de los porcentajes de grasa, sino de ver los hechos desde un punto de vista diferente. El contexto es crucial.

Una cascada de causalidad

Cuando hablamos de la conexión entre la salud física y la emocional, a menudo nos quedamos atrapados mirando los síntomas en lugar ver un panorama global. Por ejemplo, observamos cómo ciertas enfermedades físicas afectan nuestra salud emocional. Como ejemplo, las personas con esclerosis múltiple a menudo experimentan depresión y no sólo el tipo de depresión "Odio esta enfermedad y es deprimente". Las personas emocionalmente sanas con EM experimentan depresión con más frecuencia que las personas sin EM. De hecho, algunos neurólogos suelen prescribir antidepresivos cuando dan el diagnóstico inicial. Este enfoque de observar cómo varias enfermedades físicas afectan la salud emocional tiene mucho mérito, y ciertamente necesitamos saber qué sustancias afectan qué condiciones. Pero el asunto es más complicado que eso.

Pensemos de nuevo en Maxine. Una tiroides baja y la enfermedad de Lyme están asociadas a la depresión. Los tres están conectados. Pero la conexión es más que una cosa causando otra. No es un juego de tiroides baja + Lyme = depresión, entonces arreglas la tiroides y la enfermedad de Lyme y la depresión desaparecerá. Hay una razón por la cual Maxine tiene la enfermedad de Lyme y no es solo porque la haya picado una garrapata. También tiene que ver con su sistema inmunológico, que a la vez tiene que ver con sus hábitos de sueño, alimentación y ejercicio, los cuales ejercen una influencia de cómo ella se siente. Y esos hábitos de dormir, comer y hacer ejercicio también ejercen influencia en la otra dirección, lo que da como resultado que se sienta como se siente. Agrega a ello su historial de infecciones de los oídos (y los tratamiento con antibióticos), problemas gastrointestinales a largo plazo, y menstruaciones irregulares, y entonces comenzarás a acercarte a una realidad complicada. Esta realidad es similar a los problemas que muchos de nosotros enfrentamos. Estos desafíos son complicados, multidireccionales y tienen más de una causa y más de un efecto. Entonces, si bien la ciencia médica puede enfocarse en condiciones específicas, debe también comprender que este enfoque estrecho es en muchos aspectos artificial. Se hace por conveniencia. Las personas reales en situaciones reales son mucho más complejas, y debemos comprender y recordar que una cosa conlleva a la otra.

Es hora de pagar todo el paquete: desde las bujías hasta el sensor de flujo de aire.

No puedes esperar reparar tu virus del resfriado y el hecho de que te resfrías cuatro o cinco veces al año, y aún así comer cereal azucarado en el desayuno, hamburguesas y papas fritas en el almuerzo y mantenerte despierto hasta tarde todos los fines de semana. Escucha a tu cuerpo y escúchalo bien. Te dirá lo que necesitas notar y hacer.

El todo es mayor

Tu cuerpo es un todo, y las partes no se ignoran entre sí. El estrés y la falta de ejercicio afectan el nivel de azúcar en la sangre. La falta de ejercicio afecta tu estrés. Todos estos crean inflamación, que puede conducir a síntomas de intestino irritable o tal vez a una enfermedad cardíaca. ¡Las donas y las hamburguesas te ayudarán bien con ello! Una cosa conduce a otra, múltiples cosas conducen a resultados múltiples y te encuentras en un espiral que te hace sentir fuera de control.

Una cosa conduce también a otra cuando se trata de solucionar problemas. Mejorar un área de tu salud puede ayudarte a ser más resistente a todo tipo de estrés. Por ejemplo, si corriges tu problema del azúcar en la sangre, la vida se ve mejor. Si puedes obtener una reducción en las hormonas del estrés, te sentirás aún mejor. Si tienes una nutrición decente, te sientes mucho mejor. La vida parece más manejable después de una buena noche de sueño. Quizás las hijas adolescentes son un desafío para cualquier persona, pero puedes manejarlas mucho mejor si estás físicamente intacto. *Puedes* salir del espiral de la muerte. Solo continúa conmigo y te ayudaré a hacer los cambios que necesitas hacer para dejar de girar.

La vida — todo el paquete complejo — es un desafío. Vivir ese desafío mientras estás físicamente "deprimido" es como ir de excursión al Monte Everest con un ladrillo en tu mochila. Ya es de por sí bastante difícil escalar aún sin el ladrillo[h]. ¡*Solucionemos* eso!

_____

[h] ¡Otro gran pensamiento del Dr. Stephenson!

46

Capítulo Cuatro

El empirismo es para mentes abiertas

E l empirismo es para personas con mentes abiertas. Verás a qué me refiero.

Primero, los datos son solo datos. En otras palabras, los números o la información no tienen un significado propio, sino que tienen el significado que les asignamos. Estos son solo significativos en contexto, y contexto es lo que producimos. Asignamos un significado a los datos en función de qué más sabemos, qué más está sucediendo y lo que pensamos. Considera el ejemplo de la dieta "baja en grasas" de la que acabamos de hablar. Se trata de contexto. Los datos se interpretan como parte de un contexto previamente organizado que crece a partir de lo que somos, lo que creemos y lo que estamos prediciendo.

El *empirismo* es un método para obtener conocimiento. Básicamente, cuando preguntas "¿Cómo sabes eso?", una persona que usa el método empírico te dirá "Lo sé porque lo vi suceder" o "Tomé una foto y aquí está" o "Aquí hay cincuenta personas" que vieron que sucedió". Puedes contrastar este método con el *autoritarismo* que usa una autoridad para decirte qué es el conocimiento ("lo sé porque lo dijo el Dr. Autoridad"), o pragmatismo ("es práctico, así que es correcto"), o racionalismo ("Sé que es verdad porque es un resultado de la lógica"). Estas cuatro maneras particulares de obtener conocimiento son algunas de las favoritas de nuestra sociedad, pero en este momento en particular nos encanta especialmente el empirismo. Los científicos confían en el empirismo como su principal método para obtener conocimiento o identificar verdades. La metodología de la investigación (cómo las personas establecen un estudio de investigación) usa el método empírico para descubrir qué *es*. Al menos esa es la intención subyacente de la investigación empírica.

> *Nuestros prejuicios comprometen nuestra capacidad de interpretar información... es muy difícil tener una mente verdaderamente abierta porque crecemos inmersos en lo que creemos saber sobre el mundo.*

En el clima actual de atención médica, estamos viendo una lucha real entre dos hechos: los defensores de la atención médica natural y la medicina convencional. A veces la lucha se polariza tanto que parece una guerra. Esto es muy desafortunado porque ambos "lados" tienen

48

mucho que aportar y podrían aprender unos de otros. Cada lado tiene sus partidarios reflexivos y sus fanfarrones rufianes, sus verdaderos creyentes y sus desapasionados aspirantes. Cada lado mira hacia el otro lado a través de un campo plagado de cuerpos humanos sufrientes. Aunque hay algunos profesionales de la salud que intentan sentarse en el medio, la mayoría de estos operan más por un deseo de eficiencia ecléctica que por un modelo subyacente e integral de comprensión. Es decir, existe una cantidad de médicos que se autodenominan integradores pero que usan un enfoque de cafetería como un medio para tratar a sus pacientes. Lo que los hace integradores en sus propias mentes es simplemente que su "cafetería de tratamiento" sirve medicinas alopáticas y alternativas. El cuidado integral, en este sentido, es simplemente escoger y elegir de un menú a la carta.

Pensando en ello, puedes darte cuenta de que este intento de enfoque integrador todavía se sirve al estilo de la pócima mágica, ya sea que la preparación se parezca o no a una hierba o que haya sido fabricada por una compañía farmacéutica. Enfermedad, diagnóstico, cura, todo mejor. Para la mayoría de las personas es una coincidencia feliz que este enfoque simple todavía pueda, a veces, funcionar bastante bien a corto plazo.

Nadie está ganando

Quiero dejar muy claro que no solo hay dos lados en la escena de salud actual, sino que ninguno de estos lados aparentes tiene toda la verdad.

Ambos tienen su parte de doctores dedicados y atentos; ambos tienen su porción de charlatanes y abusadores del poder y ambas partes tienen su parte de médicos incompetentes cuyo pensamiento puede no ser lúcido o preciso, y que buscan seguridad en apegarse a la línea del partido. Cuando nos engañan para que nos traguemos un estilo de pensar u otro, comprometemos nuestra capacidad para pensar con claridad sobre los hechos. Nos sentimos presionados a mantener una línea partidaria; el resultado es que nuestros prejuicios comprometen nuestra capacidad de interpretar la información.

Vemos a través de un cristal oscuro (prejuicio)

El empirismo es simplemente una manera de conocer las cosas, ya sea al observar los hechos o al hacer experimentos o ambos. El empirismo funciona mejor cuando lo que creemos no influye en los experimentos o en los resultados; de esa forma los hechos pueden interpretarse por sus propios méritos. Por lo tanto, el empirismo es para personas con mentes abiertas. La debilidad inherente en el enfoque empírico es esta: ¡es muy, pero muy difícil tener una mente realmente abierta! Crecemos inmersos en lo que creemos que sabemos sobre el mundo.

Curiosamente, algunas pruebas recientes apuntan a la capacidad fascinante que tenemos los humanos para literalmente cambiar nuestras mentes (¡como en nuestros *cerebros*!) en respuesta a la presión social. Un artículo reciente en la revista *Science* examinó los recuerdos de las personas que fueron presionadas por otras para creer algo que era incorrecto. Resulta que las personas respondieron a esta presión aceptando la "línea del partido". Pero aquí es donde se pone interesante: una vez que los miembros del estudio se rindieron a creer algo que no era cierto, los investigadores encontraron mediante escáneres cerebrales que las huellas físicas de los recuerdos de los hechos verdaderos de los participantes realmente cambiaron, ¡incluso cuando la memoria inicial había sido fuerte y precisa![11] Estudios como éste realzan que la interacción entre el prejuicio y la interpretación de los datos en la búsqueda de la verdad científica está plagada de complicaciones.

Una de las víctimas de la guerra entre la atención médica natural y la medicina convencional es el conocimiento. En lugar de entender lo que vemos, los diferentes lados están apropiándose de la información y forzándola a significar lo que ellos quieren. Están reduciendo el contexto utilizado para interpretar los datos, ya sea consciente o inconscientemente. Pero los datos no escogen un partido específico. Ellos son solo los datos. Son las personas las responsables de darles las interpretaciones basadas en creencias y experiencias. Nosotros producimos el contexto.

La mayoría de las personas cree en lo que llaman "ciencia médica". Pero con esto, generalmente se refieren a lo que leen en revistas o periódicos escritos por expertos, lo que ven en la televisión o Internet, o lo que sus amigos o doctores les dicen como un hecho. Entonces, cuando dicen que saben algo, lo que generalmente están diciendo es que lo escucharon de alguien que consideran una autoridad en el asunto.

Entonces, ¿dónde obtiene la autoridad su información? Ciertamente, la educación profesional acumulada de esa autoridad puede proporcionar algunas buenas respuestas. Los estudios muestran que cuando los médicos tienen preguntas que van más allá de su formación médica, la mayoría de ellos consulta una combinación de recursos en línea basados en artículos científicos (por ejemplo, el sitio en línea UpToDate), libros de texto médicos o de sus colegas[12,13]. Los servicios que ofrecen seminarios u otros tipos de educación continua son fuentes adicionales de conocimiento; estas fuentes también se basan en estudios publicados en revistas médicas.

Lo que la mayoría de nosotros en el público en general cree es que los médicos, los investigadores, los reporteros médicos, etc. confían en datos científicos. Ciertamente eso es lo que buscan los profesionales médicos cuando leen publicaciones en revistas médicas. Esto se llama información empírica y la mayoría de nosotros cree que las publicaciones médicas reportan datos empíricos reales. Pero, en general, las publicaciones médicas reportan los resultados de estudios médicos ya interpretados para sus lectores en un contexto predefinido. Los científicos le han dado forma a una historia a partir de sus datos mucho antes de su publicación, y esta historia depende de lo que creen sobre cómo funciona el mundo.

¿Cómo puede no haber polarización entre aquellos (generalmente académicos) que parecen adorar exclusivamente al "altar" del método científico y aquellos que, disgustados con el estado actual de la ciencia, han descartado todo el método y afirman que "no creen" en la ciencia?" (Desafortunadamente el mundo de la salud natural tiene muchos de estos tipos de profesionales).

El método científico no tiene la culpa. El método funciona si lo sigues. Solo que a menudo el método no se sigue muy bien.

Formas de saber

Para ilustrar mejor cómo creemos que "conocemos" las cosas, examinemos la dieta mediterránea (una forma de comer que incluye muchas frutas, verduras, nueces, granos integrales, pescado y aceitunas o aceite de oliva) y algunas de las diferentes formas en que podrías saber si esta dieta es buena para ti ...

... dice el Dr. Oz (esto es autoritarismo).

... porque sabemos que los componentes son buenos para nosotros, así que, en general, tiene sentido (esto es racionalismo).

... porque hemos experimentado que ayuda a las personas a ser más saludables (esto es pragmatismo).

... porque un estudio realizado en 2009[14] demostró que las personas que siguieron fielmente esta dieta tuvieron hasta un 30% menos de probabilidades de desarrollar depresión, mostraron un menor riesgo de tener un accidente cerebrovascular y tuvieron menos probabilidades de desarrollar la enfermedad de Alzheimer (esto es empirismo).

Veamos otro ejemplo: cómo creemos saber si la grasa dietética es buena para nosotros.

Todos "sabemos" que la grasa es mala para nosotros. Todos deberíamos comer una dieta baja en grasas. Lo sabemos desde hace décadas, ¿verdad? Recuerdo el orgullo que sentí a fines de la década de 1980 cuando cocinaba alimentos súper bajos en grasa para mi familia. Pero espera, ¿en qué se basó este "conocimiento" ¿revistas de supermercados? ¿algo que te dijo el profesor de economía doméstica? Me atrevo a decirlo, ¿cosas que tu doctor te dijo?

Cocinar alimentos bajos en grasa simplemente porque eso es todo lo que tienes disponible es un ejemplo de pragmatismo. En este caso, estás siendo práctico y estás usando lo que tienes a la mano.

Sin embargo, si la razón por la que no tienes grasa disponible para cocinar es porque lógicamente has llegado a la conclusión de que cuando comes grasa engordas, estás utilizando el racionalismo como tu manera de saber la verdad. Para ilustrar aquí el racionalismo, ¡estamos ignorando el hecho de que tus conclusiones son erróneas! Pensar racionalmente no significa que tus suposiciones sean correctas, pues solo requiere que infieras tus juicios lógicamente.

Pero lo más probable es que consumas poca grasa porque crees que los expertos te han indicado que deberías hacerlo. Esto es autoritarismo.

¿Sabes qué información empírica se muestra sobre las grasas alimenticias?

Hay grasas buenas y malas. Comer grasas buenas (estas incluyen nueces, semillas, pescado, aceite de oliva, aguacates e incluso verduras de hojas verde - ¡¿qué?! ¡Sí, las verduras de hojas verdes tienen grasa!) disminuye tu riesgo de tener depresión[15] y el consumo de grasas malas (ácidos grasos trans, también popularizados como grasas trans) aumenta tu riesgo de tener depresión... y tu riesgo de presentar un accidente cerebrovascular... y tu riesgo de tener cáncer. Lo que los datos empíricos confirman no es el no comer alimentos bajos en grasas, sino eliminar las grasas trans que podrías encontrar en las donas, hamburguesas, alimentos fritos (sí, esencialmente todas tus fuentes placenteras de grasa. Lo siento). Estos datos han existido durante años, pero muchos todavía creen que son virtuosos cuando comen sin grasa. Por cierto, el aceite de coco es un gran ejemplo de una grasa saludable que ha sido vilipendiada durante décadas. La evidencia empírica es que el aceite de coco (2 cucharadas soperas por día) no solo ayuda a los hombres y a las mujeres a perder centímetros en la cintura, sino que también aumenta el colesterol HDL (el tipo "bueno" de colesterol)[16].

Así que comer grasa puede ser bueno para ti, si comes los tipos de grasa adecuados. ¡De hecho, necesitas comer grasas para lograr una salud óptima! Las grasas son cruciales para el funcionamiento de tus células, para el funcionamiento de tu cerebro y para aumentar la capacidad de tu cuerpo de enviar nutrientes de un área a otra. Distinguir entre grasas buenas y malas es un enfoque significativamente diferente al de simplemente eliminar todas las fuentes de grasa.

De lo que aquí estamos hablando es del empirismo. El conocimiento empírico es simplemente conocimiento que se obtiene a través de la observación y el estudio: "Lo veo, por lo tanto, lo sé".

Pero ver implica interpretar, y, como hemos estado ilustrando, ahí radica el problema.

La medicina convencional contra la medicina alternativa se ha convertido en una batalla confusa e ineficaz de líneas opuestas. La lealtad al partido ha superado la capacidad de la gente para interpretar la información de manera objetiva.

La manipulación: desvergonzada y sutil

Te presentaré un ejemplo extremo de cómo un lado de este debate puede manipular descaradamente a una audiencia. Un artículo de Internet bastante reciente sobre la erradicación de cerdos salvajes en Michigan dice "asesinatos en masa de cerdos del color equivocado" y "perfil racial para el asesinato de animales", e incluye el subtítulo "¿Tiene el color de pelo equivocado? El estado de Michigan lo matará". Aunque los escritores del sitio web cambiaron parte de su lenguaje particularmente ofensivo poco después de la publicación, el artículo original incluía la frase" Michigan matará a todos los negros" en el título (mostrado en este sitio web, copiado del sitio web original el día que se publicó el artículo[i]. El tono del artículo en el sitio web original se

[i] Consultado el 30 de marzo de 2012.
    http://www.ar15.com/forums/t_1_5/1304957_.html
El artículo modificado se puede encontrar en:
http://www.naturalnews.com/035372_Michigan_pigs_farm_free
dom.html, consultado el 30 de marzo de 2012.

redujo rápidamente para eliminar este lenguaje). Este tipo de pensamiento y de escritura prejuiciosa es típico de los extremistas, y desafortunadamente lo que sucede es que mucha gente reacciona dejando de creer todo lo que esas fuentes han dicho o escrito en vez de rechazar simplemente ese dudoso artículo. He aquí una razón por la que esto tiende a suceder: cuando sentimos disgusto u otras emociones fuertes, nuestro cerebro tiende a hacernos pensar de manera más categórica, o en términos de "todo o nada". Nuestras reacciones extremas nos llevan a actuar con un celo excesivo. A veces, nuestras reacciones emocionales producen buenos resultados, pero pensar emocionalmente en lugar de racionalmente puede ser peligroso.

Del mismo modo, los defensores menos descarados de un campo u otro pueden empujarnos de forma más sutil (y, por lo tanto, más insidiosamente). Un encabezado del LA Times[j] dice "Los suplementos dietéticos son riesgosos para las mujeres mayores, según un estudio" y la primera línea del artículo nos dice que "se observa un mayor riesgo de muerte en quienes toman multivitaminas, ácido fólico, hierro y otros". Pensarás en suspender inmediatamente todas esas multivitaminas u otros suplementos que puedas estar tomando. Sin embargo, una mirada a la publicación[17] científica original en la que se basa este artículo revela el prejuicio. Los datos de la publicación en sí no son compatibles con las interpretaciones de estas expresivas noticias de primera plana, y uno

---

[j] http://articles.latimes.com/2011/oct/10/health/la-he-vitamins, consultado el 30 de marzo de 2012

se pregunta quién es el que quiere que las mujeres dejen de tomar vitaminas.

Este artículo no solo ha afectado los hallazgos del estudio original, sino que también una mirada más cercana a la publicación científica por si sola[18] reveló debilidades dañinas en la metodología y en el diseño del estudio en sí. Surgieron dos problemas bastante grandes. El primero fue que el estudio asumió que todos los suplementos son de igual calidad. La calidad de un suplemento puede transformar la forma en que el cuerpo reacciona. El segundo problema fue que parece posible que mujeres que se incluyeron en la recopilación de datos inicial que no tomaban suplementos, podrían haber comenzado a tomar suplementos en el último año del estudio (18 años después) y luego haber sido clasificadas en el análisis final como personas que tomaban suplementos. En otras palabras, una mujer podría no haber tomado suplementos durante los 17 años del estudio, pero luego comenzó a tomar suplementos en ese último año (¿quizás porque descubrió un problema grave?) y aún así se le consideró como parte del grupo que tomaba suplementos. Creo que distorsionar los hallazgos de este estudio en un título aterrador que declare que los suplementos pueden causar la muerte en las mujeres mayores es algo muy irresponsable.

Estamos envueltos en prejuicio

Afortunadamente, los ejemplos anteriores han resaltado el mayor desafío de confiar en la información empírica: la interpretación de esa información. Solo podemos mirar la información

58

desde donde nos sentamos, y todos nos sentamos dentro de un mundo omnipresente de parcialidad. La mayoría de las personas interpreta la información según sus propios puntos de vista (prejuicio de confirmación) en lugar de hacerlo por los méritos de esa información, y lo que ésta podría significar fuera de sus nociones preconcebidas del mundo.

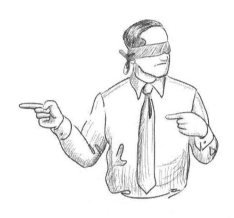

Probablemente ahora te estés preguntando cómo es posible descubrir qué es verdadero y real dados estos problemas inherentes en el método empírico, sin mencionar los desafíos adicionales de descubrir lo que es verdadero y real en la atmósfera de disputas entre los seguidores de la medicina alopática o la alternativa. Debido a que ambos lados contienen grupos expresivos que son apasionados y con buenas intenciones sobre sus creencias, es perturbador reconocer que algunas ideas que puedes haber considerado como "ciencia médica" pueden no ser del todo precisas.

Este libro no puede ofrecerte revelaciones mágicas o caminos garantizados al

Conocimiento Objetivo Real. Todo lo que puedo hacer es intentar arrojar algo de luz sobre el problema y aconsejarte que te conviertas en tu propio empirista. Prueba las cosas por ti mismo. Usa tu conocimiento y tu mente lo mejor que puedas para reunir toda la información que puedas encontrar. Toma las mejores decisiones posibles según lo que sabes. Interroga a los expertos, pero ten en cuenta los prejuicios. Pon en práctica una solución y luego recopila tu propia información. Evalúa tus resultados. Refina tu solución y repite según sea necesario. Esta es la segunda Gran Idea en este libro:

Gran Idea #2
El empirismo no es solo para personas con mentes abiertas, sino también para personas valientes. Ten el valor de averiguarlo, experimente con lo que funciona para ti y toma el control de tu propia salud.

No hace mucho estaba escuchando una transmisión en la Internet (podcast) sobre los peligros de la psicología popular y cómo la gente usaría lo que ellos consideraran que tenía sentido común y fuera psicológicamente sano para resolver sus problemas, solo para descubrir que tales principios de "psicología popular" no tenían ningún respaldo. Cierto ejemplo – y este ejemplo ha sido uno de mis favoritos para desacreditar a la terapia durante más de una década – es la idea de que creemos que es saludable para nosotros actuar enojados cuando nos sentimos enojados. Es decir, creemos que "sacar el enojo" es necesario y tiene sentido. He visto esta idea, respaldada por todo tipo de centros de tratamiento, ir desde alentar a los reclusos a "salir" de su agresividad haciendo ejercicio hasta decirles a los niños que deben golpear almohadas cuando están frustrados[k].

La mayoría de las personas piensa que esta es una idea psicológicamente útil y que "sacar" la ira los hará más sanos emocionalmente. Pero en realidad es contraproducente, porque lo que estás haciendo cuando tratas de "salir" de tu enojo es simplemente practicar estar enojado. ¿Adivina qué pasará la próxima vez que estés enojado? ¡Eres mejor actuando enojado![19] Has logrado una nueva norma. Este es un gran ejemplo de cómo un mito de la psicología popular resulta realmente en algo inútil. También es un ejemplo de cómo pensamos que conocemos la verdad, cuando lo que sabemos es realmente un mito.

Pero esta es la cuestión: ser escéptico no es necesariamente lo mismo que ser de mente abierta a lo que realmente dicen los datos.

---

[k] Aquí hay un gran artículo que discute este mito y su historia. http://www.psychologicalscience.org/media/myths/myth_30.cfm

Muchos escépticos se enorgullecen de su supuesto empirismo, pero en el programa de radio mencionado anteriormente también escuché a los escépticos criticar la acupuntura y la terapia táctil de ser absolutamente ridículos. Se implicó tajantemente que estos eran dos tratamientos que no estaban respaldados por datos científicos, y que solo un chiflado participaría en tales terapias. No se discutieron datos reales sobre estos tratamientos. Aquí hay escepticismo, sí, pero ¿se ha respaldado con información empírica? La verdad es que el cuerpo del conocimiento de la acupuntura tiene bastante respaldo empírico[1]. La terapia táctil encuentra un soporte bastante limitado, pero hay algunos datos que indican que la terapia táctil podría ser útil. Este ejemplo muestra cómo el problema del prejuicio incluye a los escépticos jubilosos que, en su apuro por ser escépticos, no tienen una mente abierta a la información.

Me gustaría señalar esta verdad tan enérgicamente como pueda: la información no toma partido.

La ciencia empírica es un empleador que ofrece igualdad de oportunidades. Si creas un diseño de investigación sólido e imparcial, los datos representarán lo que sucede. A los datos no les importará si eres republicano o demócrata, morado o azul, hombre u hongo. La información no está a favor de ningún partido.

---

[1] ¡Por supuesto que ha tenido miles de años de respaldo observacional en China!

El problema es que los diseños de investigación imparcial simplemente no existen. Dado que nuestra comprensión del mundo es un trabajo en progreso, siempre estaremos limitados. Solo podemos ser más conscientes de nuestros propios prejuicios y de cómo éstos producen los lentes que usamos para ver el mundo.

Mi objetivo al escribir este libro no es ayudar a la medicina natural o la medicina alopática a "ganar". Mi objetivo es simplemente ayudar a las personas a sentirse mejor, actuar mejor y vivir mejor.

Capítulo Cinco

El taburete de tres patas

Uno de los pocos puentes que tenemos entre los dos mundos de la medicina convencional y la medicina alternativa es la realidad creciente e innegable de la conexión mente-cuerpo.

Hasta cierto punto, todos sabemos que la forma en que pensamos afecta nuestra forma de sentirnos tanto física como mentalmente. Las emociones juegan un papel en lo que pensamos, las emociones juegan un papel en nuestra salud y nuestros pensamientos afectan nuestras emociones.

Uno de los propósitos de este libro es enfatizar que estas conexiones son más profundas de lo que la mayoría de nosotros nos damos cuenta, y que nos afectan de una manera más punzante, más cotidiana y aún más frecuente de lo que quizá entendamos.

La conexión mente-cuerpo es mucho más penetrante de lo que tradicionalmente pensamos. Echa un vistazo a la comprensión tradicional ilustrada gráficamente (la mitad superior del diagrama).

Nos sentimos cómodos reconociendo que nuestras mentes pueden afectar nuestros cuerpos, y viceversa. Sin embargo, la mayoría de nosotros no nos damos cuenta de cuán profundas son estas conexiones. La mente y el cuerpo están tan fusionados que su separación es en gran medida una conveniencia para nuestro pensamiento. (Observa cómo las palabras mente y cuerpo se fusionan en el círculo inferior).

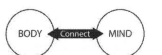

Incluso los vistazos muy informales de la literatura médica actual muestran que la mayoría de los científicos consideran bastante obvio que nuestros pensamientos y emociones afectan profundamente nuestros cuerpos (y nuestra salud) y que el funcionamiento de nuestros cuerpos afecta profundamente nuestros pensamientos y emociones. Como una ilustración rápida, ¿sabías que un estudio encontró que las personas se vuelven más impacientes cuando ven logotipos de comida rápida, incluso cuando los ven inconscientemente? No solo aumenta la impaciencia, sino que las personas comienzan a mostrar preferencia por todo lo que ahorra tiempo (como el champú y acondicionador combinados) y por las recompensas inmediatas[20].

Lo que te digo, hablando en términos prácticos, es que todo ese desánimo y todas esas donas están mucho más vinculadas de lo que puedas pensar. Y, puedo ayudarte con AMBOS.

Los mitos, los escépticos y la ignorancia

Estaba escuchando un programa médico del radio en el que el anfitrión hablaba sobre trastornos gastrointestinales. Una persona que llamó preguntó sobre la ingestión de vaselina para ayudar con la colitis ulcerativa. Alarmada (y francamente, disgustada) subí el volumen para escuchar mejor la respuesta del gastroenterólogo, quien rotundamente rechazó la solución del petróleo (¡afortunadamente! Quiero decir, Estados Unidos utiliza productos derivados del petrolato, pero ¿en serio?). Luego agrupó todas las soluciones no farmacéuticas de un solo golpe, diciendo que no había remedios caseros o soluciones homeopáticas que pudieran ayudar con la colitis ulcerativa, excepto, tal vez (y lo dijo sarcásticamente como si fuera una idea saludable y extremista), y continuó hablando sobre el enfoque médico convencional actual para este problema. Me senté allí, con la boca abierta de asombro al escuchar a este experto admitir abiertamente que una alimentación saludable resolvería un problema que crea una miseria indecible para cerca de un millón de estadounidenses, y luego barrer esa solución rentable, realista y beneficiosa bajo la alfombra a favor de soluciones más complicadas, más costosas y menos eficaces.

66

No solo eso; este fue un gran ejemplo de cómo tantas personas equiparan todas las formas de medicina complementaria y alternativa (CAM) como esencialmente el mismo tipo de "cosa". Ya sabes, la "cosa" en que la medicina homeopática significa lo que sea, desde ayuda quiropráctica para tu espalda, hasta la práctica de la atención plena para la depresión, y, bueno, la vaselina para la colitis ulcerosa.

Entonces, tal vez antes de continuar, deberíamos hacer una compostura rápida en esta área. A continuación presento algunas definiciones para ayudarte a comprender conceptos del mundo de la salud integral:

CAM se refiere a la *medicina complementaria y alternativa*. Es decir, esencialmente cualquier forma de medicina que no sea la medicina occidental o medicina convencional/ alopática e incluye todo, desde mascotas terapéuticas hasta el reiki, la quiropraxia, la homeopatía y la medicina herbaria. Es una categoría enorme. Usar este término es como dividir los recursos de la música del mundo en música clásica (medicina convencional) y todo la demás música (CAM).

Los medicamentos herbarios y los homeopáticos son dos ramas de la medicina alternativa que parecen confundirse con mayor frecuencia. La medicina herbaria y la medicina homeopática no son lo mismo. *La medicina herbaria* es el uso de plantas para ayudar a sanar el cuerpo o promover el bienestar del cuerpo. *La medicina homeopática* está dirigida a ayudar al cuerpo a sentirse mejor, pero no usa hierbas enteras de la misma manera que la medicina herbaria lo hace.

Los remedios homeopáticos se producen diluyendo las sustancias de forma sistemática y luego aplicando esas sustancias diluidas en base a la teoría de los opuestos[m].

La acupuntura, la terapia de masaje, la práctica quiropráctica, la meditación, la terapia energética, la medicina ayurvédica y la medicina tradicional china (TCM) son probablemente las formas más populares de CAM, además de la medicina herbaria y la homeopatía. Cada una de estas prácticas debe entenderse por sí misma dentro del contexto de cómo ese sistema ve el padecimiento o "enfermedad" y cómo propone llevar al cuerpo de regreso a la salud. Del mismo modo, y esto es muy importante, la investigación que examina estos métodos debe ser realizada por investigadores que entiendan cómo deben operar sus métodos dentro de cada sistema de curación específico para lograr resultados válidos. Por ejemplo, dar quince minutos de masajes justo antes de las quimioterapias y luego medir si un grupo al que se le dieron masajes tuvo mejores resultados que un grupo al que no se le dieron los masajes, no es una medida válida de la eficacia de la terapia del masaje en general. Esto solo sería una prueba de qué tan bien actúa un masaje de 15 minutos justo antes de la quimioterapia. (En mi opinión, este ejemplo se asemeja a hacer un estudio sobre si un beso en la mejilla antes de recibir un puñetazo en la cara te hace sentir mejor acerca de ser golpeado). Del mismo modo, tomar la versión de una combinación multivitamínica y

---

[m] Un análisis completo sobre este tema va mas allá del alcance de este libro.

probiótica de la cadena de farmacias local probablemente no te diga mucho acerca de cuán útiles pueden ser las vitaminas o los probióticos en general. Más bien, simplemente te dirá qué tan útil es la píldora de esa cadena de farmacias.

Los remedios caseros no encajan realmente en ninguna de estas categorías, ya que suelen ser remedios basados en la sabiduría popular, dependiendo de los elementos que la mayoría de la gente tenga en la casa. Algunos pueden tener sus raíces en uno o más de los tratamientos CAM o tratamientos convencionales mencionados previamente. Por ejemplo, usar alumbre en polvo para tratar una úlcera bucal o usar bicarbonato de sodio para calmar el malestar estomacal son ambos remedios caseros eficaces que son comprensibles dada la química subyacente involucrada.

Es importante no confundir estos diversos sistemas de curación y cometer el error de suponer que el éxito de uno de ellos equivale a la legitimidad de todos los demás, o viceversa. Cuando se considera a CAM (como suele ser el caso en la cultura médica estadounidense actual) como *cualquier* alternativa a la medicina convencional, y luego se trata como si una sola forma fuera tan buena (o chiflada) como otra, como se vio en el programa de radio anterior (recuerda - "remedios caseros o cualquier otro tipo de tratamiento homeopático") tú, y muchos otros, se están perdiendo de muchísima información valiosa y de una gran cantidad de ayuda potencial.

Aquí hay otra forma de ilustrar mi punto de que no es prudente agrupar todas las modalidades de curación alternativa como igualmente eficaces o ineficaces: es como si yo pensara en los carbohidratos como cualquier otro alimento que no sea grasa o productos de origen animal (carne, huevos, lácteos). En este tipo de pensamiento, una ración de brócoli sería carbohidratos, una ración de donas o rosquillas podría ser carbohidratos, y una ración de papas también se consideraría carbohidratos.

¡Oh!, ¡espera! Nosotros pensamos de esa manera en Estados Unidos.

El taburete de tres patas: Un cimiento de la salud integral

Hay tres cosas que les pido a todos mis pacientes: tres cosas que son la base de la salud integral. Al igual que un taburete de tres patas, estos tres elementos proporcionan una base sólida que hace que el taburete no se caiga fácilmente.

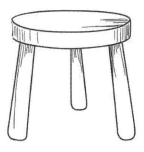

Cuando mis pacientes solucionan estas tres cosas, sucede algo notable: al menos algunos, y a veces todos o casi todos sus problemas psicológicos desaparecen.

Estas tres cosas no son de ninguna manera especiales, novedosas o impactantes. Ya sabes lo que son: comer, dormir y hacer ejercicio. Probablemente te cansaste de escuchar a tu madre diciéndote que hicieras estas tres cosas, pero es casi seguro que no aprecies lo importante que estos son o el gran alcance de sus efectos.

No creo que sea una coincidencia que la mayoría de los estadounidenses padezca de una enorme deuda de sueño, tenga prácticas alimenticias horripilantes y una deslumbrante falta de ejercicio al mismo tiempo que están experimentando niveles cada vez mayores de enfermedades, incluyendo enfermedades psiquiátricas. Me quedo un poco atónita cuando veo a las personas confundidas por el aumento de los problemas de salud como las enfermedades cardíacas, la diabetes y la depresión. Estos problemas están relacionados con nuestra salud fundacional por nuestros hábitos de alimentación, sueño y ejercicio. Es la gran idea número tres.

Gran Idea #3:
Los hábitos alimenticios, del sueño y del ejercicio son el taburete de tres patas sobre el que descansa tu salud.

Capítulo Seis

Haciendo el alimento tu medicina

La persona promedio en los Estados Unidos come 2700 calorías por día, mucho más de lo que se necesita para una persona promedio. El costo físico y psicológico no solo de comer en exceso sino también de *lo que* comemos es asombroso. La pirámide alimenticia actual indica que una persona que come 2000 calorías por día debe incluir 9 porciones de frutas y verduras (eso es 4 y 1/2 tazas - y la lechuga y otras verduras de hoja se miden de tal manera que se necesita comer 2 tazas de lechuga para que cuente como una porción de 1 taza de vegetales). Algunos estadounidenses solo comen maíz o papas (o cátsup) como vegetales, generalmente en forma de papas fritas.

La dieta de la que soy partidaria como la mejor para tu salud integral, es una dieta rica en plantas y limitada en productos de origen animal. Si puedes obtener aproximadamente la mitad de tus calorías totales de verduras, no más del 10% de productos animales o de dulces, y el resto de frutas, nueces, semillas y granos, creo que disfrutarás de una salud integral incrementada significativamente. Este capítulo se centra en por qué creo que una dieta basada en plantas tiene sentido.

La dieta y las emociones:
Una dieta vegetariana podría mejorar tu estado de ánimo.

Por más de veinte años he estado interesada en el impacto que causa la comida en el estado de ánimo. A continuación te presento un estudio reciente que creo que es bastante interesante.

Los investigadores compararon personas que comían de una forma relativamente saludable y que se apegaban ya sea a una dieta vegetariana o a una dieta omnívora. Descubrieron que los vegetarianos reportaron menos emociones negativas que los omnívoros[21]. Además, los vegetarianos tuvieron niveles significativamente menores de EPA y DHA (ácidos grasos esenciales) en comparación con los omnívoros. Esto fue interesante porque la literatura científica ha encontrado que, en promedio, las personas con niveles más altos de EPA y DHA disfrutan de un estado de ánimo más feliz. Sin embargo, en este estudio, los vegetarianos tenían menos emociones negativas a pesar de mostrar niveles más bajos de estos ácidos grasos esenciales.

Entonces, los investigadores hicieron un estudio de seguimiento: esta vez realizaron un ensayo aleatorio controlado. Les pidieron participar a personas que eran omnívoras y que comían carne por lo menos una vez al día. Las personas fueron divididas en tres grupos. Por dos semanas un grupo comió la dieta omnívora (carne al menos una vez al día), otro grupo comió una dieta basada en pescado (pescado tres o cuatro veces por semana, sin carne ni pollo, pero sí huevos y lácteos), y el tercer grupo comió una dieta vegetariana que incluía productos lácteos. Los niveles de ácidos grasos esenciales de los participantes se midieron antes y después del estudio. A pesar de que el grupo que comió una dieta vegetariana mostró una disminución de los niveles de EPA y DHA después del período de dos semanas, este grupo mostró una *mejora* en el estado de ánimo. Y aunque las personas en el grupo que consumió pescado mostraron un aumento del 100% en sus niveles de EPA y DHA, no experimentaron ninguna mejora en el estado de ánimo. Así que, aunque estos voluntarios en particular no habían llevado un estilo de vida vegetariano, ni creían particularmente en las filosofías vegetarianas, disfrutaron de todas maneras de una disminución en la ansiedad general y la angustia psicológica después de solo dos semanas de llevar una dieta lacto-vegetariana. El estudio concluyó que los vegetarianos "pueden enfrentar mejor el estrés mental que los omnívoros"[22].

Más nutrientes

Una dieta principalmente vegetariana incluye muchos más nutrientes que una dieta basada principalmente en carne. Además, sabemos que los productos animales aumentan la inflamación (en parte porque aumentan los

74

niveles de ácido araquidónico) y sabemos que la inflamación está asociada con estados de ánimo negativos. De hecho, los investigadores en este estudio mencionaron la inflamación como una explicación de los resultados que obtuvieron.

Lo que también me parece interesante aquí es que estudios como estos transforman el estilo de pensamiento de la pócima mágica en tu cabeza. Lograr un mejor estado de ánimo es más que simplemente tomar pastillas, incluso si son píldoras de EPA y DHA. Hay algo mayor y más complejo que ocurre cuando cambiamos a una dieta principalmente basada en plantas[n].

> *Una nota al margen aquí -- en el Antiguo Testamento, el Dios Jehová ordenó a los hijos de Israel que comieran hierbas amargas justo después de pasar un tiempo contemplando el dolor de su cautiverio en Egipto. Esto era parte del ritual de la Pascua. Los judíos modernos que observan la Pascua todavía continúan este ritual. También sabemos que las hierbas amargas sirven para ayudar a que el hígado funcione mejor. No creo que esto sea una coincidencia. Pasa el perejil.*

La comida es más que combustible

---

[n] Una dieta basada en plantas no siempre es lo mismo que una dieta vegetariana. Puedes comer una dieta "vegetariana" que se basa en pasteles tostados, sándwiches de mantequilla de maní y macarrones con queso de soya. Técnicamente eres vegetariano, pero estás comiendo una dieta muy poco saludable que no incluye muchos vegetales reales.

Hace solo unos años, muchos médicos estaban convencidos de que lo que comías casi no tenía nada que ver con tu salud, siempre que consumiera suficientes vitaminas y minerales. Actualmente, la mayoría de la gente sabe que comer más vegetales y menos comidas procesadas o rápidas puede tener un impacto significativo en su vulnerabilidad a las enfermedades.

Pero, ¿por qué los alimentos vegetales son buenos para nosotros?

Todas las plantas usan el proceso de fotosíntesis para producir tres productos necesarios para su crecimiento y desarrollo: carbohidratos, proteínas y grasas (y sus vitaminas y minerales inherentes). Llamamos a estos tres productos los metabolitos primarios de la planta. Puede sorprenderte saber que la lechuga romana en tu ensalada contiene grasa, o que la papa en tu plato es una fuente de proteína, pero es verdad.

Las plantas usan carbohidratos para su estructura (la celulosa es un carbohidrato) y la energía (la glucosa es un carbohidrato). Los humanos también usamos carbohidratos para obtener energía, pero no usamos celulosa. Ni siquiera la podemos digerir porque carecemos de las enzimas necesarias para descomponerla. La celulosa que comemos es lo que llamamos fibra y, a pesar de que no podemos digerirla, es necesaria para que un tracto intestinal funcione correctamente. Lo que en realidad digerimos de las plantas son azúcares simples y complejos como la glucosa y el almidón. Usamos estos carbohidratos como fuentes primarias de energía para proteger la reserva de proteína de nuestro cuerpo.

Las plantas usan grasas (también llamadas lípidos) para formar sus membranas celulares, almacenar energía y transmitir información entre las células. Los humanos usamos grasas de la misma manera. No solemos pensar en las plantas como grasas, pero las plantas, de hecho, producen "la mayoría de los lípidos del mundo y la mayoría de los animales, incluyendo los humanos, dependen de estos lípidos como fuente principal de calorías y ácidos grasos esenciales"[23].

¡Espera un momento! ¿Qué son los ácidos grasos esenciales?

Los ácidos grasos esenciales son grasas que nuestro cuerpo no puede producir por sí mismo. Nuestros cuerpos pueden modificar algunas de las grasas que comemos y usarlas para crear otras grasas que necesitamos, pero solo hasta cierto punto. Hay algunas grasas que no podemos elaborar que son cruciales para nuestra supervivencia. Por lo tanto, estas grasas se consideran *esenciales* porque no podemos obtenerlas a partir de otras materias primas. Tenemos que ingerirlas.

En última instancia, los ácidos grasos esenciales provienen de las plantas. Incluso si comemos carne de animales que contienen estas grasas, las grasas originalmente provienen de las plantas.

Como todos los seres vivos, las plantas también necesitan proteínas. Las proteínas son críticas para la estructura, las funciones y la regulación de las células, tanto en las plantas como en los humanos. Los bloques de construcción de las proteínas son los aminoácidos. Piensa en las proteínas como cadenas de aminoácidos. De los muchos aminoácidos descubiertos, hay 22 aminoácidos que son críticos para la salud humana. De estos 22, nuestro cuerpo puede fabricar 13. Esto deja 9 que no podemos fabricar por nuestra cuenta. Llamamos a estos nueve aminoácidos "aminoácidos esenciales" al igual que hemos llamado a las grasas que no podemos fabricar en el cuerpo "ácidos grasos esenciales".

Las plantas son la fuente de proteína original y definitiva. Los animales comen plantas y concentran esa proteína vegetal en sus tejidos corporales, pero la proteína en sí proviene originalmente de las plantas. No todas las plantas contienen todos los aminoácidos, y muchas plantas no contienen los nueve aminoácidos esenciales, pero ingerir alimentos de una variedad de fuentes vegetales (por ejemplo, frijoles negros y maíz) proporcionará fácilmente los nueve aminoácidos esenciales.

Cuando piensas en los alimentos simplemente como grasas, proteínas e hidratos de carbono — los principales metabolitos — te falta mucho de lo que constituye una buena nutrición. Los alimentos que te nutren contienen mucho más que los metabolitos principales, incluso si ingieres tu complemento completo de vitaminas y minerales. Las plantas también producen *metabolitos secundarios*°, que son sustancias biológicamente activas que pueden ayudarnos con una serie de actividades

---

° Los metabolitos secundarios son conocidos también con el nombre de fitonutrientes.

celulares positivas en el cuerpo. Piensa en la acción de los metabolitos secundarios de las plantas en tu cuerpo en comparación a cómo funcionan los mismos metabolitos secundarios en la planta real. No son críticos para el crecimiento, sino que se utilizan para ayudar a la planta a interactuar con el mundo de una manera que promueve la salud, tanto para la

Metabolitos secundarios

Éstos varían, dependiendo de la planta y de la región en cuestión. Cada tipo de planta tiene una mezcla única de muchos de estos metobolitos secundarios.

Los metabolitos secundarios llevan a cabo una variedad de funciones, incluyendo acciones para ayudar a defender a la planta de ser destruida o ayudar a atrapar polinizadores (olor, color y patrón, sabor, etc.). Cada año se descubren miles de nuevos metabolitos secundarios. Sabemos que hay más de 100,000 de ellos. Los metabolitos secundarios son las fuentes de las cualidades medicinales y otros efectos únicos de las plantas. La cafeína y la morfina son ejemplo de ello.

planta como para quienes la consumimos.

La siguiente es una analogía para ayudarte a entender lo que estoy diciendo: tener un apartamento tipo estudio es como tener en control los elementos básicos de tu vida física. Tienes un área de cocina, un área para dormir, un área de baño - similar a tener las grasas, proteínas e hidratos de carbono necesarios. Cualquier cosa extra, como un lavaplatos o un colgador de pared, es como los metabolitos secundarios de la planta. Puedes sobrevivir con lo básico, pero tu calidad de vida realmente depende de la ingesta de más nutrientes que solo lo básico: grasas, proteínas e hidratos de carbono.

Es posible que hayas oído hablar de algunos de estos metabolitos secundarios de las plantas sin darte cuenta de lo que eran. Aquí hay unos ejemplos:

Los flavonoides son pigmentos de plantas, ¡pero ingerir flavonoides no es lo mismo que comer crayones! Los flavonoides protegen a las plantas de los microbios, los insectos y los hongos, por lo que no es sorprendente que inhiban las bacterias y los virus en los seres humanos. También se sabe que ayudan a modificar ciertas respuestas celulares, lo que mejora la salud y a la vez actúa como antialérgico y anticancerígeno. Algunos flavonoides de los que quizás hayas oído hablar incluyen las catequinas, que se encuentran en el té verde, y la quercetina, que se encuentra en las manzanas.

Los alcaloides son compuestos de sabor amargo que contienen nitrógeno; producen una amplia gama de efectos que a veces promueven la salud y a veces son dañinos. Dos ejemplos específicos son la cafeína y la morfina.

Los carotenoides también son pigmentos de plantas; se sabe que ayudan al sistema inmunológico, además de tener muchos otros efectos positivos en el cuerpo. El licopeno es un carotenoide (tomates, sandía, toronja/pomelo rosado) asociado con la salud de la próstata, así como con su potencial para prevenir el cáncer de mama.

80

Ahora tiene más sentido por qué sería deseable llenar tu plato con coloridas frutas y verduras: estos coloridos pigmentos promueven la buena salud. Ten en cuenta que cada año descubrimos más sobre los metabolitos secundarios de las plantas y sus benéficos efectos sobre la salud.

De vez en cuando las personas proponen una píldora o bebida que, según afirman, contiene todos los nutrientes necesarios para sostener la vida. Ponen todos los "últimos descubrimientos" dentro de esa píldora o bebida y nos dicen que con esta magia ya no tenemos que tomarnos la molestia de comprar, cocinar o almacenar alimentos. Pero hay muchas cosas que no sabemos. Consideremos los tomates, por ejemplo. Los tomates se celebran recientemente por contener licopeno, un carotenoide asociado con la reducción del riesgo de adquirir cáncer. Los tomates están repletos de vitaminas, minerales y otros fitonutrientes. Existen miles de compuestos químicos en los tomates que aún deben distinguirse y comprenderse. ¿Cómo podemos ser tan miopes y soberbios para asumir que sabemos lo suficiente para poder extraer simplemente el licopeno de los tomates y llamarlo suficiente?

Sabemos que las fuentes de alimentos integrales contienen muchos nutrientes de los que sabemos poco y muchos más que aún no hemos identificado. Estamos descubriendo que los nutrientes generalmente funcionan sinérgicamente, lo que significa que ciertos componentes de las plantas funcionan mejor juntos que en forma aislada.

Por esa y otras razones, tiene mucho más sentido comer todos los alimentos en lugar de

---

Los radicales libres *son moléculas que son altamente reactivas porque tienen un electrón no pareado o "libre". Estas reacciones dañan las células y pueden activar aún más una respuesta inflamatoria. Los radicales libres pueden ser útiles para atacar sustancias extrañas, pero no querrás que estén alrededor de tus células sanas. Los antioxidantes neutralizan los radicales libres.*

---

depender de extractos de cien vitaminas, minerales o diferentes nutrientes.

Claro, es más difícil preparar alimentos integrales como parte de tu dieta, pero también lo es estar enfermo.

Antioxidantes sí, contar calorías, no

probablemente hayas escuchado que hay alimentos en particular que tienen un alto contenido de antioxidantes o que son antiinflamatorios. Estas cualidades están relacionadas con diversos compuestos químicos en las plantas; se pueden asociar con metabolitos primarios o secundarios.

Por ejemplo, un metabolito primario (lípido o grasa) que es altamente antiinflamatorio es el ácido graso esencial omega-3.

Un metabolito secundario que tiene acción antiinflamatoria es el resveratrol que se encuentra en las uvas rojas, los arándanos, el chocolate e incluso en la mantequilla de maní.

82

Las acciones benéficas, como la capacidad de disminuir la inflamación o revertir la oxidación, no son exclusivas de ningún compuesto en particular, ni se encuentran solamente en metabolitos secundarios[p]. Un flavonoide como la quercetina puede tener múltiples acciones químicas, que incluyen: ser antiinflamatorio, antialérgico (bloquea la histamina), antioxidante, anticancerígeno (regula los ciclos celulares e inhibe el crecimiento tumoral) y antiviral. Sin embargo, el betacaroteno, un compuesto de la familia de los metabolitos secundarios de los carotenoides, también tienen estos efectos. Es importante hacer notar que no por el hecho de que la quercetina y el betacaroteno tengan algunos de los mismos efectos, podemos esperar que se sustituyan el uno por el otro en la dieta. Nos beneficiamos de ambos por su gran cantidad de antioxidantes, antiinflamatorios, etc. Esta es una de las razones por las que es importante comer una variedad de frutas y verduras — para que podamos tener un arsenal completo de compuestos benéficos.

Comer bien incluye ingerir alimentos densamente nutritivos; no se trata de la cantidad de calorías que hayas devorado. *No* todas las calorías han sido creadas iguales. Hay múltiples rutas en tu inigualable organismo que contribuyen a la forma en que éste maneja los alimentos. Por lo tanto, si tú y tu novia comparten una pizza, tu cuerpo manejará esa pizza de manera diferente de la forma en que el

---

[p] Por ejemplo, selenio y zinc, minerales que se encuentran en la carne, actúan como antioxidantes.

cuerpo de tu novia manejará la pizza que ella comió.

No solo quemas las calorías de forma diferente a la persona que está a tu lado, pero sin duda sabes que las calorías de una fuente de carbohidratos no son equivalentes a las de otra fuente en cuanto al contenido de nutrientes.

Ni las galletas de animalitos ni los panqueques te darán los mismos nutrientes que los plátanos o los nabos. Nueve gramos de aceite de coco no beneficiarán a tu cuerpo de la misma manera que lo harán nueve gramos de otra fuente de grasa o de la misma forma que el aceite de coco podría beneficiar a tu mejor amigo. Los alimentos son únicos y afectan a tu cuerpo en una forma particular.

Comer una dieta rica en nutrientes requiere más que un guiño y asentir con la cabeza a las frutas y a las verduras. El estadounidense promedio apenas si come frutas y verduras, y algunos piensan en una ensalada como una porción suficiente de vegetales para todo el día. Comparadas con los alimentos azucarados de mayor contenido calórico (casi todos los alimentos procesados califican), las frutas y las verduras son mucho más voluminosas y tienen muchas menos calorías. Por lo tanto, las frutas y verduras te satisfarán físicamente y te proporcionarán una nutrición significativamente mayor, pero serán mucho más bajas en calorías que tus comidas preparadas o congeladas.

Los antioxidantes

Altamente reactivo, el oxígeno reacciona fácilmente con otros químicos y crea RADICALS LIBRES.

Los radicales libres atacan a las células sanas en sus intentos de estabilizarse. Los antioxidantes pueden estabilizar los radicales libres antes de que ataquen las células sanas.

Los antioxidantes se encuentran en los alimentos y los minerales traza.

Algunos alimentos con alto contenido de antioxidantes incluyen: frijoles (rojos, negros, pintos, morados), moras azules (las silvestres tienen 1.5 veces más que las cultivadas), arándanos, corazones de alcachofas, moras, ciruelas, fresas, manzanas, nueces (pecanas), ciruelas, cerezas, papas russet.

¿Por qué no comemos más frutas y verduras? Desafortunadamente, muchos de nosotros no disfrutamos del sabor de las verduras y las frutas. Creo que en lugar de experimentar una gran variedad de sabores nos hemos limitado, probablemente involuntariamente, a comer solo lo que creemos que sabe bien. Pero nuestras papilas gustativas han sido secuestradas.

¿Quién secuestró mis papilas gustativas?

Nuestras papilas gustativas están diseñadas para responder intensamente a los azúcares y a las grasas. Las empresas de alimentos comerciales lo saben y, como resultado, han identificado algo que llamaron "el punto de la felicidad". Dicho punto es esencialmente la cantidad de azúcar, grasa y sal necesaria para que una persona quiera comer más de ese alimento en particular.

Los azúcares no son tan comunes en la naturaleza como lo son en el supermercado. El estadounidense promedio come una enorme cantidad de azúcar cada año. De las más de 150 libras adicionales de azúcar promedio que éste come cada año, sólo alrededor de 30 libras son agregadas a la comida por la misma persona que la come. El resto ha sido agregado por la industria alimenticia. Parte del azúcar incluido en esta estadística corresponde al alimento para mascotas[q], por lo que realmente no cuenta en los alimentos procesados que tú y yo comeríamos. Pero aún así, si comparas nuestras 150 libras o incluso 30 libras por año con las 2 libras o más

---

[q] ¿Qué? ¿El alimento para mascotas necesita azúcar?

de azúcar que comió el estadounidense promedio por año hace 200 años, puedes ver que tenemos un gran problema con el azúcar[r].

Nuestras papilas gustativas y nuestro cerebro trabajan para ayudarnos a identificar el azúcar y quererlo, porque la dulzura solía ser (en nuestros días de recolección de cazadores) un indicador confiable de una buena nutrición. Por ejemplo, las moras son dulces e increíblemente saludables, pero muchos alimentos comercialmente procesados se han diseñado específicamente para ser "hiperapetecibles".

Los alimentos hiperapetecibles son alimentos diseñados para contener grandes cantidades de azúcares, sales y grasas que en realidad abruman el cerebro y estimulan las mismas partes de nuestro cerebro que responden a la heroína y a la cocaína.

Después de consumir demasiados de estos alimentos hiperapetecibles, nuestros cerebros comienzan a mostrar un deterioro del funcionamiento, lo que hace que deseemos más y más de aquellos, aun cuando nos esforcemos por convencernos de dejar de comerlos.

Después de consumir demasiados de estos alimentos hiperapetecibles, nuestros cerebros comienzan a mostrar un deterioro del funcionamiento, lo que hace que deseemos más y más de aquellos, aun cuando nos esforcemos por convencernos de dejar de comerlos.

Puede tomar muchas semanas persistentes de alimentación saludable para restablecer nuestros cerebros para que

---

[r] ¿Houston? ¿Houston?

nuevamente sean guías confiables del hambre verdadera.

Una dieta basada en vegetales y frutas contiene muchas proteínas

Muchas personas se preocupan incesantemente por obtener suficientes proteínas en una dieta vegana o vegetariana. Si es así, podrían estar atrapados nuevamente en el pensamiento de la pócima mágica. El éxito de la dieta no es un simple experimento de química en el que se agrega la cantidad correcta de cinco sustancias diferentes y ¡listo! ¡Has alcanzado la salud!

Al igual que la depresión no se trata de un "desequilibrio químico" (sí, realmente, no lo es y lo hemos sabido por mucho, mucho tiempo), la salud y el peso adecuado no consisten simplemente en comer menos alimentos o devorar más proteínas. Si así fuera, un millón más de estadounidenses estarían ya dentro de su peso normal, porque millones de estadounidenses realmente están luchando por perder peso comiendo menos y / o consumiendo cantidades mayores de proteínas. Por lo general las personas no se desaniman por perder peso simplemente porque no pueden dejar de tomar refrescos extra grandes o raciones dobles, sino porque comer menos alimentos o alimentos bajos en grasa no les ha funcionado. Es hora de intentar comer de manera diferente.

Así que hablemos de las verduras y las proteínas.

Las proteínas son muy importantes: son la base de tejidos, enzimas, hormonas, anticuerpos e incluso el ADN. Sin embargo, hablar sobre el consumo de proteínas puede ser un tema controversial y hay muchos argumentadores apasionados que toman partido en cuestiones tales como proteínas animales contra proteínas vegetales, muchas proteínas versus lo suficiente, o incluso cuándo usar proteínas para aumentar la masa muscular.

¿Recuerdas los nueve aminoácidos esenciales? Los tipos de aminoácidos y las cantidades de cada uno de los aminoácidos esenciales en un alimento son lo que las autoridades utilizan para determinar si ese alimento en particular es una "buena" fuente de proteínas. De ahí el término proteína "completa". Una proteína completa es un alimento que contiene cantidades suficientes de cada uno de los aminoácidos esenciales, según lo recomendado por autoridades como el Instituto de Medicina o el Departamento de Agricultura de los Estados Unidos (USDA).

En el último capítulo hablamos sobre cómo los científicos interpretan los datos en función de sus suposiciones sobre el mundo. Las directrices sobre cuánta proteína total necesitamos y cuánto necesitamos de cada uno de los aminoácidos esenciales también se basan en la interpretación de la evidencia empírica. Una vez más verás que los datos en los que confiamos no son datos imparciales: ya se han convertido en historia.

En la década de 1950, un investigador llamado William Rose determinó las cantidades necesarias de cada uno de los aminoácidos esenciales para una persona promedio. Tomó los datos de la persona que en su estudio requería la mayor cantidad de aminoácidos, luego duplicó ese número y llamó a ese número duplicado la ingesta diaria mínima recomendada. Sintió que esta duplicación aseguraría que todo tipo de organismo obtuviera suficiente proteína. Sus números son en realidad lo que ha constituido gran parte de la base de las recomendaciones gubernamentales actuales para satisfacer las necesidades de proteínas.

Se podría pensar que este tipo de enfoque de las directrices en cuanto a las proteínas resultaría en un consumo excesivo de proteínas para casi todos nosotros, pero aquí es donde el

91

método empírico se vuelve una cuestión aún más peliaguda. Como nuestros métodos nos limitan, no podemos medir lo que no sabemos medir, y nuestros métodos de medición limitan nuestros resultados. Más de treinta años después del experimento de Rose, los aminoácidos se examinaron de nuevo con una metodología diferente[24], y se concluyó que, en todo caso, los requisitos anteriores se equivocaban al ser demasiado bajos. Pero, por otro lado, la evidencia de otra fuente (el libro *The China Study* o *El estudio chino* en español) que examinó los resultados de salud de miles de personas, indicó que nuestros requisitos actuales de proteína recomendados por el USDA son, en realidad, demasiado altos, no demasiado bajos. Para reiterar, es difícil apoyarse solamente en evidencia empírica para identificar la verdad. Los datos siempre se interpretan en un contexto, y ese contexto influye en la historia final.

Si miramos más de cerca algunas cosas de las que estamos bastante seguros respecto a la comida, podemos encontrar alguna dirección en esta pregunta sobre las proteínas. Las plantas proporcionan todos los nutrientes que necesitamos (los principales metabolitos de las grasas, las proteínas, los carbohidratos, las vitaminas y los minerales) si comemos las cantidades suficientes de ellas. Las plantas también proporcionan miles de metabolitos secundarios benéficos, o fitoquímicos. La carne es una excelente fuente de proteínas y de algunas vitaminas y minerales, pero no contiene fitoquímicos ni fibra. La carne también es inflamatoria. Existe una gran controversia sobre si la carne es más fácil o más difícil de digerir que las plantas. Un factor que influye en la controversia es la cantidad de ácido clorhídrico (HCL) que se produce en el estómago de cada individuo, ya que puede variar de persona a persona y juega un papel importante en la digestión. ¡Finalmente, podemos considerar las provisiones de la Madre Naturaleza para el contenido de proteínas! Curiosamente, la leche materna contiene alrededor del 5% de proteínas; sin embargo, la mayoría de las autoridades (como el Instituto de Medicina o el USDA) recomiendan que los adultos consuman un mayor porcentaje de proteínas en sus dietas de lo que los bebés aparentemente requieren. He visto recomendaciones de proteínas en la dieta que van desde un 8% hasta un 17% de la dieta total para un adulto promedio. Dado que los bebés crecen a un ritmo que requiere más proteínas que quizá en cualquier otro momento de sus vidas, la cantidad de 5% en la leche materna me lleva a cuestionar si alguna vez necesitamos un mayor porcentaje de proteínas que las que necesitamos en la infancia.

> *Algunas plantas que son proteínas completas son:*
> *La quinua*
> *El amaranto*
> *El trigo sarraceno*
> *Las semillas de cáñamo*
> *Las semillas de chía*

Mitos acerca de las proteínas

Tal vez dos de los mitos más comunes sobre las proteínas son estas ideas: 1) la carne es la única proteína de buena calidad que existe, y 2) las verduras son fuentes de proteínas inferiores e incompletas.

De hecho, muchas personas se sorprenden al saber que las verduras contienen algunas proteínas (o grasas). En efecto, los vegetales pueden ser fuentes completas de proteínas de alta calidad si los usas de las siguientes maneras: Come una variedad de vegetales para que ingieras todos los aminoácidos esenciales. Algunas verduras no contienen todos los aminoácidos esenciales, y la mayoría de las verduras no tienen suficiente de cada uno de ellos como para considerarse proteínas completas. Identifica las verduras, las semillas o los granos que son proteínas completas, e incorpóralos a tu dieta tanto como puedas.

Si solo estás comiendo una o dos hojas de lechuga y un par de tomates cereza, no obtendrás ningún tipo de proteína adecuada de los vegetales[s]. Debes comer muchas frutas y verduras, y tratarlas como la fuente principal de tu alimento. Cuando las personas consideran que la carne es una fuente de proteína "superior", la única razón de ser es que pequeñas cantidades de carne contienen bastante proteína en términos de gramos totales. Las verduras contienen menos gramos totales de proteínas por porción, pero por porcentaje de proteínas por calorías, ¡las verduras contienen más proteínas

---

[s] Datos curiosos: La sandia contiene tres veces más proteína que la manzana. Una hoja interior de la lechuga romana tiene un perfil de aminoácidos diferente al de una hoja externa.

94

de lo que piensas! Por ejemplo, la carne molida de res contiene aproximadamente 40% de proteínas por calorías, y los pepinos tienen aproximadamente 20% de proteína por calorías. Sin embargo, los pepinos también son significativamente más bajos en calorías y mucho más altos en valor nutricional. Debido a que la carne es calóricamente más densa que las verduras y las frutas, ingerirás muchas más calorías innecesarias cuando obtengas las proteínas de la carne en lugar de las verduras.

Más no siempre es mejor. En el caso de las proteínas, numerosos estudios han demostrado que las proteínas de origen animal son más problemáticas para el cuerpo que las proteínas de origen vegetal. Para una discusión más completa de este tema, consulta el excelente libro del Dr. Joel Fuhrman, *Comer para vivir*.

Bajo en grasa, poca ayuda

Una idea errónea común es que en toda dieta saludable es necesario comer alimentos bajos en grasas. Algunos de ustedes pueden haber escuchado el argumento de que dada la cantidad de estadounidenses que han aumentado de peso en los últimos 30 años y el énfasis concurrente en alimentos bajos en grasas en esas mismas décadas, la comida baja en grasas no parece estar cumpliendo su propósito. Estoy de acuerdo con esta conclusión: comer alimentos bajos en grasas no es el objetivo.

Ciertamente, comer mucha grasa puede ser un problema potencial, pero realmente depende más del tipo de grasas que se coman. Del mismo modo, no comer suficiente grasa es un problema de salud. En nuestro pensamiento de la pócima mágica, hemos agrupado indiscriminadamente las grasas en la categoría "mala".

Las grasas son críticas para que el cuerpo funcione correctamente. Por ejemplo, la mielina, la envoltura grasa que permite que las células cerebrales se comuniquen, está formada de grasas. Las grasas también son necesarias para proteger los órganos y ayudar a controlar las hormonas. Sin suficiente grasa, el cerebro no puede funcionar.

El cuerpo necesita varios tipos diferentes de grasas, pero no puede producirlos por sí solo. Por lo tanto, el cuerpo tiene preferencia por consumir grasas. Mientras uses tu cerebro racional para tomar buenas decisiones, este hecho de la naturaleza es algo bueno. Un aguacate cremoso está lleno de nutrientes y tu cuerpo lo encuentra delicioso. El olor y la textura son parte de lo que crea este encanto. De hecho, las papilas gustativas pueden discriminar el contenido de grasa en los alimentos, y hay células cerebrales completamente dedicadas a responder a la textura de la grasa. Pero más allá de esto, tu saliva contiene una enzima llamada lipasa lingual que descompone las grasas en tu boca en 1 a 5 segundos[25]. Curiosamente, es posible que esta rápida descomposición sea el factor más importante en lo que hace que la grasa sea atrayente a nuestras papilas gustativas. Cuando a un grupo de ratas se les administraron grasas más un inhibidor de la lipasa lingual que les impedía sintetizar rápidamente las grasas en ácidos grasos libres, las ratas dejaron rápidamente de preferir los

96

alimentos grasosos[26]. Así que parece ser que la descomposición enzimática juega un papel importante en nuestras preferencias gustativas. ¡Esta cuestión de preferencia gustativa es científicamente compleja![27]

Una de las principales razones por las que las personas tradicionalmente se han mantenido alejadas de una gran fuente de grasas -el aceite de coco- era la creencia de que las grasas saturadas promueven enfermedades cardíacas y al hecho de que el aceite de coco contiene grasas saturadas (¡más del 90%!). Sin embargo, según investigaciones recientes, parece que las grasas saturadas dietéticas en realidad no están relacionadas con las enfermedades cardíacas[28]. Por el contrario, sus triglicéridos de cadena media pueden, en realidad, ser terapéuticos para el cerebro y metabolizarse de manera diferente en el cuerpo en comparación con los triglicéridos de cadenas largas. Uno de los resultados del metabolismo de las grasas de triglicéridos de cadena media es el aumento de la energía ¡y la investigación ha demostrado que consumir 2 cucharadas soperas diarias de aceite de coco crean suficiente energía para causar pérdida en lugar de ganancia de grasa! Además, con esas dos cucharadas de aceite de coco en tu sistema por más de 24 horas, tu gasto de energía aumenta un 5% (eso es alrededor de 120 calorías).[29] El aceite de coco también tiene propiedades antibacterianas, antifúngicas[t] y

---

[t] También es lo mejor que podría haber en el dormitorio, si sabes a qué me refiero. Las propiedades antifúngicas pueden ayudar a proteger contra la Candida, mientras que algunos productos lubricantes disponibles en el mercado pueden

antivirales. Estas son una consecuencia de su alta concentración de ácido láurico (aproximadamente 50%). El aceite de coco fresco tiene un excelente sabor y parece ayudar a las personas a comer menos, especialmente si lo tomas con el desayuno. El aceite de coco también ayuda a mejorar los lípidos en la sangre, lo que resulta en menos colesterol LDL, mayor colesterol HDL y una reducción de los triglicéridos.

¿Qué hay de las plantas y las grasas?

A menudo pensamos también en los productos animales como las fuentes primarias de nuestros ácidos grasos esenciales, los ácidos grasos omega. Sin embargo, el análisis nutricional muestra que, en una comparación entre la col rizada (o kale) y el pollo, la col rizada es la mejor opción en cuanto al contenido de grasas omega. La col rizada contiene 121 mg de ácidos grasos omega-3 en comparación con 98 mg de omegas del pollo. La historia de las grasas omega que compara las fuentes animales y las vegetales se vuelve aún más interesante cuando observamos las cantidades de ácidos grasos omega-6. Los ácidos grasos Omega-6 son necesarios para el funcionamiento corporal, pero la mayoría de los estadounidenses consumen muchos, demasiados de éstos. Mantener una proporción saludable de omega-3 y omega-6 es la clave para una buena salud (1 a 3 o 1 a 4 es una muy buena relación, pero la mayoría de los

---

estimular las infecciones por levaduras debido a su contenido de azúcar.

estadounidenses las comen en una proporción de 1 a 20 o más). La col rizada contiene solo 92 mg de ácidos grasos omega-6, para una proporción de 1 a menos de 1, mientras que el pollo contiene 826 mg, lo que hace que la proporción de omega-3 a omega-6 en el pollo sea de 1 a 8.5. Esta es aproximadamente la misma proporción que se encuentra en el pan de trigo integral casero (146 mg de omega-3 a 1206 omega-6), así que si vas a comerte un sándwich de pollo en el consistente pan integral de tu tía favorita, querrás agregar una buena cantidad de col rizada a ese sándwich para mejorar la proporción de omega-3 y omega-6.

¡Pero no quiero renunciar al placer de comer!

En el camino hacia comer más alimentos a base de plantas, puede haber otro punto de fricción para muchas personas que pueden creer que no es posible experimentar el placer culinario, el placer real, sincero a la bondad, en comer plantas.

He probado los vegetales del supermercado promedio y créanme, realmente los entiendo. Si yo fuera una teórica de la conspiración, creería que las compañías de comida rápida están a cargo de vendernos vegetales de supermercado para que nos olvidemos a qué sabe la comida de verdad.

Ahogamos los vegetales en azúcar, sal y grasas porque no nos saben lo suficientemente bien. Pero no es porque no saben bien. Quizá las pobres verduras no son tan frescas[u], ¡porque las verduras frescas y bien cultivadas tienen un sabor maravilloso! Es el azúcar, la sal y la grasa que hemos estado comiendo durante años lo que ha descarrilado la química del apetito natural de nuestro cuerpo para que nuestras papilas gustativas no funcionen como deberían. El significado de esto es: tal vez seamos incapaces de saber qué tan buenas son realmente las verduras porque hemos limitado nuestras papilas gustativas a través de nuestro propio historial de alimentación.

La solución a esto es reprogramar el cerebro para que pueda experimentar "¡comida de verdad!" Al principio puede ser que no te gusten los alimentos más nutritivos del planeta, pero eso no significa que no puedas aprender a disfrutarlos. Tus papilas gustativas pueden cambiar y cambiarán si les das suficiente oportunidad. Hablaremos más al respecto posteriormente en el libro.

Las emociones y los alimentos

Comer en exceso es un problema que nos afecta mental, emocional y físicamente. ¡Puede ser muy desalentador comer en exceso en forma habitual! Hay muchas razones para mirar lo que nos obliga a comer en exceso, lo que resulta en un aumento de azúcar y de grasas en la sangre, y un sueño deficiente. Una de las razones principales por las que comemos en exceso es que estamos comiendo para cubrir las necesidades emocionales no satisfechas, no por hambre.

---

[u] Algunas veces es un largo viaje de Sudamérica.

100

Las emociones a menudo nos conducen a hacer elecciones que podríamos no hacer cuando no estamos "bajo la influencia" de esas emociones. Cuando una persona experimenta emociones, éstas influyen en todo el organismo. Las emociones tienen un impacto fisiológico en tu cuerpo. Los neurotransmisores (mensajeros químicos que "envían" pensamientos a tu cerebro) y las hormonas que afectan la frecuencia cardíaca y el azúcar en la sangre no son imaginarios, sino que son eventos fisiológicos reales. Las emociones dejan un rastro físico. El cuerpo tiene que limpiar este rastro como limpia todo lo demás. El cuerpo lo hace al metabolizar, excretar y descomponer los restos fisiológicos de las hormonas que dejan nuestras emociones. Tu hígado ayuda con este proceso, mas si el hígado está demasiado ocupado ayudándote a limpiar después de la tarta de queso o la ingesta de alcohol de la noche anterior, entonces no está disponible para descomponer los subproductos emocionales. Las prioridades son prioridades, y el alcohol prevalecerá sobre las hormonas sobrantes en la lista de limpieza.

Hay un creciente cuerpo de investigación que explora cómo varias plantas, incluyendo los alimentos tradicionales y las hierbas medicinales, pueden ayudar al cuerpo en este tipo de tareas de curación. Por ejemplo, el diente de león es bastante conocido por sus poderosos efectos curativos en el hígado. No solo eso, el diente de león también es rico en calcio y hierro, tiene más proteínas que las espinacas (14%), está lleno de vitaminas y minerales y tiene efectos antiinflamatorios. Simplemente no comas los que han sido rociados con herbicidas y pesticidas.

Dado que escuchamos mucho sobre las plantas curativas del lado asiático del mundo, puede parecer que las personas en India y China tienen plantas medicinales increíblemente poderosas que crecen prácticamente una encima de la otra; pero no es que haya menos plantas medicinales en las Américas, sino que hay un gran prejuicio sobre el tema en la investigación. Se han financiado muchas investigaciones sobre las plantas medicinales en Asia y se ha gastado mucho menos dinero en investigaciones similares aquí en los Estados Unidos. No solo eso, la larga tradición de la medicina herbolaria en las culturas asiáticas se ha dejado mucho más intacta que aquí en Estados Unidos, donde esa cultura fue ruidosamente eliminada para evitar la competencia con la medicina convencional.

El aumento de la ingesta de vegetales no solo puede ayudarte en tu búsqueda de la salud mente-cuerpo, sino que las hierbas pueden ser valiosos complementos para la curación. Sin

> *Si ignoramos los conceptos básicos de salud, no podemos solucionar los problemas simplemente tomando un montón de plantas medicinales. Si estás comiendo perros calientes y bebiendo refrescos, no hay forma de que las preparaciones a base de hierbas sean lo suficientemente potentes para solucionarlo. Es como una marejada contra una corriente.*

embargo, para empezar, ten cuidado de no confiar demasiado en la capacidad de las hierbas medicinales para compensar la mala alimentación. Las hierbas pueden ayudar al cuerpo de muchas maneras diferentes, y cuando se consumen con sabiduría y prudencia pueden ser extremadamente útiles. Pero si ignoramos los principios básicos de la salud (ese taburete de tres patas de la ingesta dietética, el sueño y el ejercicio) no podemos solucionar nuestros problemas simplemente tomando un montón de plantas medicinales (al igual que los medicamentos farmacéuticos no pueden solucionar los problemas de hábitos de manera efectiva -tienes que realmente cambiar tu vida).

Si estás comiendo perros calientes y bebiendo refrescos, no hay forma de que las preparaciones de hierbas sean lo suficientemente poderosas como para solucionar tus problemas de salud. Sería como enfrentar un maremoto contra una corriente.

Cuando estás comiendo alimentos altamente nutritivos, es menos probable que comas impulsivamente. Te sientes bien porque tu cuerpo y tu cerebro están recibiendo la nutrición que necesitan para funcionar de manera óptima. Eres más feliz y más resistente, y simplemente encontrarás que hay muchas menos razones para comprar una dona.

Comer alimentos densamente nutritivos es una de las patas en nuestro taburete de tres patas. Los siguientes dos capítulos discuten las otras dos patas de ese taburete: el sueño y el ejercicio.

Capítulo Siete

El sueño

Tasha entró divagante en mi oficina y se dejó caer en su silla. Parecía infeliz; se veía tan mal, que me preocupé de que algo realmente malo le hubiera sucedido.

"¿Estás bien?", Le pregunté, con una nota de preocupación en mi voz.

"Naaaa", respondió a medias. "Supongo."

"¿Ocurrió algo?" No estaba del todo convencida de su débil respuesta.

"Oh, en realidad no. No..."

Tasha tiene quince años y no está tratando de complicar las cosas. Es solo que tiene quince años. El trastorno obsesivo-compulsivo con el que lucha le dificulta completar las tareas y la escuela. Vino a mi oficina debido a un TOC, pero me parece que el TOC es un problema secundario. Por la tendencia que tiene a sufrir de ansiedad, la falta de sueño, el ejercicio y la mala nutrición hacen que su vida sea más difícil. Le resulta especialmente difícil aceptar que realmente debe dormirse más temprano.

Dado que mis consultas anteriores no habían dado resultado, me aventuré a tomar un camino diferente.

"Entonces, aunque suene ridículo ¿No dormiste lo suficiente anoche?

Le di una especie de sonrisa conspiradora, animándola para que respondiera honestamente. Ella sabe que entiendo, pues ¿Qué joven de quince años quiere irse a dormir a las 10 cuando sus amigas todavía están enviando mensajes de texto?

"No. No pude dormirme", gimió. "Y luego tuve una mañana terrible porque estaba muy cansada".

Las mañanas no cooperarán cuando has tenido una mala noche, ¿no es así? Eso es casi un hecho. Y con esta paciente (y la mayoría de los pacientes, ¡y la mayoría de ustedes!), antes de que podamos trabajar en el TOC o cualquier otro problema, tenemos que arreglar el sueño.

No solo es mucho más difícil trabajar en cualquiera de los problemas de la vida cuando no duermes lo suficiente, sino que también es más difícil tolerar altibajos de cualquier tipo. No se tiene suficiente resiliencia. Toda esa turbulencia emocional adicional hace que sea difícil resolver los problemas, y he visto con frecuencia que una vez que el sueño se ha corregido, los síntomas restantes son claramente menos graves y, en ocasiones, casi no se presentan.

El ritmo circadiano y el sueño

Dormimos en base a un ritmo circadiano, el "reloj maestro" del cuerpo. El ritmo circadiano interno está conectado al ritmo circadiano de los ciclos de luz y oscuridad exteriores controlados por la rotación de la tierra, el sol y la luna.

Sí. La luna afecta nuestro sueño[30]. En un estudio realizado durante un período de tres años, los investigadores hicieron que los participantes durmieran en un laboratorio de sueño donde no había exposición al cielo (y, por lo tanto, tampoco a luz de la luna). Los datos mostraron que durante las tres o cuatro noches alrededor de la luna llena, los participantes se quedaron dormidos unos cinco minutos más tarde de lo habitual y que en promedio durmieron 20 minutos menos de lo normal. También presentaron cambios cerebrales y químicos: las ondas cerebrales que indican un sueño profundo fueron 30% menos frecuente que en las noches en que no había luna llena, y los niveles de melatonina también fueron más bajos.

Aunque la luna puede influir en nuestro ritmo de sueño hasta un punto moderado, la salida diaria del sol es lo que más influye en nosotros. Uno de los beneficios (y quizá una de las principales razones) de contar con un ritmo circadiano interno es que influye en los órganos de nuestro cuerpo para que puedan trabajar juntos en un horario que les permita la máxima eficiencia sin interferir entre sí.

Se pensaba que solo el cerebro tenía ritmo circadiano, pero ahora se sabe que cada órgano de nuestro cuerpo tiene su propio reloj y funciona de acuerdo con éste. Por ejemplo, si el hígado y el páncreas no están sincronizados, la producción de insulina sufrirá. Y dado que nuestros cuerpos están ligados al sol como la fuente principal del ritmo circadiano, el sueño que no está sincronizado con el sol tampoco estará sincronizado con lo que nuestros cuerpos necesitan. Dormir no es solo un tiempo para descansar. Es un momento en el que suceden muchas cosas en tu cuerpo, cosas que no sucederán si estás despierto.

Dicho de otra manera: nuestros cuerpos no fueron diseñados para trabajar toda la noche o permanecer bailando hasta la una de la mañana y dormir todo el día. Hay un precio que se tiene que pagar por no dormir suficiente. Implica mucho más que simplemente estar cansado o necesitar cafeína para comenzar el día a la mañana siguiente. El precio involucra a todo nuestro cuerpo y también nuestra salud[v].

Nuestro reloj interno funciona a nivel celular. Ese reloj mantendrá la hora incluso cuando estemos atrapados en la oscuridad durante largos períodos de tiempo (esta capacidad de mantener la hora a pesar de la falta de diferencias de luz día-noche se denomina "funcionamiento libre"). La luz reajusta nuestros relojes cada día y comienza una maravillosa cascada de cambios químicos y hormonales en todo el cuerpo.

Por la mañana, la luz le indica al cuerpo que detenga la producción de melatonina. La melatonina es una hormona que tiene varias funciones en todo el cuerpo, pero se le conoce mejor por su papel en relación con el sueño. La

---

[v] Aunque, si tienes buena salud, pagaras un precio menor que una persona cuya salud no es muy buena.

melatonina se produce de acuerdo con el ritmo circadiano del cuerpo. Hay un ciclo natural que hace que la melatonina aumente durante la noche antes de acostarse y luego disminuya a niveles bajos en la mañana. La melatonina también es un poderoso antioxidante y desempeña un papel importante en la regulación del sistema inmunológico, los estados de ánimo, el sistema reproductor e incluso en la lucha contra ciertas infecciones virales y bacterianas.

¡Esto solo sirve para demostrar que no podemos simplificar las funciones del cuerpo! La melatonina suele considerarse como el ayudante del sueño, pero es un curandero tan poderoso que ha creado recuperaciones sorprendentes en

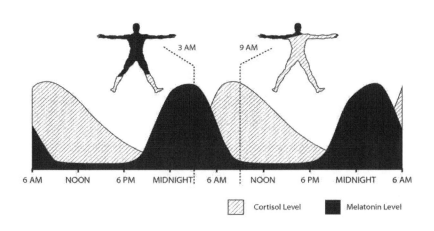

los bebés con sepsis[31]; ha mostrado que trata las migrañas, reduce la gravedad y la incidencia de las úlceras gástricas y se le conoce como una de los más poderosos devoradores de los radicales libres[32].

La luz matutina también le envía señales al reloj del cuerpo para que inicie la producción de serotonina, adrenalina y cortisol. Un aumento en el cortisol es lo que nos saca del sueño profundo, pero los niveles relativamente altos de cortisol en la mañana solo están destinados a permanecer en tu cuerpo por un corto tiempo, lo suficiente como para levantarte y ponerte en marcha.

Los niveles de cortisol, como la melatonina, también son cíclicos y aumentan o disminuyen según la hora del día. A medida que los niveles de melatonina están aumentando en la noche, los niveles de cortisol están disminuyendo para que puedas relajarte y dormir. Mientras que los niveles de cortisol disminuyen a lo largo del día, los niveles de adrenalina y serotonina continúan aumentando, intensificando el metabolismo. La temperatura corporal asciende, aumentamos la actividad y crece también el apetito a medida que el hígado y el estómago se alistan para procesar los nutrientes.

Tu metabolismo está en su punto máximo a media tarde; éste es un buen momento para hacer ejercicio, ya que a esta hora el cuerpo convierte la grasa en energía más eficientemente. Por la misma razón, a media tarde también es el mejor momento para comer la comida más pesada.

Por la tarde, la luz comienza a desvanecerse y, en consecuencia, la producción de las hormonas activadoras también se desvanece. La temperatura corporal disminuye y parte de la serotonina comienza a convertirse en melatonina. Este inicio en el aumento de los niveles de melatonina se llama Dim Light Melatonin Onset (Inicio de la secreción nocturna de melatonina, o DLMO). El tiempo de DLMO varía en todas las personas dependiendo de su propio ritmo circadiano, pero también depende en gran medida de las luces atenuadas. Si vives bajo la luz brillante hasta las 10 pm o más tarde, es muy probable que tu DLMO simplemente no funcione bien y que tu ciclo de sueño no se alinee con la luz del día y la noche, creando problemas potenciales.

Por cierto, cuando la melatonina se eleva, tu cuerpo se mueve un poco hacia un estado de semihibernación en el que se vuelve más eficiente para conservar los carbohidratos y la grasa y para almacenarlos en lugar de quemarlos. Por tal motivo, tal vez querrás comer tus comidas altas en carbohidratos y grasas a la hora del almuerzo y por lo menos cuatro horas antes de retirarte a dormir (y estamos hablando de una hora de dormir regular, no de una hora súper tarde de dormirse la medianoche).

Lo que sucede aproximadamente dos horas después del DLMO es que tu cuerpo se inunda de melatonina. La melatonina no alcanza su punto máximo nocturno en términos de qué tan alto es el nivel, sino que circula más rápido por el cuerpo en este momento que en cualquier otro momento durante el resto de la noche. Este es el mejor momento para conciliar el sueño. La liberación de melatonina se desacelerará dentro de la siguiente hora y será más difícil conciliar el sueño.

A veces las personas permanecen despiertas y luego les llega un segundo aliento de energía o sienten menos sueño. Esto se debe, en parte, a que han perdido esa ventana principal de oportunidad cuando la melatonina estaba fluyendo más rápido. Además, puedes estimular la producción de más cortisol si rechazas irte a dormir cuando tu cuerpo te dice que está cansado. El ignorar por años las señales de tu cuerpo de que debes irte a dormir puede entrenarte a estar relativamente inconsciente de que estás cansado. Y, no solo el tipo de alimentos que consumes te mantendrá despierto por más tiempo de lo normal, sino que también podrías comer tan tarde en la noche que permanecerás despierto después de la ventana inducida por el DLMO.

La oportunidad de dormir y la luz

Recuerda bien que esta ventana de la oportunidad para dormir está ligada a la luz. No está vinculada a tu horario de televisión ni a lo que la mayoría de la sociedad considera normativo por la noche. Probablemente sea mucho antes de lo que tú piensas que "debería" ser. Sé por mí misma que ha habido muchas veces en las que me he negado a irme a dormir porque pensé que era demasiado pronto. Si elijo forzarme a permanecer despierta, me siento subjetivamente menos cansada a medida que pasan los minutos y, finalmente, tengo problemas para quedarme dormida en lo que me gustaría que fuera el momento "correcto".

Entonces, si atenúas las luces de tu casa alrededor de las ocho de la noche, considerando que para ti es cerca del DLMO, te resultará más fácil quedarte dormido a las diez de la noche.

¿Crees que es demasiado temprano? En un estudio, a los adultos no se les dio ningún juguete para jugar antes de ir a la cama (cosas como computadoras, TV, etc.) y, además, no se les dio ninguna pista sobre qué hora era. Después de algunas tardes muy aburridas, sus horarios de sueño cambiaron y terminaron quedándose dormidos regularmente alrededor de las nueve de la noche. En ausencia de distracciones, tu cuerpo te dirá a qué hora debes retirarte a dormir. Te sentirás mejor si escuchas.

Cambios de turno en el trabajo

Una cosa más sobre el poder de la luz sobre la hora de acostarse: a veces las personas eligen cambiar sus horarios de sueño. La exposición a la luz brillante puede hacer esto cuando se aplica antes de acostarse o al despertar. Si te expones a la luz brillante antes de acostarte, te dormirás más tarde y te despertarás más tarde. Mientras más tarde estés expuesto a esta luz brillante, más tardarás en quedarte dormido. Aproximadamente cinco horas después de tu hora habitual de acostarse (si tu hora de acostarte es generalmente a las once de la noche, esto sería alrededor de las cuatro de la mañana), la temperatura de tu cuerpo alcanzará su punto más bajo. Cuando tu cuerpo se encuentra en este punto de temperatura baja, cualquier exposición a la luz brillante desde ese momento hasta el amanecer hará que te despiertes más temprano y que te quedes dormido antes de que termine el día. La luz brillante hace esto de manera efectiva hasta aproximadamente dos horas después de la hora en que habitualmente te levantas; en ese momento la luz brillante no tiene ningún efecto en tu ciclo de sueño y vigilia. Eso es porque tu cuerpo está entrenado a estar con luz brillante durante el día[w].

La melatonina se libera continuamente durante la noche hasta que el cuerpo percibe un aumento gradual de luz; el cuerpo se percata de esto a través de los párpados. A medida que se desvanece la oscuridad, también lo hace la producción de melatonina (generalmente entre 1 y 2 horas antes de despertarse).

Hay unas células en tus ojos llamadas ipRGC (células del ganglio retiniano intrínsecamente fotosensibles) que controlan cómo la luz afecta tus ritmos circadianos. Las células ipRGC responden con más fuerza a la luz azul. Piensa en qué color es el cielo al amanecer. Azul, ¿cierto? ¿Qué te parece? Estas células le envían señales a la glándula pineal en el cerebro, informándole sobre cómo es la luz exterior.

¿Alguna vez te has levantado y parado en la ventana mirando el amanecer? ¿Te has sentido despierto de repente? Esto puede ser debido a un cierre abrupto de la melatonina en tu sistema por la exposición a la luz. La luz puede reducir significativamente la melatonina, y es por eso

---

[w] Sí. Estoy siendo la Dra. lógica aquí. Me da gusto que te hayas dado cuenta de ello.

que la luz puede crear dichos problemas durante la noche. Las pantallas con luz azul como las de los teléfonos, computadoras y televisores pueden causar estragos en tus ritmos circadianos. Te enviarán la señal "¡ya amaneció!" a pesar de ser las 10:30 de la noche y, como resultado, tendrás menos sueño.

La privación del sueño

¿Sabías que si privas del sueño a una mosca de la fruta, ésta experimenta un deterioro cognitivo (medido por cosas como cuánto tarda la mosca en aprender dónde está el azúcar y qué tan rápido se olvida de ello)?[33] Aun las moscas de la fruta, con sus pequeñísimos cerebros, necesitan un sueño reparador[x].

Sabemos que el sueño es crucial para nuestra salud, pero probablemente subestimamos lo importante que es. Creemos que podemos salir del paso si dormimos 6 o 7 horas porque ese número de horas es tan cercano a lo que necesitamos dormir, que unas cuantas horas menos de descanso no deberían importar. Después de todo, el único síntoma que parece que sentimos es un poco de cansancio, y después de que nos levantamos por la mañana (y bebemos cafeína) éste se desvanece rápidamente.

Los Estados Unidos de Norteamérica están llenos de personas con privación crónica de sueño. Un mito común sobre el sueño es que sólo una hora menos de lo normal por noche no te

---

[x] Nota interesante: Las aves pueden dormir con un solo hemisferio cerebral, mientras que el otro hemisferio permanece despierto y alerta. Los delfines y las focas también hacen esto.

afectará. Hemos oído que necesitamos aproximadamente ocho horas de sueño; sin embargo, la mayoría de las personas piensa en esas 8 horas como un lujo, poco realista en su vida actual. Algunas personas piensan también que una noche de sueño de ocho horas es casi pereza, e incluso no lo ven como saludable. No obstante, el hecho es que dormir una hora menos por noche afectará tu capacidad para pensar correctamente y responder a los problemas con rapidez. También compromete tu salud cardiovascular, el equilibrio de tu energía y la capacidad de tu sistema inmunológico para combatir infecciones[34].

Podemos pensar que podemos adaptarnos a simplemente dormir menos, pero a lo que en realidad nos estamos adaptando es a lo cansados que estamos. Nos volvemos buenos en no saber que estamos cansados o en no notar nuestra fatiga. Podemos acostumbrarnos a no dormir lo suficiente durante meses o inclusive años, y

---

Necesidades promedio de sueño (de acuerdo con el Instituto Nacional de Salud)

Edad	Horas
Recién nacidos (0-2 meses)	12 – 18
Lactantes (3 meses a 1 año)	14 – 15
Niños pequeños (1 a 3 años)	12 – 14
Niños en preescolar (3 a 5 años)	11 – 13
Edad escolar (5 a 12 años)	10 – 11
Adolescentes (12 a 18 años)	8.5 – 10
Adultos (18+)	7.5 - 9

durante todo este tiempo podemos seguir creyendo que estamos bien; pero cuando ocurren accidentes, nos sorprendemos porque nuestro

---

El ciclo del sueño

Etapa uno: Relajación. Esta etapa solo dura 5-10 minutos. Probablemente no estés consciente de que estás dormido. El cerebro emite ondas beta que gradualmente se convierten en ondas alfa. Las ondas cerebrales alfa se asocian con meditar o soñar despierto.

Etapa dos: Sueño ligero. El cerebro emite ondas theta, ondas cerebrales asociadas también con la meditación.

Etapa tres: Sueño profundo. Descanso reparador libre de sueños. El cerebro emite ondas delta.

Etapa cuatro: El sueño más profundo. Semejante a la etapa tres, pero más profundo. El cerebro continúa emitiendo ondas delta.

Sueño REM: Sueño donde se presentan movimientos oculares rápidos y soñamos. Las ondas cerebrales se asemejan a la vigilia. El primer ciclo REM ocurre aproximadamente 90 minutos después de que nos quedamos dormidos y dura solo unos diez minutos. El último ciclo REM de la noche puede durar alrededor de una hora.

The entire sleep cycle is about 90 minutes long. In an 8 hour span you'll have about 5 sleep cycles.

---

juicio subjetivo fue simplemente que no estábamos *tan* cansados.

No puedes adaptarte a dormir menos de lo que necesitas; puedes pensar que puedes hacerlo, pero simplemente no estás consciente de lo deteriorado que estás. Tu cerebro literalmente recuerda cuánto tiempo has estado dormido y despierto y hace un seguimiento de esto durante semanas, y "... mientras más grande sea nuestro déficit de sueño, más rápido se deteriora nuestro rendimiento, incluso después de una buena noche de descanso"[35]. Pérdida crónica de sueño significa que incluso cuando duermas bien por la noche, te cansarás mucho más rápido de lo que lo harías si no estuvieras endeudado con tus horas de descanso.

Otra razón por la que las personas piensan que están menos cansadas de lo que realmente están (aparte de, por supuesto, nuestra tendencia natural a suponer que tenemos razón y lo sabemos todo) es que tendemos a juzgar lo cansados que estamos basados en cómo nos sentimos entre las 3 y las 7 pm. Por estar en el punto más alto de nuestro ciclo circadiano en ese momento del día, naturalmente nos sentimos mejor. Esto se debe a que los niveles de melatonina están en su nivel más bajo, y este fenómeno esencialmente enmascara los efectos de la pérdida de sueño.

Para empeorar las cosas, mientras más grande sea nuestra deuda de sueño, menos capaces somos de entender que tenemos esa gran deuda de sueño. La mayoría de nosotros apenas podemos recordar cómo es sentirse completamente descansado, por lo que

117

empezamos a creer que estamos más descansados de lo que realmente estamos.

La National Sleep Fundación (Fundación Nacional del Sueño, o NSF) indica que al menos 40 millones de estadounidenses tienen un trastorno de sueño y que el 60% de éstos reportan problemas de sueño al menos unas pocas noches por semana. Los números son peores para los niños: casi el 70% experimenta problemas de sueño por lo menos algunas noches por semana.

Por lo regular pensamos que las personas mayores necesitan dormir menos, pero este es otro mito que simplemente no es cierto. Las personas mayores a menudo duermen menos, pero ellas necesitan dormir tanto como lo hicieron antes en sus vidas. La capacidad de lograr entrar en las etapas de sueño profundo y reparador disminuye con la edad. Una persona con un sueño ligero puede ser perturbada más fácilmente por cosas como el ruido, la luz, el dolor y cualquier problema médico especial que también pueda contribuir a tener problemas para dormir.

El sueño y el aprendizaje

Hemos sabido por mucho tiempo que dormir bien mejora el aprendizaje. Recuerdo haber escuchado hace décadas acerca de estudios en los que se examinó el impacto de sesiones de sueño entre sesiones de estudio. Esencialmente, se demostró que el dormir bien ayuda a consolidar el aprendizaje, y se encontró que dormir entre sesiones de estudio es más útil que cualquier otra actividad, ¡incluso que estudiar más!

De lo que tal vez no nos demos cuenta es que dormir no solo es útil, sino que es realmente necesario para un buen aprendizaje. Cuando no dormimos lo suficiente no podemos recordar las cosas que hemos aprendido antes o después de ese período de descanso.

Así que, si te desvelas toda la noche, no retendrás gran parte de esa información en tu memoria a largo plazo, incluso si pasas el examen[36].

¿Cómo sabes que tienes sueño?

Los signos de somnolencia pueden incluir más que bostezar o simplemente sentirse cansado. La mayoría de las personas saben que es común estar irritable y de mal humor cuando tienen sueño, pero la desinhibición (perder el buen juicio) también es uno de los primeros signos que una persona mostrará cuando tiene sueño.

Sí, tener sueño es muy parecido a estar afectado por el alcohol.

Si insistes en permanecer despierto a pesar de esas señales, podrías comenzar a sentirte apático, como si simplemente no te importaran las cosas que antes le importaban. Tu reactividad emocional se "aplana", lo que significa que no tienes la agudeza habitual a tus respuestas emocionales. Tu habla se volverá más lenta, olvidarás cosas, tendrás problemas con la creatividad y será realmente difícil que hagas más de una cosa a la vez.

119

Cuando la fatiga empeora, comienzas a tener micro sueños, pequeños períodos involuntarios de sueño que duran de 5 a 10 segundos. Esto puede suceder al conducir, escuchar, leer, etc. Lamentablemente, lo que viene después -si es que no simplemente te quedas dormido -son alucinaciones.

La similitud con el abuso de alcohol es alarmante, ¿no?[y]

---

[y] No me pude contener.

En realidad hay una relación entre el abuso de alcohol y la falta de sueño. Un estudio mostró que adolescentes varones que tuvieron malos hábitos de sueño en su edad preescolar tuvieron el doble de probabilidades de consumir drogas, alcohol y tabaco en comparación con los adolescentes con hábitos saludables de sueño en el periodo preescolar, incluso cuando los investigadores controlaron en este estudio problemas como la depresión, la agresión, los

problemas de atención y el alcoholismo de los padres. ¡Estamos hablando de las consecuencias de los patrones de sueño que tus padres te ayudaron a crear cuando tenías tres y cuatro años de edad! Sabemos que existe una relación entre el dormir poco y el abuso del alcohol en los adultos, pero por alguna razón parece menos sorprendente que la conexión entre el sueño y su relación con las drogas entre los niños pequeños y los adolescentes.

El sueño en los niños y en los adolescentes

Afortunadamente hay algunos libros geniales que pueden auxiliar a los padres para ayudar a que sus hijos duerman bien[z]. Sea cual sea el método que elijas, recuerda que cuando es de noche, la necesidad de dormir de tu hijo supera su necesidad de cualquier otra cosa, incluyendo "el amor".

---

[z] Marc Weissbluth: *Healthy Sleep Habits, Happy Child*; Richard Ferber: *Solve Your Child's Sleep Problems*; Jody Mindell: *Sleeping Through The Night*.

Si quieres tener a un niño con un cerebro más feliz, más sano y literalmente más inteligente, ayúdalo a dormir más. Los niños pequeños que duermen una hora más por día obtienen puntuaciones significativamente más altas en las pruebas de inteligencia.

Cuando se trata de dormir, no son solo los años preescolares en los que tienes que concentrarte. La adolescencia es famosamente problemática. Es común que venga a nuestra mente un adolescente que conocemos que se queda despierto demasiado tarde y parece dormir todo el fin de semana.

Adolescencia y Riesgo

La adolescencia es un momento de alto riesgo para desarrollar problemas de salud y particularmente problemas de salud mental. Al menos el 50% de todos los trastornos de salud mental en los adultos comienzan en la adolescencia; los más comunes son los trastornos del estado de ánimo como la ansiedad, la depresión[aa] y el trastorno bipolar. Los adolescentes no solo se enfrentan a una multiplicidad de cambios en sus vidas sociales, de desarrollo, académicas y vocacionales, sino que se enfrentan a un patrón de sueño impulsado por factores biológicos que los hace quedarse despiertos hasta más tarde y también dormir hasta más tarde durante el día a medida que su ritmo circadiano cambia, lo que hace que

---

[aa] Hay informes de que alrededor del 73% de los jóvenes con depresión también tienen problemas para dormir. Como hablaremos en el capítulo sobre la depresión en un capitulo posterior en este libro, se ha observado que la falta de sueño está relacionada con la depresión.

sea mucho más difícil para ellos dormirse "a tiempo" y despertarse "a tiempo".

Este cambio fisiológico ocurre al mismo tiempo en el que los adolescentes desean mayores niveles de independencia. Aunque es difícil ayudar a los adolescentes a ver la sabiduría de dormir bien y la de una buena nutrición, vale la pena hacerlo. El no dormir bien y la mala nutrición combinados actúan de forma sinérgica para crear muchos más problemas que cualquiera de ellos por separado.

También es difícil hacer que los jóvenes te crean que el sueño y la buena nutrición son importantes. Esto sucede, en parte, porque ellos no detectan las diferencias que el descansar bien y no hacerlo y el nutrirse bien y el no hacerlo afectan sus cuerpos jóvenes tan profundamente como lo harán más tarde en la vida.

Por lo tanto, es crucial enseñarles a tus hijos sobre la importancia de comer bien, dormir bien y hacer ejercicio con regularidad desde que son aún muy pequeños. Hazles esta gran bondad. Es difícil para los padres aprender a dar los regalos de la regulación emocional y del comportamiento, pero estos regalos dan buenos frutos.

Tu cerebro circula toda la noche... y todo el día

Estamos acostumbrados a pensar en el sueño en términos de ciclos. Aceptamos fácilmente que nuestras ondas cerebrales cambian durante el sueño y que hay un flujo y reflujo naturales a esos cambios mientras dormimos.

Pero durante el día asumimos que el cerebro es diferente. Es como si pudiéramos aceptar fácilmente esta hermosa oscilación en la noche, pero creemos que en la mañana podemos simplemente encender el interruptor y el cerebro estará en marcha todo el día. Esto no es así.

En un maravilloso libro llamado *El poder del compromiso total*, los autores Jim Loehr y Tony Schwartz comentan cierta información que indica que nuestros cerebros continúan con sus ciclos de 90 minutos a lo largo del día. Por supuesto, no nos encontramos en ondas delta del sueño de durante el día, pero nuestros cerebros no están solamente en una fase sin variaciones durante todo el día. El punto central de lo que estos autores tratan de decir es que, si aprovechamos las fluctuaciones naturales en nuestro estado de alerta, podemos ser más resilientes y reservar más energía. En la medida en que comprendamos y trabajemos con estos ciclos de 90 minutos durante las horas diurnas, no solo trabajaremos mejor durante el día, sino que dormiremos mejor por la noche, en parte porque, en general, estamos más tranquilos.

El sueño sustenta una salud mejor

El dormir mejor se asocia poderosamente con una mejor salud. Las horas que pasamos durmiendo distan mucho de ser una pérdida de tiempo, especialmente porque hay algunos procesos necesarios en nuestro cuerpo que solamente ocurren durante el sueño. Dormir bien se asocia con una mejor capacidad para controlar la digestión y con un menor almacenamiento de grasas y carbohidratos (es decir, puedes quemar grasas mejor si duermes lo suficiente). Necesitamos dormir bien para maximizar la secreción de hormonas como la hormona del crecimiento, que nos ayuda a reparar nuestro cuerpo y a mejorar nuestro metabolismo. Como ejemplo de esto, tenemos investigaciones recientes que muestran que el sueño es crítico para que el cuerpo pueda reparar y crear la mielina, que es la cubierta protectora de las células nerviosas. Cuando las personas están dormidas, el cuerpo produce el doble de las células que dan lugar a la mielina en comparación a las que se producen cuando éstas están despiertas[37].

La calidad y cantidad del sueño se asocian, incluso, con la calcificación de la arteria coronaria (la calcificación se produce cuando se desarrolla placa en el revestimiento interno de una arteria, lo cual es un marcador de la enfermedad coronaria). Además de ello, la duración del sueño se relaciona con funciones como la forma en que se usa y regula la glucosa en el cuerpo, los niveles de presión arterial y el aumento y pérdida de peso. Todas estas variables anteriores también están relacionadas con los factores de riesgo de la enfermedad cardíaca. En un estudio de participantes sin calcificación detectable al inicio del estudio, se midieron el sueño y la calcificación de la arteria como base de referencia; luego se midieron nuevamente cinco años después. Los participantes del estudio que durmieron más tiempo tuvieron significativamente menos calcificación en sus arterias[38]. Lo "curioso" de este estudio es que ninguna otra variable rastreada por los investigadores (sexo, edad,

125

peso, etc.) causó impacto alguno en la calcificación, ¡gracias al sueño! El mensaje que aquí se ofrece es que el sueño es crucial; la cantidad de tiempo que duermes y lo bien que duermes se encuentran en la parte superior del orden jerárquico al considerar aquello que afecta tu salud.

De hecho, al darte cuenta de que tu sueño afecta tus hábitos alimenticios y tus hábitos de ejercicio (aunque ambos hábitos a su vez pueden afectar tu sueño), establecer una rutina que te brinde un sueño de calidad regular puede convertirse en una de tus más altas prioridades. Esto, sin duda, hará que el resto de tus conductas relacionadas con la salud (todo, por cierto: tus sentimientos -tus comunicaciones, cómo te hablas a ti mismo, etc.) sea más fácil de alinear con lo que pretendes hacer con tu vida.

Reparar esos malos hábitos de sueño es la parte complicada, ¿no? Aunque hay montones de consejos en la Internet sobre cómo mejorar tu sueño, quiero mencionar algunas de las cosas que me parecen útiles, tanto con mis pacientes como con mi propia manera de dormir, las cuales algunas veces tienden a ser problemáticas. Ten en cuenta que las siguientes sugerencias son adicionales -es posible que una sola no tenga el efecto deseado, pero poner muchas de estas prácticas juntas puede ayudarte a dormir mejor.

1. Higiene del sueño.

a) Es necesario un ambiente completamente oscuro. La luz baja los niveles de melatonina y te despierta. Incluso pequeñas cantidades de luz como la de tu reloj, la luz de tu cargador del teléfono, etc., marcan una gran diferencia. Usa cortinas opacas si las cortinas normales o las persianas no bloquean completamente las fuentes de luz nocturna. Dormirás más profundamente.

b) Temperaturas más bajas. Tu cuerpo se enfría para quedarse dormido, por lo que si te das un baño con agua tibia y luego se metes en la cama en una habitación fresca, te dormirá más fácilmente. Por otro lado, la investigación muestra que usar calcetines al dormir también mejora el sueño[bb].

c) Usar el dormitorio para dormir, no para mirar televisión o para trabajar. Mantén la cama solo para dormir o tener sexo.

d) Asegúrate de que tus almohadas, tus colchas y tus colchones sean cómodos. Si luchas por sentirte cómodo, esta lucha puede interferir con tu sueño durante toda la noche. Dado que las personas con insomnio crónico tienen un riesgo tres veces mayor de muerte por cualquier causa[39], vale la pena invertir en artículos de descanso que te ayuden a dormir mejor.

e) Es posible que necesites usar tapones para los oídos o incluso tener una habitación separada si tienes un compañero de cama que ronca o que de otra manera te despierta por la noche. En lugar de irritarte con tu pareja, cuida tu salud haciendo lo que debes hacer para producir el sueño que necesitas.

2. Una rutina de sueño sólida

a) Esto incluye irse a dormir tan pronto como empieces a sentirte cansado. Deja que tu

---

[bb] ¡No a mí! No puedo soportar las calcetas por la noche.

ciclo de sueño trabaje *para* ti, no contra ti. Confía en el sistema: tu cuerpo se cansa automáticamente y no funciona solo cuando tú interfieres. Como se explicó anteriormente, cuando te obligas a permanecer despierto, estás forzando a tu sistema a adaptarse a encontrar la energía en algún lugar y, a menudo, esto requiere descargar un poco de cortisol en tu cuerpo. Entonces no tendrás sueño y permanecerás despierto durante mucho más tiempo. ¡Escucha a tu cuerpo! Atrapa la ola del sueño desde la primera vez.

Ignoramos los gritos de sueño de nuestros cuerpos, al igual que ignoramos los gritos de sueño de nuestros hijos. Cuando los bebés se cansan, nos lo dicen. Se frotan los ojos o bostezan. Creemos que son lindos y esperamos que el reloj nos diga cuándo es hora de acostarlos. Para entonces, han tenido que descargar cortisol en sus pequeños cuerpos para mantenerse despiertos para nosotros. Y luego nos molestamos porque están corriendo como maníacos. Lindo, ¿no es así?

Lo hicimos realidad. Nosotros lo provocamos. También lo hacemos con nosotros mismos. Así que aprende a escuchar bien y, cuando te escuches a ti mismo que ya tienes sueño, responde al instante.

Puedes prepararte para acostarte antes de que sea hora de quedarte dormido para que tus preparaciones no te despierten. Cepíllate los dientes antes de estar cansado. Por cierto, el aceite de menta (a diferencia de la hoja de menta) puede ser estimulante, y es un ingrediente en muchas pastas de dientes porque parece que a todos nos gusta esa estimulación de menta en nuestra boca. Sea lo que sea que sientas que debes hacer antes de acostarte, hazlo temprano para no tener que elegir entre dormir y hacer lo que necesitas hacer antes de acostarte.

Asegúrate de que tu día esté activo. La falta de actividad física durante el día conduce a un sueño de calidad significativamente inferior por la noche. Tomar siestas durante el día también puede erosionar tu impulso para dormir.

La creación exitosa de una rutina sólida de sueño significa que te apegarás a tu rutina todo el tiempo. No puedes planear interrumpir la rutina cada fin de semana y esperar que ésta funcione bien durante la semana. Puede que no te guste mantener un horario fijo, y eso está bien. No te tiene que gustarte o no gustarte. ¡La forma en que funciona tu cuerpo es con ritmos y rutinas! Si no estás dispuesto a mantener un horario fijo para dormirte, también tienes que estar dispuesto a pagar el precio, ya que el precio se cobrará sea que estés listo o no. Puede ser con una salud peor, menos creatividad, relaciones interrumpidas o agotamiento emocional. Mantener una rutina de sueño sólida como prioridad durante varios meses te dará lo que te ha estado faltando, ¡y encontrarás más fácilmente el tiempo (y la capacidad intelectual) para hacer lo que quieres hacer durante el día!

b) Crea un entorno que pueda ayudar a provocar somnolencia. Si el inicio de la melatonina con luz tenue es parte de la somnolencia, asegúrate de que tu entorno permita que eso suceda; por ejemplo, apaga todas las fuentes de luz intensa a las 8 pm.

Apaga el televisor y la computadora. Lee un libro bajo la luz artificial, como una opción.

c) Haz las mismas cosas en el mismo orden todas las noches. Enseña a tu cuerpo a través de conductas que éste es el momento de comenzar a prepararse para dormir. No te rindas después de tres días. Haz lo mismo una y otra vez durante semanas. Tu cuerpo necesita escuchar muchas repeticiones antes de empezar a realmente entenderlo.

d) ¡Y, por lo que más quieras, acuéstate temprano! No creas que puedes comenzar a pensar en dormirte sólo hasta que sean las 10:30 pm. Lo mismo que ocurre con los niños es válido para los adultos -si tienes problemas para dormir, intenta comenzar más temprano. A veces solo necesitas dormir más para tener una mejor calidad de sueño.

Otra razón para acostarse temprano es que tu cuerpo está conectado al sol, y tu ritmo circadiano (incluido el de tus órganos internos) también está conectado al sol, y NO a tu programa nocturno de televisión. Lo que esto significa es que el funcionamiento de algún órgano interno sucederá o no, dependiendo de si estás dormido o no. Por ejemplo, tu sistema suprarrenal lleva a cabo la mayor parte de su rejuvenecimiento durante dos horas a partir de las 11 pm. Si sufres de agotamiento crónico, es importante que sepas que tus glándulas suprarrenales están sufriendo. Si te quedas despierto hasta las 11:30 o hasta la media noche, estás interfiriendo significativamente con el descanso de tus glándulas suprarrenales. Si el ritmo circadiano de la vesícula biliar consiste en liberar toxinas en el sistema excretor antes de la

130

media noche, y aún estás despierto a esa hora, las toxinas se liberan en el hígado en su lugar. Esto puede crear una carga mayor para que el hígado procese toxinas cuando necesitaría estar procesando otras substancias. Si esto sucede todas las noches, ya podrás imaginar el impacto problemático que un hígado pobre y desgastado podría tener en tu salud.

3. La comida y la bebida en relación con el sueño.

Cuando comes cenas abundantes, complicadas y con mucha carne, tu cuerpo tendrá más dificultad para dormir que si comes comidas ligeras y sencillas en la cena. El problema empeora mientras más tarde comas, pero incluso si no comes tan tarde, consumir una comida pesada afecta tu nivel de relajación. Antes de llegar a tu propia conclusión, pruébalo durante algunas semanas, como yo lo he hecho.

Una vez comí una variedad de cenas de cuatro ingredientes, solo vegetales (sin carne, sin frijoles, sin pan, sin fruta) por aproximadamente cuatro semanas. Por ejemplo, una cena podría haber sido lechuga, tomates, apio y zanahorias sin importar la cantidad que comiera de esos cuatro alimentos. Un día, durante la tercera semana, experimenté un sueño más tranquilo y profundo de lo que alguna vez pensé que podría ser responsable una cena de cuatro ingredientess. Fue una verdadera sorpresa. No lo rechaces si no lo has probado. Tu digestión puede mantenerte despierto (y afectar la calidad de tu sueño).

Tú sabes, por supuesto, que la cafeína interfiere con el sueño, y esto incluye la cafeína que se consume por la tarde, no solo la que se consume por la noche. Observa de cerca la cantidad de cafeína que ingieres. Incluso se ha demostrado que las bebidas descafeinadas contienen cantidades importantes de cafeína (las cantidades varían según el lugar donde compraste ese café descafeinado). Pero hay otros alimentos estimulantes que también interfieren con el sueño profundo. Los alimentos con alto contenido de grasa, los alimentos con tiramina (que producen una hormona estimulante, la norepinefrina), el chocolate, los alimentos azucarados y el alcohol interfieren con el sueño. Deja éstos para el desayuno y el almuerzo tanto como puedas. Los cigarros son estimulantes e interfieren con el sueño. El alcohol puede hacerte sentir somnoliento inicialmente, pero tiene un efecto perturbador del sueño, al igual que la marihuana. Ambos promueven el sueño REM que es menos relajante.

4. Suplementos y el sueño

a) La melatonina puede ayudar, pero no toda la melatonina es igual. Hay ciertos tipos de melatonina de mucha mejor calidad. Hay una gran diferencia en cómo ésta te afecta si la tomas en una cápsula o en líquido sublingual. También la cantidad que tomas es realmente importante. Cuando era profesora en la Escuela de Medicina de la Universidad de Yale, hablé con algunos de los mejores investigadores de la melatonina del país. Cada uno de ellos tenía lo mismo que decirme sobre la melatonina: la dosis estándar de 3 mg es demasiado. Ellos sugirieron comenzar con aproximadamente 1 mg y además explicaron que las dosis más pequeñas a menudo son más efectivas. Éste es un gran ejemplo de que más no es mejor.

Cuando uso melatonina suplementaria, tomo alrededor de 0.4 a 0.7 mg. Tomo un tipo de melatonina líquida sublingual que puedo valorar fácilmente con pequeñas cantidades. La melatonina en esta forma no tiene que ser tragada y pasar por el estómago antes de que comience a trabajar en el cuerpo. Un poco de ésta tiene un gran efecto. Otra cosa que me dijeron los expertos fue que si me sentía mareada a la mañana siguiente, podría intentar tomarme la melatonina más temprano o tomar menos cantidad de ella. Me aseguraron que yo era la persona ideal para determinar cómo la melatonina impactaba mi sueño y mi capacidad de despertarme revitalizada a la mañana siguiente. Tú puedes hacer lo mismo y ajustar la melatonina según lo que tu cuerpo te indique.

No uso la melatonina con regularidad, pero cuando estaba intentando establecer una rutina confiable de sueño, me fue muy útil tomarla durante un tiempo. Todavía la uso algunas veces que tengo problemas para conciliar el sueño.

b) Hay varias hierbas como la menta (la hoja, no el aceite), la valeriana, la pasiflora, el lúpulo, etc., o combinaciones de hierbas que pueden ser útiles. Pero si las usas, recuerda que hay muchos factores que contribuyen a poder dormir. No puedes ver un partido o un programa de violencia en la televisión a la vez que comes pollo frito y pastelitos bañados con chocolate, y luego esperar que tomar una taza de té de manzanilla te ayude a dormir.

5. La meditación y el sueño.

La meditación puede mejorar por sí misma el sueño, pero en mi opinión, la meditación primordialmente mejora tu capacidad para dejar de rumiar los pensamientos. Si la causa principal de tus problemas para dormir es que no puedes dejar de lado las preocupaciones, practica regularmente la meditación. A medida que aprendas a hacer que tu mente sea más disciplinada, tu capacidad para manejar tu atención mejorará y podrás lograr que deje de rumiar.

Irónicamente, la necesidad ansiosa de dormir lo suficiente es uno de los mayores detractores para lograr un sueño de calidad. Confía en que tu cuerpo trabaja para ti. Cuando tengas pensamientos "debería", tales como "debería poder conciliar el sueño de inmediato" o "debería poder dormir ocho horas de calidad cada noche", deja ir esos pensamientos. Convierte tu mente en un ejercicio de relajación meditativa. Es normal que el sueño se interrumpa de vez en cuando. Jon Kabat-Zinn ha creado algunos maravillosos CD[cc] de meditación que son excelentes herramientas para ayudarte a desarrollar la meditación como un camino hacia el aumento de la disciplina mental y la paz. Te los recomiendo altamente.

Para resumir, el sueño es una pieza crucial que apoya la salud en nuestro taburete de tres

---

[cc] www.mindfulnesstapes.com

patas. El dormir no es solo un interruptor que se prende o se apaga, sino que puede ser un equilibrio delicado y una rutina a la que necesitas sintonizarte. Respeta el equilibrio y la rutina. Toma tiempo para desarrollar la capacidad de nutrir todo tu ser con la calidad de sueño que necesitas para florecer plenamente como la persona que eres.

Capítulo Ocho

El ejercicio

Probablemente has oído hablar de Ted Talks (las charlas Ted). Te las recomiendo, no solo porque son muy divertidas (especialmente si tienes un afecto nerd por aprender cosas al azar) sino también porque son muy informativas y entretenidas.

Hay una gran charla Ted titulada "Los peligros de la ceguera voluntaria[40]" que fue realizada por una mujer llamada Margaret Heffernan. En esta charla, se habla sobre la ciudad de Libby, Montana, y sobre la vermiculita (una forma de asbesto particularmente tóxica), causante de cáncer, que contaminó el ambiente allí como un subproducto de la industria minera local. Según su historia, hubo una mujer que descubrió, por casualidad, la causa del cáncer que estaba matando a muchas de las personas en su ciudad natal. Ella trató de decirle a la gente de la ciudad sobre este problema: la conexión entre la vermiculita y el cáncer. Su pensamiento fue: "Cuando todos sepan, ¡seguramente harán algo!" Para su asombro y consternación, la gente fue sorprendentemente resistente, incluso la rechazaban. Estaban mucho más felices de aceptar una tasa de mortalidad tremendamente alta en lugar de aceptar la verdad.

No son solo las personas de esa ciudad las que ignoran verdades importantes sobre la salud. Todos hacemos esto. Los estadounidenses tenemos una tasa de mortalidad sorprendentemente alta debido a enfermedades que podríamos solucionar con los cambios en el 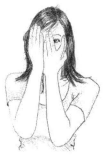 estilo de vida. Pero con demasiada frecuencia no nos hacemos cargo de nuestros destinos de salud. Ignoramos nuestros problemas. Tenemos ceguera épica voluntaria!

El ejercicio, que muchos descuidan, es primordial entre las prácticas cruciales de salud.

Hacer del ejercicio una parte integral[dd] de tu vida requiere un cambio. El cambio es difícil. (Aquí es donde puedes quejarte si quieres. ¡A veces yo me quejo!).

Sí, es verdad. Es difícil.

Por otro lado, los científicos están intentando crear una píldora que sustituya al ejercicio. De verdad. Cuando estaba en quinto

---

[dd] Cuando estaba en la escuela preparatoria tenía la meta de utilizar la palabra "integral" en cada ensayo que escribía. Es curioso que esa misma palabra fue sugerida por un editor aquí. ¡Zas en toda la boca!

grado esto habría parecido ciencia ficción. Mi opinión sobre ese proyecto: no aguantes la respiración. No puedo imaginar que una píldora de este tipo vendría sin efectos secundarios adversos graves. No postergues hacer ejercicio creyendo que un día una píldora te salvará.

Aquí hay una estadística que puedes encontrar ilustrativa. Los Centros para el Control y la Prevención de Enfermedades encontraron que más de la mitad de las mujeres (60%) y la mitad de los hombres (50%) en los Estados Unidos nunca realizan ninguna actividad física "vigorosa" que dure al menos diez minutos por semana. Solo el 25% de las mujeres (31% de los hombres) en realidad hacen ejercicio vigoroso al menos diez minutos por semana[41]. ¡Qué ejemplo de ceguera voluntaria!

Hay muchos efectos secundarios benéficos del ejercicio. Duermes mejor. Comes mejor. Te sientes mejor contigo mismo.

Así que, ¿Por qué estamos cegados a nuestra necesidad de hacer ejercicio?

Por qué no hacemos ejercicio

Puedes tener varias razones para no hacer ejercicio y puedes o no ser consciente de ellas. Mira si alguna de estas te suena familiar:

1. No me ayudará. Realmente no hará una diferencia real en mi salud. Creo que soy uno de esos humanos que en realidad no pueden beneficiarse del ejercicio.

2. Será incómodo. No me gustará. Odio estar sudoroso, caluroso y sin aliento.

3. No es tan importante. Después de todo, estoy muy ocupado. Para esta excusa, planteo la

pregunta popular: *"¿Qué es mejor para tu apretada agenda? ¿Hacer ejercicio una vez al día o estar muerto toda la semana?"*

Cubriré el tema de la motivación nuevamente en el último capítulo del libro, pero aquí te presento un adelanto:

Nunca te sentirás motivado a hacer ejercicio de la manera en que necesitas hacerlo para estar en tan buena forma física como lo necesitas para vivir la calidad de vida que deseas vivir.

Al menos no al principio.

Sin embargo, te sentirás motivado —de hecho, mucho más motivado, una vez que estés en el buen camino para estar en buena forma física. Esto se debe a que la motivación se alimenta a sí misma y cuando no se le ofrece al principio (es decir, no haces ejercicio), la motivación no tiene suficiente alimento para vivir por sí sola.

Así que tendrás que aceptar radicalmente esta verdad: esperar hasta que sientas ganas de hacer ejercicio simplemente no funcionará.

Sentir el deseo de hacer ejercicio con regularidad nunca va a resultar de la nada.

Mira, cuando eras joven, tus padres te hicieron hacer las cosas que se suponía que debías hacer. Te proporcionaron la motivación para que hicieras cosas que no querías hacer: limpia tu habitación; cómete tu brócoli; ahorra algo de dinero.

Ahora que eres un adulto, debes proporcionarte las reglas tú mismo; pero no quieres hacerlo, así que no lo haces. Tienes la idea de que puedes elegir hacer lo que quieras y AUN tener los mismos resultados que tenías hace años. En tu juventud te sentiste tan obligado cuando te decían que hicieras ciertas cosas que ahora te resistes cuando te dices a ti mismo que debes hacer cosas, aun cuando éstas aumentarán tu felicidad.

Es como si hubiera un niño de tres años dentro de ti que todavía está pidiendo helado para cenar, y en la creencia errónea de que eres amable contigo mismo, te lo comes. Después de todo, odias sentir que te estás forzando a hacer cualquier cosa.

Esto se debe a que aún no has aprendido cómo animarte a hacer lo que es mejor para ti. (¡Definitivamente no es demasiado tarde! ¡Más sobre esto en un capítulo posterior!).

Finalmente, cuando tienes alrededor de 40 años de edad, te topas con un duro muro de ladrillos y te das cuenta de que los resultados que pensaste que ocurrirían mágicamente, en realidad no sucedieron. Mira, si dejas de criarte y te consientes todo el día, los días y las semanas se convierten en veinte años de autocomplacencia. Al final terminas con una adicción, o dos o tres. Tal vez no seas adicto a la cocaína (esperemos que no). Pero casi seguro que eres adicto a algo. ¿Azúcar? ¿Café? ¿Pelear con tu pareja? ¿Ver la televisión?

Sea lo que sea, esta adicción te quita tiempo y energía y le impide estar en forma.

El ejercicio ayuda. El ejercicio sanará tu mente y tu corazón. El ejercicio te ayudará a sentirte mejor contigo mismo y te ayudará a ser más amable con tus seres queridos; el ejercicio también te ayudará a deshacerte de esa adicción. Un estudio encontró que las personas que hacen ejercicio (entrenamiento levantando pesas) tienen el doble de probabilidades de dejar de

140

fumar en comparación con un grupo de control que no hizo ejercicio, sino que durante la misma cantidad de tiempo por semana vió videos de salud[42].

Como dice el doctor John Ratey en su libro Spark, "... el ejercicio es la herramienta más poderosa que tienes para optimizar tu cerebro"[43].

¡No se trata de cuánto pesas!

Te recomiendo que encuentres razones para hacer ejercicio más allá de querer perder peso. Perder peso es un buen motivador para algunas personas, pero con frecuencia una vez que se pierde el peso, se reduce el ejercicio, ¡a menos que te enamores de él y no quieras renunciar a tener toda esa diversión! Y los beneficios generales del ejercicio van mucho más allá de la simple pérdida de peso.

Por cierto, para las mujeres en particular, el ejercicio por si solo (sin cambios en la dieta), a corto plazo, no conllevará a una pérdida de peso significativa. Sin entender esto, recuerdo un verano en el que estaba muy comprometida con la pérdida de peso mediante el ejercicio . Fui al gimnasio regularmente y trabajé duro. Gané 14 libras y no perdí una pulgada. No hice ningún cambio en la dieta, y de hecho estoy bastante segura de que comí más porque tenía más hambre. Me rendí cuando llegó septiembre porque estaba muy desanimada de que no había perdido nada de peso. Unos meses más tarde, un experto en acondicionamiento físico me dijo que si hubiera seguido con eso, probablemente habría empezado a perder peso.

Hay un estudio que analizó mujeres con sobrepeso que hicieron ejercicio durante 12 semanas y no hicieron cambios en la dieta. No perdieron algún peso significativo. Hice lo mismo, y me rendí. Me pregunto qué hubiera pasado en el estudio (o en mí) si hubiera seguido un programa de ejercicios de seis meses.

Una nota final antes de detallar algunas cosas interesantes que el ejercicio hará por ustedes: damas, si están haciendo ejercicio con un compañero y ese compañero es un hombre, hagan todo lo posible por ignorar cuánto más fácilmente perderá peso y ganará músculo en comparación con ustedes. No es su imaginación, y es realmente molesto. Saber esperar esa diferencia entre hombres y mujeres con respecto al impacto inmediato del ejercicio puede evitar que lo abandones y ahogues tu frustración en una docena de pastelitos red velvet.

> *Perder peso es una buena motivación para algunas personas, pero muchas veces, una vez que se pierde el peso, es fácil reducir el tiempo que se dedica al ejercicio a menos que realmente te guste y no quieras dejar de hacerlo.*

¡10 cosas en las que te ayudará el ejercicio!

1. El ejercicio crea nuevas células cerebrales

Hace algún tiempo la sabiduría convencional decía que, una vez que perdías las células del cerebro, esas células muertas, a diferencia de otras células del cuerpo, nunca se podrían regenerar. La mayoría de las personas, incluso hoy, están mal informadas en cuanto a que las células cerebrales son células que se producen "una sola vez". El mensaje era y a menudo sigue siendo: "Las células cerebrales no vuelven a crecer, así que, por lo que más quieras, ¡no hagas nada para matarlas!"

Pero ahora sabemos que el cerebro produce nuevas células cerebrales. Es un proceso llamado neurogénesis; comenzamos a saber de este proceso desde 1997, demasiado reciente para que esta información se haya incluido en la mayoría de los currículos escolares. No fue sino hasta el 2007 cuando estuvimos seguros de que la neurogénesis ocurría en los seres humanos[44].

El ejercicio no sólo estimula al cerebro a crear nuevas células, sino que también desencadena la producción de un nutriente vital de las células cerebrales: el factor neurotrófico derivado del cerebro (BDNF, por sus siglas en inglés).

El BDNF es una proteína que es considerada como un factor del crecimiento de las células nerviosas. Se le puede encontrar en todo el cerebro, pero está localizada principalmente en áreas que son importantes

143

para el aprendizaje, la memoria y el centro intelectual superior[ee].

¡Qué interesante que el ejercicio sea tan importante impulso para elevar los niveles de BDNF[ff]! ¿no? Tenemos la tendencia a separar el ejercicio de las actividades intelectuales, pero aquí vemos qué tan íntimamente conectadas están. Si no haces ejercicio, estás en una desventaja intelectual.

El BDNF fortalece las conexiones entre las neuronas, construyendo así circuitos de células y alimentando el funcionamiento de las células. Una de las áreas del cerebro que es particularmente rica en BDNF se llama hipocampo, y es un área crítica del cerebro para el funcionamiento relacionado con las emociones y la memoria. Dado que el hipocampo es parte de los circuitos emocionales de tu cerebro, el BDNF puede ser un enlace entre el movimiento físico y las emociones.

2. El ejercicio reduce la depresión

Un interesante estudio realizado en la Universidad de Duke exploró la conexión entre el ejercicio y la depresión. Los investigadores de Duke encontraron que 30 minutos de ejercicio vigoroso tres días a la semana es tan eficaz para reducir la depresión como lo son los medicamentos[45]. No solo eso, sino que los participantes de este estudio que simplemente

---

[ee] También se encuentra, entre otros sitios, en la retina y en tu saliva.

[ff] Nota que los niveles de BDNF se reducen por exponerse al aire contaminado, así que cuando hagas ejercicio en medio de mucho tráfico, podrías no estar teniendo el beneficio que esperas.

hacían ejercicio (en lugar de solamente tomar medicamentos o hacer ejercicio y también tomar medicamentos) tuvieron una tasa mucho menor de recaídas en la depresión. Solamente el 8% de los deportistas tuvo una recaída de la depresión, pero en los grupos en los que se incluían medicamentos (solo medicamentos y medicamentos más ejercicio) la tasa de recaída fue mucho mayor: 38% y 31%, respectivamente.

El ejercicio aumenta los niveles de BDNF, y el BDNF aumenta la producción de un neurotransmisor llamado serotonina. La serotonina es el neurotransmisor involucrado en el pensamiento, los sentimientos, la sensibilidad al dolor, el sueño y el hambre. Este neurotransmisor está fuertemente asociado con la depresión y la autoestima, y es el neurotransmisor más frecuentemente atacado por los medicamentos antidepresivos. Además, las disminuciones en el BDNF se asocian con la depresión. Los pacientes con trastornos del estado de ánimo como depresión y ansiedad, o los pacientes con mucho estrés tienen niveles más bajos de BDNF en la sangre. Los pacientes con depresión inducida por estrés muestran menos BDNF en el hipocampo[46].

Otros estudios también han encontrado que el ejercicio disminuye la depresión[47], aunque sea solo un poco. No obstante, algunos de los estudios que demostraron que el ejercicio tenía un efecto relativamente pequeño en la depresión también incluyeron personas que podrían haber estado haciendo ejercicio solo la mitad del tiempo que se suponía que deberían haberlo hecho[48]. Este no es un problema con la intervención del ejercicio —es un problema con el cumplimiento de la intervención—. En otras palabras, si no te sometes al tratamiento, no puedes decir que no funcionó.

Finalmente, la depresión también se asocia con un hipocampo que se está atrofiando[49]. Dado que el BDNF puede aumentar el número de células nuevas en el hipocampo, revirtiendo así esta atrofia, parece aún más claro que el ejercicio es una excelente manera de tratar la depresión. De hecho, considero que el ejercicio es el tratamiento más eficaz para la depresión.

3. El ejercicio también alivia la ansiedad

La ansiedad está relacionada con la depresión y la mayoría de las personas con depresión también experimentan ansiedad (y viceversa). Hay un estudio que muestra cómo el ejercicio puede ayudar a los estudiantes con síntomas físicos de ansiedad —el tipo de ansiedad que a menudo se asocia con ataques de pánico—. Los investigadores dividieron en dos grupos a 54 estudiantes que normalmente no hacían ejercicios: un grupo hizo ejercicios de alta intensidad y el otro grupo hizo ejercicios de baja intensidad. Ambos grupos sintieron niveles reducidos de ansiedad. El grupo con ejercicio de mayor intensidad experimentó más rápido la reducción de la ansiedad y, algo más interesante, ¡se sintieron menos asustados de sus síntomas físicos de la ansiedad inmediatamente después de la segunda sesión de ejercicio![50]

Ahora, una de las dificultades a las que se enfrentan las personas con ataques de pánico es que cualquier número de síntomas físicos puede interpretarse como señal de un posible ataque, desencadenando a menudo el ataque de pánico cuando es posible que no hubiese ocurrido de otra manera. Entonces, si el ejercicio de alta intensidad puede comenzar a reducir el miedo a los ataques de pánico en solo dos sesiones, ¡yo diría que ésta es una gran noticia!

¿Qué pasa con aquellos que no necesariamente luchan con los ataques de pánico, sino que luchan con la ansiedad a largo plazo, que tradicionalmente se ha asociado con el tipo de personalidad? Una vez más, la investigación surge muy positivamente a favor del poder del ejercicio para reducir el tipo de ansiedad que es "una parte de ti" y no necesariamente situacional. En general, el ejercicio es uno de tus mejores aliados para resolver problemas de salud mental.

4. El ejercicio te ayuda a aprender

El cerebro cambia como resultado de lo que le dices. En ese sentido, puedes cambiar tu cerebro al igual que puedes cambiar el tamaño de tu cintura. Lo que pones en ese cerebro es lo que obtienes de él.

En un estudio, los voluntarios que hicieron ejercicio durante tres meses mostraron un aumento del 30% en los capilares recién formados (vasos sanguíneos que nutrirán nuevas neuronas) en el hipocampo, una parte del cerebro que está fuertemente asociada con los recuerdos y las emociones[51].

El estrés, por otro lado, limita tu habilidad para ser creativo. Es bien conocido que el ejercicio disminuye el estrés en general. Al encontrarse frente a altos niveles de estrés crónico, tu hipocampo comienza a atrofiarse y los niveles de BDNF disminuyen. Sin embargo, la buena noticia es que el ejercicio puede proteger a las personas de la pérdida de BDNF causada por el estrés, además de nutrir el hipocampo.

Otro estudio mostró que las personas aprenden palabras de vocabulario 20% más rápido después de un ejercicio de alta intensidad que después de un ejercicio de baja intensidad o después de descansar. No solo eso, el ejercicio de alta intensidad también condujo a mayores aumentos de BDNF y neurotransmisores[52] en comparación con el ejercicio de menor intensidad. Creo que un aumento del 20% en el aprendizaje es un gran problema. Es un día entero de escuela en una semana. Tu capacidad para recordar y procesar nueva información aumenta significativamente cuando haces ejercicio. Pero ten en cuenta que no puedes aprender muy bien mientras te encuentras en medio de un ejercicio de alta intensidad. Tal vez estás de acuerdo con ello. No conozco personalmente a nadie que memorice palabras de vocabulario mientras corre.

Sin embargo, ¡cuidado! Después de esa carrera, estás preparado para aprender.

5. El ejercicio aumenta la creatividad.

La flexibilidad cognitiva es la capacidad de cambiar de marcha entre diferentes tipos de pensamientos y la capacidad de pensar en varios conceptos al mismo tiempo. Por ejemplo, una persona que puede pasar de analizar por qué una tostadora no está trabajando para discutir las similitudes entre los autores Kevin Hearne y Jim

Butcher sin problemas, sería una persona de flexibilidad cognitiva. Mientras más flexibilidad cognitiva tengas, mejor aprenderás.

La flexibilidad cognitiva es también un gran componente de la creatividad. Gran parte del acto creativo incluye integrar diferentes piezas de conocimiento en formas nuevas y únicas. Esto requiere la flexibilidad cognitiva como la práctica central, y el ejercicio aumenta esta flexibilidad.

Cerca de 100 adultos participaron en un estudio de ejercicio y flexibilidad cognitiva. Aquellos que fueron asignados al azar al grupo de estudio realizaron 3-4 días o 5-7 días por semana de actividad aeróbica. El grupo control hizo 0-2 días. (¿Crees que el grupo de control podría haber hecho más ejercicio que tú? ¡Es hora de echar un vistazo a lo que estás haciendo con tu cuerpo!) Después de un período de 10 semanas, los investigadores descubrieron que mientras más actividad física haces, más flexibilidad cognitiva demuestras[53].

¡Ni siquiera necesitas 10 semanas de ejercicio para ver una mejora en tu flexibilidad cognitiva! Otro estudio demostró que la capacidad de los participantes para cambiar el pensamiento, encontrar nuevas respuestas a preguntas y comenzar a tener creatividad (todas características de la flexibilidad cognitiva) mejoraron después de tan solo una sesión de 35 minutos en la caminadora[54].

Viéndolo desde otro punto de vista: estudios hechos en bailarines muestran que moverse a ritmos irregulares mejora su plasticidad cerebral (la capacidad del cerebro

149

para formar conexiones alternativas y nuevas). Quizá cuando están acostumbrados a moverse con ritmo regular, sus cerebros dejan de tener que trabajar tan duro e impiden la formación de conexiones nuevas. Empero, cuando el cuerpo comienza a moverse a ritmos irregulares e inesperados, el cerebro tiene que trabajar para crear nuevas conexiones. Este tipo de trabajo le da al cerebro práctica en hacer nuevas conexiones y, por lo tanto, mejora la plasticidad cerebral. El hecho de aprender a través del movimiento es más poderoso que pedirle al cerebro que haga algo creativo sin agregar movimiento corporal. Estos bailarines cosecharon una mayor funcionalidad cerebral y una técnica más afinada, ya que el cerebro se beneficia del movimiento corporal.

6. El ejercicio reduce el cortisol total

El cortisol es una hormona que tu cuerpo produce y aumenta en respuesta al estrés. El cortisol es esencialmente una hormona antiinflamatoria, y uno de sus efectos (además de despertarte por la mañana) es el de reducir la inflamación en el cuerpo. Un poco de cortisol es útil para tratar el estrés ocasional, pero una gran cantidad de cortisol es un problema y afecta negativamente a tu cuerpo. Por ejemplo, cuando tienes niveles crónicamente altos de cortisol, te vuelves más resistente a la insulina y tu sistema inmunológico no funciona tan bien. También te afecta con el deseo de comer más carbohidratos y grasas al mismo tiempo que tu metabolismo disminuye. Aunque mientras haces ejercicio de manera activa tus niveles de cortisol aumentan a corto plazo (porque eso es lo que hace el cortisol —te ayuda a moverte—), el ejercicio regular y constante disminuye tu nivel de cortisol total[55]. El ejercicio no sólo ayuda a manejar mejor el cortisol, sino que también aumenta la producción de otros neurotransmisores importantes como la serotonina, la norepinefrina y la dopamina.

Es muy importante que practiques un tipo de ejercicio que no sea perjudicial para tu cuerpo —no estamos hablando de correr un maratón—. Lo que realmente queremos es reducir la inflamación y el estrés. Para obtener buenos resultados, piensa en trabajar al 70% de tu máximo potencial. De esa manera puedes maximizar los efectos positivos del cortisol en tu cuerpo. Por ejemplo, ¿sabías que el cortisol aumenta la concentración de la glucosa en la sangre para que puedas acceder fácilmente y de inmediato a la energía? También ayuda a reparar los tejidos que se dañan por el ejercicio. Entonces, aunque los niveles de cortisol pueden ser indicativos de estrés e inflamación, no te adelantes a concluir que el cortisol siempre es malo.

Asimismo, no evites el movimiento o el estrés por tener una idea equivocada de que evitarlo te ayudará a reducir tus niveles de cortisol. Incluso si haces ejercicio regularmente durante una hora diaria, si pasas todas las demás horas de trabajo sentado en un escritorio, corres un alto riesgo de presentar problemas relacionados con la inflamación, como la diabetes tipo 2 y las enfermedades del corazón, ¡a pesar de tu ejercicio! Estar sentado por largos períodos de tiempo nunca es bueno para ti.

El consumo de cafeína es uno de los métodos que usan las personas para ponerse en marcha, pero debes tener cuidado con esto. La cafeína eleva tus niveles de cortisol más alto de lo normal a lo largo del día, y la cafeína resultará en una producción de niveles de cortisol más altos de lo normal durante el ejercicio (especialmente para los hombres). Una forma de contrarrestar ese problema potencial es aumentar el consumo de ácidos grasos omega-3. Se ha demostrado que los ácidos grasos omega-3 reducen los niveles de cortisol y reducen la inflamación. Trata de dar un paso hacia la ingesta de menos café y más pescado, así como más semillas de lino, espino amarillo o chía. Sin embargo, comprende que no estoy diciendo que aumentar tu consumo de omega-3 sea un buen contraataque para tu consumo de cafeína. La mejor opción para mejorar tu salud es encontrar un estilo de vida que genere suficiente energía sin necesidad de consumir cafeína. Adoptar el enfoque del taburete de tres patas puede crear esa energía.

Tu cuerpo tiene lo que se considera un "punto de ajuste" para el funcionamiento del cortisol, lo que significa que el cortisol se libera cuando se alcanza un cierto nivel de estimulación (ansiedad, ira, etc.). Tener un umbral bajo para la ansiedad (sentirse ansioso con bastante facilidad) y un umbral bajo para la liberación de cortisol significa que tu cuerpo está liberando cortisol con mayor frecuencia que si tuvieras un punto de ajuste más alto. La actividad aeróbica regular puede ayudar a calmarte para que tu cuerpo pueda manejar más estrés antes de que se libere el cortisol. Por lo tanto, el ejercicio regular puede ayudar a cambiar tu punto de ajuste del cortisol. ¿No es eso genial?

7. El ejercicio mejora función sexual

Oh, sí. El ejercicio no solo hace que las mujeres se sientan mejor con respecto a sus cuerpos y estimula su autoestima, sino que también ayuda a los hombres a funcionar en la forma en que les gustaría hacerlo. Los hombres de 50 años o más que hacen ejercicio vigorosamente durante aproximadamente tres horas por semana tienen solo una tercera parte de las probabilidades de experimentar disfunción eréctil en comparación con los hombres que hacen poco o nada de ejercicio[56].

8. El ejercicio mejora la atención

La atención y los problemas de atención tienen mucho que ver con el funcionamiento ejecutivo del cerebro. Funcionamiento ejecutivo es un término para describir las operaciones cerebrales que funcionan de la misma forma en que un director corporativo decide en qué deben centrarse las operaciones de la compañía en un momento dado. El funcionamiento ejecutivo es como una administración a nivel superior, y no como un trabajo para archivar por orden alfabético. Entonces, cuando una persona con problemas de atención tiene problemas para recordar la lista de cosas que su esposa le pidió que comprara en la tienda de abarrotes, pero no tiene problemas para poner atención a la película de acción más reciente, podría ser que se trate de funcionamiento ejecutivo ¡y no porque "simplemente no escuche" a su esposa! (Bueno, independientemente de esto, es cierto que un hombre así no escucha mucho a su esposa, pero ese no es el problema relevante aquí). Para los verdaderos pacientes con TDAH / TDA, este es un problema cerebral, no un asunto de respeto, organización o egocentrismo.

La dopamina es uno de los neurotransmisores involucrados en dirigir la atención del cerebro hacia lo que éste determina que es importante. Los tipos de cosas que los cerebros en particular encuentran importantes varían de persona a persona. La dopamina dirige tu atención hacia las cosas que tu cerebro considera importantes en un momento dado.

Tengo un hijo que llenó los requisitos para ser diagnosticado con un trastorno por déficit de atención (TDA), pero durante mucho tiempo no pensé que tenía TDA cuando vi cómo podía concentrarse en ciertas cosas durante largos períodos de tiempo. ¿Fue incorrecto el diagnóstico? El hecho de que pudiera leer felizmente un libro de 800 páginas no significaba que su cerebro pudiera atender y procesar el resto de la información en su vida con la misma proporción de motivación y atención. No fue porque él eligió ser una persona difícil, y no fue porque no entendía cómo organizarse o cómo usar su tiempo de manera estratégica. Él entendía todas esas cosas. La función ejecutiva de la atención se presenta mucho antes de que la persona pueda decidir sobre una organización o estrategia en particular. La idea es: "Si no lo veo, no puedo arreglarlo". La atención se desvía porque el cerebro está indicando que en ese momento otra cosa es más importante. Así que

154

las personas con TDA tienen la tendencia a perder cosas, bastantes. Y las pruebas de atención muestran que las personas con TDA tienen cerebros que funcionan de manera diferente a los de las personas que no tienen TDA: tienen un 10% menos de actividad en la corteza prefrontal, que es la parte del cerebro responsable de dirigir y regular el comportamiento (y utilizar la lógica, identificar consecuencias, etc.).

La sorpresa fue que cuando observé las dificultades de atención de mi hijo a lo largo del tiempo, comprendí mi propio comportamiento y reconocí que en realidad yo tenía muchas de las mismas dificultades. El darme cuenta de esto ayudó a explicar muchas cosas sobre mi hijo y sobre mí misma.

Tanto mi hijo como yo hemos descubierto que una excelente nutrición cerebral hace una gran diferencia al lidiar con nuestro TDA —tanto que, de hecho, muchos de nuestros síntomas de TDA son insignificantes cuando practicamos buenos hábitos de nutrición cerebral—. La nutrición incluye dormir y hacer ejercicio, así como seguir hábitos alimenticios saludables. Puesto que como en este capítulo estamos hablando del ejercicio, permítanme ser más específica sobre lo que esto significa:

El ejercicio aumenta los niveles de los neurotransmisores dopamina y norepinefrina, cuyos niveles son más bajos en el TDA. La mayoría de los medicamentos que están dirigidos a combatir los síntomas de TDA son medicamentos que aumentan estos neurotransmisores. El ejercicio logra hacer lo mismo. El ejercicio regular y habitual ayuda al

155

cerebro mucho más que el ejercicio ocasional. El ejercicio constante hace que sea menos probable que reaccionemos con irritabilidad o de una manera desproporcionada ante los problemas, y nos ayuda a cambiar nuestra atención de una cosa a otra con mayor facilidad[57]. Algo interesante que las investigaciones han mostrado es cómo los jóvenes varones parecen necesitar hacer más ejercicio para ver estos tipos de mejoría en comparación a las mujeres jóvenes.

El ejercicio ayuda a calmar la amígdala del cerebro, la cual es una parte del cerebro responsable de iniciar la respuesta de "defensa o huída" como resultado de una emoción fuerte (pensar en mucho miedo o enojo). Las personas que hacen ejercicio tienen menos probabilidades de reaccionar de un modo desproporcionado a ciertas situaciones; dicha manifestación es típica del TDA. Claro que las reacciones emocionales exageradas también pueden ser un problema para las personas que no tienen TDA, así que ¡no pienses que todas las personas que reaccionan exageradamente deben tener TDA! Sin embargo, el ejercicio definitivamente ayudará a todas las personas cuya amígdala tiende a reaccionar de forma exagerada, sin importar cuál sea la raíz del problema.

Un punto importante aquí es que el solo aumentar los niveles de norepinefrina y dopamina no siempre es suficiente, ni tampoco puede ser siempre una buena idea. Tener más de estas sustancias en el sistema no siempre es bueno, y hay un punto en el que demasiados neurotransmisores crean efectos negativos. Es por eso que los aumentos de los neurotransmisores a través del ejercicio van a ser más útiles que los de los medicamentos. Tu cuerpo no producirá "demasiados" de estos neurotransmisores mediante el ejercicio, aunque seguramente es posible obtener demasiados a través de los medicamentos.

Lo mejor que puedes hacer es simplemente hacer ejercicio y prestar atención (!) a qué tanto afecta el ejercicio tu capacidad para...prestar atención.

9. El ejercicio y las enfermedades cardiovasculares

Todos sabemos que el ejercicio aeróbico ayuda a disminuir las enfermedades cardiovasculares, y aquí se explica por qué: al respirar más profundamente, el ejercicio hace que la sangre bombee a través del cuerpo a un ritmo más rápido. Esto aumenta la producción en las arterias (el endotelio arterial, para ser más exactos) de una sustancia llamada óxido nítrico. El óxido nítrico es lo que ayuda a relajar los vasos sanguíneos, inhibe la formación de coágulos sanguíneos y frena el desarrollo de la placa en las arterias; dicha placa está asociada con obstrucciones y las consiguientes enfermedades cardiovasculares. Además, la sangre que fluye más rápido ayuda a las arterias a resistir la formación de nuevos bloqueos. ¡Así que haz ejercicio para producir más óxido nítrico!

Una comparación reciente entre medicamentos y el ejercicio para tratar las enfermedades cardiovasculares encontró que no había diferencia entre los efectos del ejercicio o los medicamentos para prevenir la insuficiencia cardíaca, los accidentes cerebrovasculares, la enfermedad coronaria y la diabetes[58]. Una de las conclusiones extraídas por la prensa[59] respecto a la publicación de ése estudio fue que, dado que los medicamentos y el ejercicio parecían tener el mismo impacto, los científicos deberían cambiar la forma en que estructuran los estudios para que el ejercicio siempre sea incluido como una comparación.

Toma un segundo para pensar en el perfil de los efectos secundarios de ambas opciones: ejercicio frente a medicamentos. ¡Definitivamente escojo el ejercicio!

10. El ejercicio aumenta la motivación

Si eres humano, has luchado con la motivación. A veces es muy difícil ponerte en movimiento, dejar de postergar y comenzar tus tareas diarias. El ejercicio puede ayudar a cambiar todo eso. El ejercicio regular cambia las cosas incluso más que el ejercicio ocasional, así que asegúrate de hacer los cambios necesarios para desarrollar un ejercicio confiable en tu vida como una cuestión de hábito.

El ejercicio también mejora la autoeficacia (o eficacia personal), tu capacidad para creer que puedes hacer cosas difíciles. Esto es esencialmente la motivación. Las personas que hacen ejercicio sienten más autoeficacia que las personas que no lo hacen, y ese hecho es otra ilustración de que debes comenzar a ejecutar un comportamiento antes de tener ganas de hacerlo. Podrías ser uno de los que pudieran reaccionar ante esta información con una sensación de frustración, desaliento o incluso indignación:

158

"¡No es justo que tenga que hacerlo antes de que tenga ganas!" Permíteme asegurarte que tendrás ganas de hacer ejercicio una vez que comiences a hacerlo regularmente. Será más fácil. Pero al principio no hay sustitutos para el arduo trabajo de comenzar. Parte de tu aumento en la autoeficacia una vez que empieces a hacer ejercicio con regularidad es que habrás experimentado múltiples instancias de haber logrado hacer algo difícil, algo que no querías hacer. Esta acción aumenta la autoeficacia.

Cuando, como resultado de hacer ejercicio regular has cambiado tu vida para que tu atención sea mejor, tu creatividad aumente, tu estado de ánimo sea bueno y hayas generado un sentido de autoeficacia y poder, ¡entonces te encontrarás más motivado de lo que alguna vez pensaste que podrías estarlo! Te sientes mejor contigo mismo; será mucho más probable que sigas adelante con lo que necesitas hacer para lograr tus otros objetivos; ¡estos efectos pueden comenzar a manifestarse desde el primer día!

Encuentra algo que te guste, algo que puedas verte hacer regularmente durante años. Encuentra una manera de crear el espacio en tu vida para hacer ejercicio, y luego trata el tiempo que toma hacerlo como si fuera una reunión realmente importante. No dejes que nada te distraiga.

Capítulo Nueve

La Inflamación

Hay una gran cantidad de películas e historias populares en las que el héroe o la heroína tienen que enfrentar el peligro y desesperadamente quieren un arma para defenderse. ¿Qué haría James Bond sin sus juguetes gubernamentales? ¿Qué haría MacGyver sin cinta adhesiva? Así también, nuestros cuerpos necesitan defenderse contra los muchos problemas que enfrentamos: bacterias, virus, lesiones, parásitos, tumores y todo tipo de villanos.

Por suerte para nosotros, nuestros cuerpos son increíbles y tenemos medios altamente especializados para defendernos contra cada uno de estos ataques. Por supuesto, estas defensas funcionan mucho mejor cuando nuestros cuerpos están sanos.

La inflamación es clave para nuestra defensa. La inflamación es la forma en que los tejidos vivos del cuerpo responden a las lesiones. Cuando está bajo control, la inflamación hace un trabajo increíble para promover la curación al crear condiciones en las que dicha curación puede ocurrir de manera eficiente. La inflamación es impresionante.

A corto plazo.

Sin embargo, la inflamación que se ha vuelto excesiva, que está fuera de equilibrio y fuera de control, se convierte en un problema. Tal inflamación se vuelve dañina y promueve la enfermedad cuando se vuelve crónica.

Es decir, cuando nuestros cuerpos están bajo un ataque constante de estrés, ya sea por bacterias, daño celular, exceso de hormonas, o lo que sea, el cuerpo se inflama crónicamente en su intento por solucionar estos problemas.

Si piensas en los efectos de comer comida rápida todos los días, y lo que eso provoca en tu intestino y en tu cerebro, puedes ver por qué un cuerpo puede desarrollar una inflamación crónica. Es como si cada mañana le pidieras a alguien que te pegara en la nariz. Muy pronto verás una nariz roja e hinchada todo el tiempo. Se convierte en tu constante.

Pero la buena noticia es que, al igual que puedes dejar de pedirle a alguien que le dé un puñetazo en la nariz todos los días, también puedes trabajar para detener la inflamación crónica. Puedes cambiar los patrones del estilo de vida que contribuyen a este tipo de inflamación.

En mi práctica veo a varios adultos jóvenes que apenas están aprendiendo cómo cuidar sus

161

cuerpos. Desafortunadamente, su juventud se interpone en el camino. Debido a que sus cuerpos son jóvenes y resistentes, pueden manejar mucho más el abuso que cualquier persona que sea mucho mayor. Un joven de 20 años puede comer hamburguesas y un batido, tomar un refresco y unas papas fritas y luego mantenerse despierto hasta la una de la madrugada sin sufrir ningún padecimiento significativo a la mañana siguiente. Si yo hiciera eso, sería un desastre por dos o tres días. Los cuerpos jóvenes no dicen toda la verdad sobre el daño causado por comer y dormir mal como sucede con las personas de más edad. Como resultado, los jóvenes a menudo no entienden lo importante que son una buena nutrición y un sueño saludable, ya que no sufren las consecuencias de dormir mal y de no comer saludable con tanto dolor como esas mismas conductas poco sanas les causarán más adelante en la vida. De modo que, comprensiblemente, los jóvenes desarrollan malos hábitos porque, gracias a su capacidad inherente de recuperación juvenil, *pueden* hacerlo. Luego, de repente, cumplen 30 o 40 años y sus cuerpos se estrellan contra la pared de ladrillo de "¿Ves? ¿Ves? Ya no puedes salirte con la tuya. Bienvenido al dolor, mi amigo".

¿Qué sucede durante la inflamación?

En la inflamación aguda —la bondadosa naturaleza diseñada para ayudar a tu cuerpo— el cuerpo logra dos objetivos: crea una barrera para proteger contra la propagación de la infección de la lesión y cura los tejidos dañados. Hay dolor, enrojecimiento, hinchazón y calor, lo que a menudo resulta en cierta pérdida de la función. Aunque el sitio de la lesión pueda parecer como que algo terriblemente malo ha sucedido, este proceso de inflamación está diseñado para ayudar a tu cuerpo.

Cualquier lesión provocará una respuesta inmediata y aguda, medida a corto plazo para manejar la situación. Veamos esto con una analogía de batalla militar al estilo antiguo[gg].

Para empezar, imagina la configuración. Los primeros respondedores (glóbulos blancos) recorren constantemente el torrente sanguíneo en espera de cualquier ataque desde cualquier dirección. Además de los primeros respondedores, el torrente sanguíneo también transporta un líquido llamado exudado que puede enviarse rápidamente a cualquier ubicación que esté siendo atacada. El exudado es como el suministro militar de agua que lleva todo lo necesario para proporcionar una respuesta inicial exitosa.

El enemigo ataca. ¡Bum! Los mediadores químicos le dicen a los vasos sanguíneos más cercanos que aumenten su permeabilidad, de modo que, en segundos, el líquido del exudado y los glóbulos blancos pueden filtrarse del vaso sanguíneo y llegar rápidamente a la escena del ataque. De hecho, las vías capilares (vasos sanguíneos muy pequeños) se construyen rápidamente en la escena del ataque para que se puedan entregar los materiales para la reparación. Es algo así como el Cuerpo de Ingenieros del Ejército que construye caminos hacia la escena del ataque, pero en este caso son

---

[gg] Del siglo pasado. La Guerra moderna es algo que no entiendo.

163

células endoteliales construyendo capilares y creando las vías[60].

Los primeros en responder a cualquier ataque o lesión son generalistas, y como tales, devoran a todos los invasores potenciales. Aún no están buscando una amenaza específica en particular —eliminarán cualquier cosa que remotamente parezca una amenaza—. Como estos primeros respondedores están devorando células enemigas, el exudado también está llenando el sitio de la lesión con sales y líquidos para transportar suministros de reparación, así como para traer combatientes más específicos. El flujo de sangre al área atacada aumenta, y el tejido corporal que rodea la lesión comienza a hincharse, lo que detiene el flujo de sangre y, por lo tanto, mantiene la lucha dominada. Esta inflamación atrapa a los atacantes enemigos para que no se propaguen. El calor (creado por el aumento del movimiento de la sangre), el enrojecimiento y la hinchazón son el resultado de la ráfaga de líquido y células sanguíneas en el sitio de la lesión y de sus actividades una vez que llegan a la zona.

El sistema inmunológico maneja la inflamación

> **El líquido del exudado está compuesto de:**
> Alta concentración de sales
> Proteínas del sistema inmunológico (inmunoglobulinas)
> Fibrina
> Neutrófilos
> Linfocitos
> Macrófagos

Cada ola defensiva de combatientes llevados a la escena del ataque por el exudado está cuidadosamente orquestada por una estructura de comando y control alojada en el sistema inmunológico, y dotada de excelentes comunicadores, estrategas, espías y analistas. Estos han recibido información de los primeros en responder; describieron cómo fue el ataque y lo que se requiere para pelear una buena batalla. El centro de comando y control inmunológico envía células mensajeras llamadas citoquinas que se usan para indicar cuándo comenzar la inflamación y cuándo apagarla. Las citoquinas también ayudan a comunicar qué tan fuerte se debe acelerar el ataque (cuánta inflamación se necesita).

Los vasos sanguíneos que se alejan del lugar de la lesión están esencialmente sellados, lo que evita la pérdida de citoquinas y glóbulos blancos y otras moléculas curativas de la escena, además de dificultar el escape de varios microbios, etc. El área alrededor de la lesión ahora tiene sólo una puerta abierta y la puerta de salida cerrada. En este punto, el sitio de la lesión está lleno de células que pueden trabajar para reparar y reconstruir el tejido, así como para destruir la infección.

Este proceso puede ocurrir en minutos u horas y puede durar días si es necesario. Depende de cuán severo o largo sea el ataque.

Mientras que el exudado está produciendo inflamación para atrapar a los atacantes, los equipos de fuerzas especiales se están formando. El complemento es un grupo de proteínas transportadas en el exudado que actúan juntas para iniciar la inflamación. Es como un

165

escuadrón de la armada naval. Las proteínas especializadas se unen en grupos de nueve. El enlace tipo anillo formado por el complemento se denomina complejo de ataque de membrana, o MAC (por sus siglas en inglés). Me gusta considerarlo como el ataque de MAC. MAC controla los movimientos dentro y fuera de la célula de sustancias como los iones de calcio que contribuyen a la muerte celular.

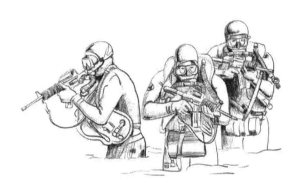

Otros soldados con una diferente especialidad aparecen. Los linfocitos (entre ellos las células T y las células B) llegan para atacar más específicamente a las células enemigas. Entran macrófagos y monocitos, devorando células enemigas y ayudando al cuerpo en ataques aún más específicos contra los invasores. Los analistas del sistema inmunológico toman notas sobre los microbios involucrados en el ataque, actualizando los archivos de memoria del sistema inmunológico para que, si ese tipo de ataque en particular vuelve a ocurrir en el futuro, se pueda implementar una respuesta para atacar con mayor rapidez.

Eventualmente, cuando el trabajo de reparación finaliza y la infección ya no es un problema, el cuerpo indica que se abra la puerta de salida. Entonces es liberado todo el exudado —ese fluido curativo que estalla con citoquinas y macrófagos proinflamatorios—. Ahora que ya no es necesario, la inflamación desaparece.

Durante la curación, el cuerpo utiliza señales de dolor para ayudarte a actuar en formas que protegen el tejido lesionado.

Lo que hemos visto hasta ahora en esta analogía militar son todos los signos de inflamación aguda (hinchazón, calor, enrojecimiento y dolor). Es probable que ahora entiendas mejor las partes que cada uno de estos signos desempeñan en la curación. Por supuesto, la forma en que tu cuerpo puede lograr su objetivo final de curación depende de qué tan bien tus células sean capaces de regenerarse[hh] y qué tipo de lesiones hayan sufrido.

Creo que es fascinante cómo la hinchazón, el dolor y el calor son tan útiles para la curación, y no solo una parte molesta de la lesión traumática. A menudo confundimos buena salud como equivalente a no tener hinchazón, ni calor ni dolor en nuestros cuerpos. Entonces, en lugar de abordar las causas de estos signos de curación, buscamos deshacernos de los síntomas. Reducimos la hinchazón, el calor y el dolor con medicamentos antiinflamatorios;

[hh] No hace falta decir que esto depende de tu salud general.

bajamos las fiebres, tomamos analgésicos, etc. Sin embargo, las defensas naturales del cuerpo pueden verse afectadas por estos intentos equivocados. Las mejores tropas de defensa del cuerpo estaban utilizando la inflamación para resolver un problema, la lesión, y ahora se les ha negado este método artificialmente. Es similar a que los militares estén en tierra y no se les permita luchar. Sin inflamación, el cuerpo simplemente no es capaz de matar eficientemente a los microbios o curarse de una lesión.

Cuando aprendemos a comprender mejor lo que hace el cuerpo, vemos que algunas de nuestras respuestas convencionales a los problemas (para detener los síntomas) (por ejemplo, tratar de reducir de inmediato la hinchazón o bajar la fiebre) no siempre son tan útiles como creemos.

Algunos de los jugadores

Las citoquinas son proteínas que actúan como mensajeros químicos. Algunos activan la inflamación y otras la desactivan. Las citoquinas proinflamatorias incluyen IL-1, IL-6, TNF-alfa y TNF-beta. Las citoquinas antiinflamatorias más comunes son IL-4, IL-10 e IL-13. En estudios de investigación, cuando las hierbas u otras sustancias disminuyen los niveles de TNF-alfa e IL-6, se sabe que la hierba puede considerarse antiinflamatoria.

Las neurotoxinas excitatorias son otra familia de moléculas que producen la muerte celular. El glutamato es un ejemplo. Es importante en su esfera regulada de influencia, pero demasiado glutamato resulta en la muerte de las neuronas, a través de la acción de permitir que los iones de calcio ingresen a las células a través de MAC. Las prostaglandinas. Hay algunas prostaglandinas que son proinflamatorias (PG2) y otras que son antiinflamatorias (PG1 y PG3). PG1 y PG aumentan el flujo de oxígeno y disminuyen el dolor.

Los macrófagos son células producidas en la médula ósea que desempeñan un papel fundamental en el inicio, mantenimiento y resolución de la inflamación. Este proceso, llamado fagocitosis, es una de las funciones de los macrófagos y ayuda a eliminar las células infectadas, muertas o no deseadas del cuerpo.

Las microglías son las células macrófagas del cerebro y, mientras que normalmente están inactivas, cuando se activan actúan parecido a los macrófagos y engullen o devoran las células enemigas. Por ejemplo, la lesión de las células nerviosas causada por el glutamato (piensa en MSG en tu comida china) puede inducir una activación microglial a largo plazo en el cerebro.

La inflamación crónica es el problema real

Muchos estadounidenses se están sumando a la idea de que la inflamación es un problema de raíz que subyace a la mayoría de las enfermedades crónicas (quizás todas). Ciertamente, hay una gran cantidad de investigaciones que ahora apoyan el papel de la inflamación en estados de enfermedad como la enfermedad cardíaca, la diabetes tipo 2, la esclerosis múltiple, la enfermedad de Alzheimer, las enfermedades intestinales e incluso las caries dentales. Sin embargo, la respuesta estándar en gran parte de la práctica médica es buscar una solución de pócima mágica, una panacea en una píldora. Las estatinas, por ejemplo, son una solución antiinflamatoria[61] que se ha anunciado para reducir el colesterol, pero la evidencia de sus efectos negativos no deseados continúa aumentando. Otro ejemplo es la aspirina infantil que muchos estadounidenses han recomendado durante décadas tomar una vez al día como una forma de reducir el riesgo de enfermedades cardiovasculares. Nuestra pócima mágica es que creemos que solo necesitamos tomar una píldora antiinflamatoria para solucionar el problema en lugar de resolver las múltiples causas de la inflamación sistémica y crónica.

No es como si nuestro cuerpo solo estuviera *imaginando* que hay un problema y decidiendo crear una inflamación crónica fuera de control sin una buena razón. De hecho hay un problema.

Es la respuesta inflamatoria *crónica* lo que es problemático. Cuando la inflamación continúa

170

más allá de su período de tiempo previsto, pueden producirse daños en las células y los tejidos. La inflamación crónica puede ser el resultado de una inflamación aguda si el cuerpo no puede detener la lesión. Mencionamos las citoquinas —las células mensajeras que indican cuándo comenzar la inflamación y cuándo apagarla—. Es el desequilibrio en estas dos señales lo que puede hacer que la inflamación perdure. La investigación nos ha demostrado cuán compleja es la interacción entre la inflamación aguda y la crónica[62], pero podría ayudar pensar en esta complicada interacción como si hubiera una comunicación interrumpida en el sitio de batalla entre el sitio de ataque y el comando del sistema inmunológico y el centro de control.

Las citoquinas proinflamatorias son células mensajeras en nuestro sistema inmunológico que ayudan a matar a las células invasoras (utilizando químicos oxidativos como el peróxido de hidrógeno). Responden a señales para mantener la destrucción celular y otras actividades proinflamatorias. También responden a señales que piden un "cese y desista". Cuando estas citoquinas no reciben una señal para detenerse, pueden continuar matando células en el cuerpo y, finalmente, las células marcadas para la muerte no son sólo células invasoras. Por ejemplo, las citoquinas podrían comenzar a atacar el cartílago en las rodillas, lo que provocaría una inflamación articular no controlada. Puedes intentar resolver esta situación con un medicamento antiinflamatorio, pero solo estás tratando el síntoma y no el problema desde la raíz. Existe

171

una razón subyacente por la cual el cuerpo continúa mandando señales de la presencia de células invasoras y continúa liberando citoquinas proinflamatorias.

Como otro ejemplo, los macrófagos que se supone que son desactivados por citoquinas antiinflamatorias (células mensajeras, que incluyen específicamente la interleucina 10 o IL-10 y el factor de crecimiento transformante beta) a veces no están desactivados y, por lo tanto, continúan enviando señales proinflamatorias. Puesto que el sistema inmunológico es interdependiente, una acción celular puede desencadenar otras acciones celulares. Por ejemplo, cuando los macrófagos no reciben el mensaje y continúan con su trabajo de matar las células enemigas, también estimulan la actividad de más combatientes llamados linfocitos, pequeñas células blancas de la sangre que incluyen células B, células T y células asesinas naturales.

Por lo tanto, una comunicación deficiente entre los componentes vitales de curación en las células que dan como resultado macrófagos o citoquinas no desactivados puede ser un camino hacia la inflamación crónica. Otras vías incluyen lesiones que causan daños continuos que resultan en procesos de reparación constante, infecciones persistentes, exposición a toxinas o respuestas autoinmunes problemáticas.

Un ejemplo de los tipos de problemas que pueden ocurrir debido a la inflamación crónica es la producción excesiva de tejido de colágeno. El colágeno es algo así como una masilla o yeso —es un intento de reparación del cuerpo que puede producir tejido cicatricial cuando la curación no se completa—. ¿Sabías que el tejido cicatricial no siempre ocurre en la superficie de la piel donde es visible? El tejido cicatricial invisible puede interferir con el funcionamiento normal del tejido circundante. Entonces se convierte, para continuar nuestra analogía militar, en una barrera para las buenas comunicaciones celulares.

La inflamación crónica es particularmente dañina para los vasos sanguíneos[63]. La capa endotelial de los vasos sanguíneos (un revestimiento grueso de células dentro del vaso) es por donde la sangre fluye directamente y, por lo tanto, es muy vulnerable a todo lo que esté en el torrente sanguíneo. Algunos ejemplos de sustancias que pueden dañar las capas endoteliales de los vasos sanguíneos son: microbios, exceso de azúcar en la sangre, bajo nivel de oxígeno, altos niveles de acidez y toxinas relacionadas con el tabaco. La obesidad crea grasa en el vientre que produce sus propias citoquinas inflamatorias. La enfermedad periodontal, o enfermedad de las encías, también libera ácidos y toxinas infecciosas de la boca al torrente sanguíneo. Incluso los artículos de limpieza del hogar pueden desencadenar respuestas inflamatorias. El daño resultante a los vasos sanguíneos es una causa primaria de enfermedad cardíaca.

Por qué estás inflamado crónicamente y qué puedes hacer al respecto

Vamos a hablar más sobre ese ejemplo de la inflamación de la rodilla. Cuando la etapa aguda de la lesión ha pasado o no hay una lesión visible aparente, descubrir por qué el cuerpo podría estar atorado en el circuito de la inflamación puede ser muy complicado, por lo que a menudo simplemente nos rendimos. Tendemos a pensar que nuestras rodillas se lesionan o que simplemente se nos desgastan con la edad. Nos imaginamos que la inflamación crónica "nos golpea" aparentemente de la nada. Nos sentimos relativamente indefensos acerca de nuestra capacidad para hacer algo con respecto a la inflamación persistente y dolorosa, así que nos sentimos tentados a que se nos aplique una inyección. Sin embargo, la evidencia muestra que las inyecciones en realidad no ayudan mucho[64]. No obstante, existe mucha evidencia de que nuestros estilos de vida tienen bastante que ver con el mantenimiento de las articulaciones saludables. Esta próxima sección detallará muchos factores del estilo de vida que contribuye a la inflamación crónica.

Nuestro estilo de vida proinflamatorio:

¡La dieta es un factor muy importante!

Comencemos con un hecho crucial: los azúcares son proinflamatorios. Un estudio a largo plazo de casi 50,000 hombres mostró que la fructosa (por ejemplo, en refrescos azucarados o en jugos de frutas) estaba asociada con un aumento significativo en el riesgo de adquirir gota, que es la forma más frecuente de artritis inflamatoria en los hombres. Los refrescos y los jugos de frutas se analizaron por separado, y se encontraron factores de riesgo en ambos[65].

Por supuesto, la nutrición en general realmente marca la diferencia en la inflamación de las articulaciones. Un estudio transversal de mujeres mayores descubrió que las personas con artritis reumatoide tenían significativamente más probabilidades de haber ingerido históricamente una dieta mucho menos nutritiva en comparación con las mujeres sin artritis reumatoide[66].

Una de las razones por las que tu médico puede no informarte de todos los beneficios de una dieta saludable es que él o ella no creen que es una intervención realista. Es decir, tu médico está apostando a que en realidad no seguirás la dieta de manera consistente, por lo que no tiene mucho sentido hablarte de esta solución potencial (otra razón puede ser que él o ella ignoren por completo estos datos). Sí, la consistencia es una cosa difícil de aprender. Pero es posible, así que no te rindas. Quizá la forma en que lo has estado haciendo es lo que no funciona. Quédate conmigo a lo largo de todo este libro y lo superaremos juntos.

Una dieta sana es en sí misma antiinflamatoria. Casi no necesitas esforzarte para identificar alimentos antiinflamatorios específicos si estás comiendo principalmente plantas. El alimento a base de plantas en general es antiinflamatorio y está lleno de actividad antioxidante. Si deseas un ejemplo específico (y algunas "palabras valiosas" para usar con sus amigos), intenta esto: los galactolípidos (que consisten principalmente en tipos especiales de grasa con nombres aún más sofisticados como los monogalactosyldiacylglyceroles y los digalacto-syldiacylglyceroles) se encuentran en

175

una amplia variedad de plantas comestibles y no solo son antiinflamatorio, sino también antitumorales[67].

Los galactolípidos se encuentran en los frijoles, los chícharos (arvejas o guisantes), la col rizada, los puerros, el perejil, las espinacas, los espárragos, el brócoli, las coles de Bruselas, los chiles, los pimientos o las calabazas[ii].

El ejercicio reduce la inflamación

El ejercicio es otra gran actividad antiinflamatoria. Lo sé, lo sé, te duele la rodilla, así que quieres ser inteligente al respecto. Pero aún así es cierto que el ejercicio (para casi todos) hará que esa rodilla se sienta mejor. Por favor, no subestimes la importancia de hacer ejercicio correctamente. Podría hablarte de cómo un simple cambio en la alineación de mis pies resultó en una reducción drástica del dolor de las rodillas. Pensé que estaba haciendo ejercicio de la manera correcta, y un nuevo entrenador me mostró que no lo estaba haciendo[ii]. Ahora puedo bajar las escaleras sin tener dolor la mayor parte del tiempo. (No dudo en mencionar que también

---

[ii]Algunos de estos alimentos contienen un galactolípido particular llamado: 1,2-di-O-alfa-linolenoil-3-O-beta-D-galactopiranosil-sn-glicerol. En serio, ¿la gente utilizaba estos nombres tan largos antes de que se pudiera "cortar y pegar"?

[ii] Trabajé constantemente en alinear mis pies para que estuvieran paralelos entre sí y que no apuntaran hacia afuera. Esto fue difícil de hacer mientras bajaba las escaleras, pero dediqué tiempo extra para hacerlo. También caminé descalza, rodé mi pie en una pelota de beisbol y en una pelota superball (pelota muy elástica hecha de goma sintética) y cambie mis zapatos por un estilo minimalista de zapatos tenis. Gracias, Michael Page.

176

comí y dormí de manera saludable e incluí algunas plantas antiinflamatorias[kk] como la escutelaria, el incienso de la India, la cúrcuma y la fruta de noni en el tratamiento de mi dolor de rodilla.

El sueño de calidad reduce la inflamación

El sueño juega un papel muy importante también. No dormir lo suficiente es proinflamatorio y estresante. Dormir lo suficiente actúa como un antiinflamatorio. Cuando duermes lo suficiente, tu cuerpo tiene la oportunidad de sanarse del estrés del día, liberar hormonas de crecimiento humano y, por lo general, ocuparse de los asuntos que el estar despierto te impide atender. Por otro lado, dormir mal aumenta el nivel general de cortisol. Los niveles crónicos de cortisol son dañinos para el cuerpo y pueden provocar un funcionamiento defectuoso de la tiroides, niveles más bajos de la hormona del crecimiento y un aumento de la grasa abdominal.

El estrés aumenta la inflamación

El estrés es proinflamatorio. El estrés altera la manera en que funciona el cortisol. Cuando estás estresado, la cantidad de cortisol en tu sistema se eleva (para ayudarte a responder a todos los tigres que tu sistema límbico piensa que están a punto de atacarte). Cuando hay más cortisol en tu sistema crónicamente, los tejidos de tu cuerpo pierden sensibilidad a éste y, en consecuencia, esos

---

[kk] Gracias, SolleNaturals

tejidos no pueden regular la inflamación como deberían hacerlo[68].

Los medicamentos para reducir el dolor dañan tus intestinos

Muchas personas confían en el ibuprofeno para ayudarles a controlar el dolor de las rodillas, pero como probablemente estás aprendiendo en esta etapa en tu lectura de *La Solución*, todo está conectado. El dolor de las rodillas no se encuentra en un universo separado del resto del cuerpo, a pesar de que los médicos pueden actuar como si lo fuera. ("Señora, tendrá que ir a ver a un especialista de las rodillas para que la atienda de ese dolor. Puede encontrar su consultorio justo al lado del gastroenterólogo que la verá después de haber estado tomando ese medicamento por un tiempo".) En 1999, una de las principales revistas de medicina, el New England Journal of Medicine, publicó un artículo que afirma que los AINE (medicamentos antiinflamatorios no esteroideos como el ibuprofeno) causan alrededor de 16.500 muertes por año, sólo por los efectos secundarios gastrointestinales. Los efectos secundarios como problemas del hígado, trastornos de la sangre, problemas de la vista, etc. no se limitan solo a aquellas personas que toman AINE a largo plazo. Estos desafíos no deseados son riesgos desde de la primera dosis y de ahí en adelante. No solo eso, también sabemos que tomar AINE puede retrasar la cicatrización de los tejidos. Después de todo, interfieren con los métodos bien diseñados del cuerpo para curar las lesiones.

178

Tal vez lo más importante que sabemos es que tomar ibuprofeno diezma la flora amigable en tus entrañas y la flora amigable (probióticos) es fundamental para reducir la inflamación del cuerpo. Ahora llegamos a la Gran Idea Número Cuatro:

Gran Idea #4:

Una flora intestinal saludable conduce a una respuesta inflamatoria equilibrada.

La salud intestinal conduce a una respuesta inflamatoria equilibrada.

Dentro de ti hay alrededor de 100 trillones de bacterias que son beneficiosas para tu cuerpo; te mantienen saludable; ayudan a digerir los alimentos, desintoxican los venenos, son parte de tu sistema inmunológico e incluso actúan como una barrera protectora en tu piel y dentro de tu cuerpo, evitando que entren las bacterias patógenas peligrosas. Estas bacterias útiles se llaman probióticos. Tu cuerpo también contiene algunas bacterias no saludables, y los probióticos mantienen estos números en control para que tu salud no se vea comprometida. Si tienes aproximadamente un 85% de bacterias buenas en comparación con sólo un 15% de bacterias malas, probablemente estés en muy buena forma, pero la mayoría de los estadounidenses tienen sistemas gastrointestinales poco saludables. Si mides el amor por los resultados del comportamiento, queda claro que odiamos a nuestros intestinos. Los niveles de flora amigable (los probióticos que viven en nuestro sistema gastrointestinal) en nuestras entrañas deberían ser mucho más altos de lo que normalmente son, y este problema empeora a medida que envejecemos.

- Nuestra capacidad para producir suficiente ácido clorhídrico para digerir los alimentos empeora a medida que envejecemos, con los consiguientes efectos nocivos para la flora amigable.

- Comemos mal (muy pocas verduras, demasiada azúcar y harina, y muy pocas comidas fermentadas). Comer en exceso, no masticar bien nuestra comida y no relajarnos mientras comemos son hábitos asociados con una mala digestión y, por consiguiente, una reducción de la flora amigable.

- Utilizamos un gran número de sustancias que matan a estos microbios benéficos (antibióticos, jabones antibacterianos, agua clorada y fluorada, productos farmacéuticos, etc.)

Como resultado, terminamos con un crecimiento excesivo de bacterias, virus y hongos hostiles en los intestinos delgado y grueso. Nuestro sistema inmunológico tiene que trabajar duro para luchar mucho más fuerte y controlar estos problemas, porque la flora amigable que debería haber estado en el intestino para hacer el trabajo ya no está allí.

Tal respuesta hiperactiva del sistema inmunológico puede desencadenar alergias a alimentos, y las bacterias intestinales desequilibradas pueden dañar aún más el intestino. El siguiente párrafo detalla problemas aún más graves que pueden resultar de los efectos interactivos del desequilibrio en la flora intestinal.

Las alergias a los alimentos no solo causan un aumento de la inflamación, sino también problemas en la absorción de los nutrientes necesarios para mantener una buena salud. Las funciones intestinales seguirán presentando más problemas cuando ya el intestino no puede regenerarse como lo hacía antes, y el sistema gastrointestinal (GI) se vuelve aún más permeable (esto también se conoce como "intestino permeable"). Esto no solo aumenta la inflamación sistémica, sino que también permite que las bacterias dañinas que deberían haberse matado en el estómago escapen al torrente sanguíneo, donde éstas pueden adherirse a las células de las articulaciones y los tejidos blandos. La batalla se intensifica, y ahora el sistema inmunológico, que continúa tratando de deshacerse de esta bacteria enemiga, la ataca en las articulaciones, lo que resulta en una mayor inflamación y dolor. Ahora la persona tiene dolor en las rodillas y cuando toma ibuprofeno para controlar el dolor, se produce más daño, ya que este analgésico no solo destruye la flora saludable, sino que el ibuprofeno, en sí, daña el revestimiento de la mucosa del intestino.

En otro ejemplo más de la interconexión de los sistemas corporales en el cuadro de la gran inflamación crónica, las bacterias pueden existir en la boca o en el intestino y causar inflamación en las articulaciones. Desafortunadamente, una población probiótica inadecuada puede no ser lo suficientemente fuerte como para matar esa bacteria.

El gran vínculo aquí es entre la salud intestinal y la inflamación. Ese es el mensaje principal de este capítulo. ¡La salud de tu microbioma intestinal (es decir, tu población de probióticos o flora amigable) es tu primera línea de defensa contra casi todos los problemas de salud, incluyendo la inflamación![69].

Curiosamente, la evidencia muestra que el perfil del microbioma intestinal está relacionado con la obesidad y que las personas que son más obesas muestran diferentes patrones de flora amigable en sus entrañas que los de las personas más delgadas. No solo eso, sino que cuando las personas obesas pierden peso, su flora intestinal cambia y se parece más al de las personas más delgadas[70]. Los niños con sobrepeso también parecen tener diferentes patrones de flora intestinal en comparación con los niños con pesos normales[71]. También sabemos que las bacterias intestinales influyen en la cantidad de nutrientes que las personas pueden extraer de los alimentos que ingieren[72]. Quizá un hecho a considerar aún más profundamente es que ahora sabemos que los microbios intestinales influyen en la resistencia a la insulina en el cuerpo, ¡lo que influye aún más en la inflamación![73] Si te adhieres a ese memorable dicho: "Si es blanco, no lo muerdas" (refiriéndose
182

a las comidas refinadas), tu microbioma intestinal se beneficiará, ya que algunas cepas hostiles de microflora pueden reducirse significativamente cuando se reduce la ingesta de carbohidratos refinados[74].

El problema no es que *solo* haya suficiente flora amigable en el intestino, sino también hay que tomar en cuenta la variedad de flora amigable en el intestino. Cada uno de nosotros es el anfitrión de varios miles de especies diferentes de bacterias, y en este caso, más es mejor. Una investigación reciente publicada en la revista *Nature*[75] mostró que las personas con más variedad genética en sus bacterias intestinales eran, en general, más saludables. Las personas con menos variedad en su flora intestinal tenían más probabilidades de ser obesas, más probabilidades de aumentar de peso con el tiempo, tenían un colesterol más alto y más resistencia a la insulina. Los investigadores pudieron identificar ciertas cepas de bacterias que fueron asociadas con una variedad mayor de bacterias en general y otras cepas que se asociaron con una menor variabilidad. Las cepas[ll] que mostraron una mayor variabilidad también son probióticos antiinflamatorios, mientras que —como lo adivinaste— las cepas encontradas en personas con menos variabilidad son cepas conocidas como proinflamatorias y patógenas. Un estudio relacionado[76], que también vincula la inflamación con las bacterias intestinales, mostró que las personas que

---

[ll] Faecalibacterium, Bifidobacterium y Lactobacillus son las cepas de prebióticos reportadas. Cada uno de estos nombres son los nombres de la familia; como ejemplo, hay muchos tipos de Bifidobacterium.

comían menos comida chatarra tenían una mayor variabilidad en sus biomas intestinales, pero los investigadores también encontraron que las personas con bajos niveles de flora amigable no podían aumentar la variabilidad de sus bacterias solo por comer alimentos más saludables. Así que la solución es triple: 1) necesitas una flora más amigable, y 2) necesitas más variedad en la flora amigable, y 3) necesitas comer alimentos más saludables.

¿Estás mejorando tu salud intestinal al absorber la maravillosa variedad de fitoquímicos beneficiosos que se encuentran en los alimentos vegetales? Por ejemplo, los fenoles en las uvas pueden ayudar a prevenir que agentes patógenos como la salmonela crezcan en el intestino, y el resveratrol, que también se encuentra en las uvas, beneficia a la flora amigable al mismo tiempo que le ayuda al cuerpo a liberarse de microbios problemáticos.

Parte de lo que hace el intestino es protegernos de cualquier agente patógeno peligroso que se encuentre en los alimentos que comemos. La flora amigable y el ácido estomacal son los combatientes aquí, y cuando reducimos el ácido estomacal a niveles poco saludables y / o cuando tomamos antibióticos y, por lo tanto, matamos a los probióticos, entonces nos hemos liberado sistemáticamente de la mayor parte de nuestro sistema inmunológico.

¡La detección de quorum es algo genial!

Los probióticos hacen algo llamado "detección de quorum" por el cual son capaces de detectar cuántas de sus cepas particulares existen en el bioma intestinal. Cuando no hay una cantidad suficiente de su cepa particular de probióticos, esos probióticos simplemente no pueden llevar a cabo las acciones útiles y pro-salud que esperamos. Las bacterias útiles pueden actuar solo cuando hay suficientes de ellas para realizar esas funciones. Tienes que alcanzar la masa crítica antes de obtener los beneficios que estás buscando. El mensaje que quiero compartir aquí es este: No te rindas. Incluso si al principio no ves ningún beneficio en tomar probióticos, no significa que lo que estás haciendo no vale la pena; tal vez todavía no hayas alcanzado la masa crítica.

Es sorprendente cuántas veces hacemos un cambio para mejorar la salud por unos días o semanas y luego descartamos ese cambio porque nos parece (¡en nuestra impaciencia!) que no está funcionando. ¡Dale tiempo!

Todo vuelve al estilo de vida. Puedes llevar un estilo de vida proinflamatorio o un estilo de vida equilibrado y antiinflamatorio. Lo que comes, cómo duermes, si haces o no ejercicio, cuánto estrés percibes en tu vida y la medida en que utilizas productos farmacéuticos, hacen una gran diferencia en términos de tu capacidad para disfrutar de un cuerpo que tiene un bioma intestinal benéfico. El tema central de este capítulo es que una mejor salud intestinal conduce a una menor inflamación sistémica. En contraste, la mala salud intestinal daña el sistema inmunológico de tu cuerpo y conduce a una inflamación que resulta en un tracto gastrointestinal inflamado y dañado que produce gases dolorosos y frecuentes, diarrea o estreñimiento, acidez estomacal o reflujo. No hay

185

una gran distancia entre una inflamación intestinal ocasional y una inflamación sistémica y crónica verdaderamente problemática.

Toma el camino a un nivel de acción terapéutico

Cuando pensamos en la mente y en el cuerpo como dos cosas separadas, también nos sentimos demasiado cómodos al separar casualmente nuestros hábitos de alimentación, sueño y ejercicio de nuestras ideas sobre la salud general. Sabemos que hay algún tipo de enlace mente-cuerpo, pero no entendemos la extensión y la amplitud de ello. Tomemos el ejemplo que hemos usado en este capítulo: inflamación en las rodillas. Si no entendemos el panorama general que he estado pintando en este libro sobre la salud mente-cuerpo, podríamos pensar que el terrible dolor de rodillas es solo una señal de que el cuerpo se ha vuelto loco. Cuando pensamos que no podemos confiar en las respuestas de nuestro cuerpo o que de alguna manera ya no trabajamos "bien", es fácil sentir que lo que hacemos tiene poco efecto sobre nuestros problemas. Y así seguimos comiendo, durmiendo y haciendo ejercicio de manera deficiente y tenemos poca confianza en que mejorar estas actividades del "taburete de tres patas" hará una diferencia.

Algo similar ocurre con la salud mental. La gente empieza a pensar que sus emociones están descontroladas. Creen que no pueden confiar en cómo se sienten, que su cerebro no responde a sus intentos "sensatos" de controlar sus sentimientos. Por lo tanto, al creer que sus emociones están fuera de control, se desaniman aún más y son más vulnerables a que su carga emocional empeore.

Niveles terapéuticos de cambio

Podemos encontrar que los cambios que estamos tratando de hacer para mejorar nuestra salud no son eficaces. Desalentados, protegemos nuestros sentimientos negándonos a mirar objetivamente lo consistentemente que estamos haciendo lo que dijimos que haríamos (frente a lo que nos gustaría creer que estamos haciendo). O bien, podemos albergar preconcepciones de salud defectuosas y estamos tan a la defensiva con respecto a ellas que no estamos abiertos a descubrir información más precisa que nos haga más propensos a lograr nuestros objetivos.

Por ejemplo, se nos dice que comamos una dieta saludable y, por lo tanto, hacemos lo que creemos que es saludable y en realidad no funciona. Muy probablemente el problema es que lo que estamos haciendo no está a un nivel

> *Lo que quiero decir aquí es que hay que adquirir un mayor compromiso a tomar un curso de acción, para que lo que hagas influya en los resultados por estar haciendo lo que necesitas hacer.*

terapéutico. En otras palabras, nuestra "dieta saludable" puede no ser lo suficientemente saludable. Igualmente podrías pensar que estás llevando una dieta saludable cuando incluyes fuentes de proteína de carne en cada comida, o incluso todos los días. Sin embargo, los productos de origen animal son generalmente proinflamatorios, son pesados en tu cuerpo. No es que nunca puedas comer carne; es solo que debes reconocer que comer carne elevará el nivel de acidez de tu cuerpo y creará inflamación. Si eliges comer carne todos los días, el resultado será niveles más altos de inflamación.

Acabamos de hablar de variedad en los probióticos. Podemos pensar que estamos haciendo algo bueno para nuestro cuerpo cuando comemos yogur, que se anuncia como un producto rico en probióticos, pero lo que se demostró con tanta fuerza en la investigación anterior es que para tener un impacto real en nuestra salud, la variedad y la cantidad de probióticos que ingerimos es crítica. Comer un yogur no te proporcionará suficientes probióticos, ya sea en términos de variedad o de cantidad. Puede ayudar un poco, pero simplemente no es suficiente para marcar una diferencia.

Este es otro ejemplo: puedes intentar agregar algunas porciones de frutas y verduras a tu dieta para intentar estar más saludable, pero unas pocas raciones al día no serán transformativas. Debes hacer un cambio definitivo. De manera que comer "principalmente plantas" (gracias, Michael Pollan) no significa que comas el 51% de plantas y el 49% de productos animales. El punto aquí es que para crear un estilo de vida antiinflamatorio, debes realmente cambiar tu manera de dormir, disminuir tu nivel de estrés, aumentar el ejercicio y especialmente agregar más verduras y frutas a tu dieta. Incluye muchos de esos metabolitos secundarios benéficos que ayudan a reducir la inflamación y ayudan a eliminar los radicales libres. Tienes que combatir el fuego con, bueno...las plantas.

No suena atractivo, pero es la verdad.

Aquí hay un ejemplo adicional para subrayar mi punto de que, para ser más saludables, necesitamos hacer cambios terapéuticamente eficaces en el estilo de vida: la vitamina D y los ácidos grasos omega-3 son dos ejemplos más de antiinflamatorios poco utilizados. Los niveles de vitamina D están inversamente relacionados con las citoquinas proinflamatorias. Lo que esto significa es que la vitamina D puede ayudar a regular a bajar los mensajes proinflamatorios de tu cuerpo. Las personas entienden que la vitamina D y los ácidos grasos omega-3 generalmente son supuestamente útiles, pero a menudo no experimentan una transformación en su salud al estarlos tomando. La razón principal de esto es que no toman lo suficiente ni en calidad ni en cantidad. No están llevando el tratamiento a un nivel terapéutico.

Una de mis ideas favoritas del enfoque de la medicina herbaria es que debes ser más agresivo en tu tratamiento que el estado de la enfermedad en su ataque. Para continuar con la analogía de la batalla de este capítulo, es mejor que utilices la "conmoción y pavor" de tu lado en lugar de esperar a que funcionen las "conversaciones de paz". Si estás enfermo, no puedes sentarte y tomar una taza de té de jengibre, esperando que hacer solamente eso hará magia.

Asumir la responsabilidad de hacer lo necesario

Tal vez uno de los puntos más importantes de este libro en general es alentarte a tí, el lector, a responsabilizarte de tu salud y hacerlo sin sentirte marginado por la vergüenza y la culpa. Lo que estoy diciendo está ayudándote a intensificar tu compromiso con un curso de acción que realmente mejorará tu salud. Sólo hasta que lo que hagas esté a un nivel terapéutico, ¡podrás tener la oportunidad de ver los resultados que tanto deseas!

Y esta es la Gran Idea # 5:

Gran Idea #5:
¡Sólo hasta que lo que hagas esté a un nivel terapéutico, podrás tener la oportunidad de ver los resultados que tanto deseas!

Capítulo Diez

La salud cardiovascular

Las enfermedades cardiovasculares no son un problema de colesterol; son, primordialmente, un problema de inflamación[78]. Esta idea es, para la persona promedio, difícil de entender, particularmente cuando él o ella es alguien que ha dedicado muchos recursos, en términos de tiempo, energía, dinero, esfuerzos y esperanza, en tomar medicamentos para bajar el colesterol. Existen algunos procesos psicológicos que subyacen la dificultad a la que se enfrentan las personas en aceptar el hecho de que las enfermedades del corazón no son un problema de colesterol:

La *cascada de disponibilidad* es un término para explicar lo que pasa cuando escuchamos algo una y otra y otra vez y comenzamos a creerlo porque todos dicen lo mismo. Es algo parecido a la propaganda, excepto que la propaganda es normalmente pensada con más escrúpulo, ya que en gran medida es un esfuerzo organizado para persuadir a la gente. La *cascada de disponibilidad* sucede en una manera que es más similar al surgimiento de mitos populares.

Otra idea psicológica es la de *Disonancia Cognitiva.* Cuando una persona hace algo en contra de sus creencias es muy difícil para su ego admitir que eso es incorrecto, así que trata de justificar su comportamiento y se vuelve "resistente" a ver la verdad de lo que realmente pasó.

Finalmente, el *Efecto del Contraataque* ocurre cuando las personas se enfrentan con nueva información. En vez de aceptarla como nueva, se adhieren a su antigua información. Es difícil dejar ir nuestras ideas acerca de cómo funciona el mundo. ¡Abandonar algunas cosas nos hace sentir inseguros!

La ciencia que apoya la inflamación como el fundamento de las enfermedades cardiovasculares claramente existe. Tú puedes verlo; aunque, ¿por qué les toma tanto tiempo a las personas el estar "listas" para escuchar lo que la ciencia dice? Recuerdo una cita que uno de mis primos publicó en línea:

"Practicar la honestidad, la mente abierta, y la voluntad nos mantiene enseñables, agradecidos y humildes. La diferencia entre la humildad y la humillación puede ser el nivel de aceptación que tenemos acerca de la información que obtenemos"[mm]

Recibimos mucha información que es difícil de aceptar. La vida se siente mucho más libre y vibrante cuando somos capaces de

---

[mm] Pág. 6 *Vivir limpios*, por Narcóticos Anónimos.

manejar nueva información sin alterarla para que coincida con nuestro comportamiento. Cuando decides buscar y reclamar toda verdad, dondequiera que se encuentre, tu habilidad de mantenerte humilde en lugar de persistir en ser un *guardián de la verdad* te abre radicalmente a muchas posibilidades de crecimiento.

Es tiempo de convertirse en una mariposa.

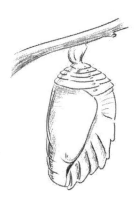

Esta idea es otro informe del capítulo 3: el empirismo es en verdad para mentes abiertas. Puede que nuestros capullos resguarden, pero también limitan. Encontrar la verdad es para mentes abiertas. Se necesita valentía para dejar ir nuestras suposiciones; en vez de asumir, deja que la verdad hable por sí misma. Sin embargo, debemos también reconocer que seguimos escuchando todo entremezclado en la manta de nuestras experiencias previas. Mientras más capaces seamos de observar y comprender la información que está en frente de nosotros con verdaderas mentes abiertas, nuestras siguientes experiencias nos cambiarán para que podamos fácilmente dejar atrás nuestras limitaciones.

Venas, Arterias y Células Sanguíneas

La salud cardiovascular no solo incluye la salud del corazón; también incluye la salud de nuestras venas y arterias, y más particularmente la de la delgada capa de células llamada endotelio, que reviste a ambas. Nuestras arterias y venas están hechas de músculo liso y de tejido conectivo elástico. Los vasos sanguíneos están hechos para estirarse. Las células endoteliales tienen suficiente impacto regulatorio en la sangre para considerarse como un órgano. Usualmente hablamos de la piel como el órgano más grande del cuerpo, pero en realidad el endotelio es el órgano más grande del cuerpo. El endotelio produce un gran número de moléculas activas que regulan los nutrientes, las hormonas y la permeabilidad de las membranas de los vasos sanguíneos[79]. El endotelio también regula qué células pueden ser transportadas dentro o fuera de nuestros vasos sanguíneos, las propias células sanguíneas, e incluso el flujo de la sangre. Estos revestimientos endoteliales se repararan y regeneran constantemente por si solos y también producen nuevos vasos sanguíneos. Entonces, cuando el revestimiento endotelial se inflama, existe un impacto negativo generalizado en el cuerpo.

El mensaje que quiero transmitirte es este: definitivamente querrás proteger tu revestimiento endotelial.

El daño al revestimiento endotelial puede provocar elevación de la presión sanguínea, inflamación, aglutinación de la sangre, y acumulación de placa. Estas cosas continúan poniendo en peligro la capa del endotelio y

194

provocando más daño. Por ejemplo, entre más tiempo una persona tenga diabetes, fume o tenga la presión sanguínea alta, mayor será el daño en la funcionalidad de su endotelio; y mientras más disfuncional sea su endotelio, mayor será el riesgo de tener un ataque al corazón.

Esencialmente, esto es mucho más complicado que la simple formula que muchos de nosotros casualmente pensamos que entendemos: mientras más alto este el colesterol, más alto será el riesgo de sufrir un ataque cardiaco. No, no es tan simple.

Células sanguíneas saludables

La sangre está compuesta, en promedio, de 55% de líquido (90% del cual es agua) y 45% de células. Esta mezcla transporta oxígeno, hormonas y nutrientes como la glucosa, a través de todo nuestro cuerpo. Las hormonas envían mensajes para iniciar cambios necesarios en los tejidos en todo nuestro organismo. La glucosa provee combustible a todo el cuerpo.

Cada glóbulo rojo sano tiene una carga eléctrica negativa. Piensa en ellos como si fueran 2 imanes, ambos cargados negativamente. Un imán positivo y otro negativo se conectarían de inmediato, pero dos imanes (o células sanguíneas) cargados negativamente se repelen y no se unen el uno al otro. Esto es importante para las células sanguíneas porque algunos vasos sanguíneos —los capilares— están bastante estrechos y requieren que las células sanguíneas entren una por una y no en grandes grupos. Como ves, cuando las células sanguíneas pierden su carga negativa, tienden a agruparse. Demasiada agrupación hace difícil que la sangre se mueva libremente a través de las venas y las arterias y, en consecuencia, más difícil transportar nutrientes y oxígeno.

Las células sanguíneas saludables necesitan grasas saludables

Otra característica de las células sanguíneas sanas es su flexibilidad; las paredes de las células necesitan ser elásticas y flexibles para que dichas células puedan comprimirse y pasar por los capilares sin romperse. Las paredes celulares tienen una capa de grasa saludable (fosfolípido) para ayudar con la flexibilidad. Esta es, entonces, una de las primeras cosas que puedes hacer para mejorar tu salud cardiovascular: come las grasas correctas. Idealmente, tus células son capaces de construir paredes de los

Tu colesterol total cuenta

Lipoproteinas de baja densidad (LDL): *Colesterol más una proteína. El pequeño y denso tipo LDL es problemático cuando se oxida porque puede atravesar el revestimiento de las arterias. El LDL transporta colesterol a las arterias.*

Lipoproteinas de alta densidad (HDL): *Colesterol más una proteína. Este tipo de lipoproteinas más grandes, viaja de tejidos corporales como las arterias y lleva colesterol de vuelta al hígado para ser reciclado y poder ir a otros tejidos que lo necesiten.*

Triglicéridos: *El principal factor en grasas y aceites; es una grasa de la sangre.*

Lipoproteína(a) o Lp(a): *Este es el tipo de colesterol LDL más una proteína llamada apoproteína a. Niveles elevados de Lp(a) son un factor de riesgo muy marcado de las enfermedades cardiovasculares.*

ácidos grasos, pero si esas grasas no están disponibles, ellas toman

lo que esté al alcance. Y si eso significa que ellas utilicen las grasas de la hamburguesa que te comiste la semana pasada, así lo harán.

Puesto que la grasa que provee esa capa alrededor de las células es la que determina qué tan flexible y qué tan fluida es la célula, querrás asegurarte de que las células estén construidas de ácidos grasos esenciales de la más alta calidad. Las membranas celulares que contienen grasas de grasas trans no serán tan flexibles como las membranas construidas a base de ácidos grasos esenciales; estarán limitadas en su habilidad de permitir que materiales necesarios se muevan fácilmente dentro y fuera de la célula. Las membranas enfermas no pueden retener nutrientes, no pueden retener su energía negativa, y no responden bien a los mensajes del resto del cuerpo. Así que haz lo que tengas que hacer para producir esas membranas saludables. Asegúrate de comer una cantidad suficiente de ácidos grasos esenciales (omega-3) y muchos antioxidantes (frutas y verduras).

Las dietas libres de grasa no son necesariamente saludables

Muchas personas creen que comer una dieta baja en grasas es una de las cosas más importantes que deben hacer para mejorar la salud cardiovascular, pero los expertos están en desacuerdo con ello. Un artículo de Harvart Heart Letter (Noviembre 2011) expresa que una dieta baja en grasas esta en el último lugar respecto a tener un impacto positivo en la salud cardiovascular. La carta también reportó que la gente que sigue una dieta Mediterránea tiende a tener niveles bajos de colesterol LDL, a perder peso y reducir el azúcar en la sangre, disminuir la presión sanguínea y los marcadores de inflamación (proteína C reactiva). Ahora puedes ver que tus células sanguíneas necesitan desesperadamente los ácidos grasos esenciales, así que lo que necesitas, en general, no es una dieta baja en grasa, sino más bien una dieta que sea baja en las dañinas grasas trans y alta en grasas promotoras de salud —como las grasas omegas—. Una dieta saludable simplemente no incluye grasas trans producidas industrialmente[nn].

Bajar el colesterol no garantiza tener un corazón más saludable

Tal vez uno de los temas de salud que más se malentiende en estos días es el del colesterol. El colesterol se ha convertido en el villano y ha sido injustamente difamado como el mayor factor de riesgo o causa de los ataques cardiacos. Todos "sabemos" que el colesterol en niveles de 200 mg/dl o más, es considerado "malo" y nos pone en riesgo de alguna enfermedad cardiovascular. El sitio en línea de la Clínica Mayo, por ejemplo, caracteriza los niveles de colesterol debajo de 200 como "deseable" y los niveles de LDL (el tipo de colesterol "malo") ideales o cerca de lo ideal cuando se encuentra entre 100 y 139mg/dl.

Sin embargo, un estudio publicado por la Universidad de Los Ángeles California (UCLA) en 2009 refuta enérgicamente esta clase de pensamiento. Más de la mitad de los pacientes (el 59% de aproximadamente 137,000 personas) que fueron admitidas en un hospital por ataques al corazón no tenían el colesterol alto, sino niveles normales o bajos de éste. Específicamente, el nivel promedio LDL en todos estos pacientes era 104.9 ± 39.8[80].

Entonces, bajar los niveles LDL de colesterol no es una estrategia garantizada para evadir un ataque al corazón. Añade a esto el hecho de que tu riesgo de muerte prematura por causas no cardiacas en realidad incrementa

---

[nn] La manteca vegetal y la margarina son los principales ejemplos de las grasas trans.

progresivamente a medida que tus niveles de colesterol disminuyen.

En 2005 sabíamos que las personas mayores de 65 años con los niveles más bajos de colesterol tenían el doble de probabilidades de morir cada año en comparación con las personas mayores de 65 años con los niveles más altos de colesterol[81]. La mayoría de nosotros sabemos que las mujeres tienden a vivir más que los hombres. Las mujeres también tienden a tener niveles más altos de colesterol que los hombres. De hecho, cuando los hombres y las mujeres tienen niveles de colesterol similares, las mujeres ya no tienen las mismas probabilidades de vivir más que los hombres[82].

Casi todo el colesterol que contiene tu organismo ha sido producido por tu organismo; muy poco viene de la comida que consumes. Tan solo tu hígado produce alrededor del 75% de tu colesterol corporal; tu cerebro también produce algo de colesterol. La capacidad de tu hígado de producir colesterol y la cantidad este produzca están en realidad influenciados por tu metabolismo de la glucosa, no por la cantidad de huevos que te comiste en el desayuno. Por cierto, ésta es la razón por la que no tiene sentido pensar que la diabetes es una condición completamente diferente de las enfermedades cardiovasculares. Una vez más, todo está conectado.

Los científicos han sabido esto por años

En 1990 obtuvimos información del estudio de Framingham y del estudio clínico Intervención de Múltiples Factores de Riesgo que indicaba claramente que el efecto del colesterol en las enfermedades cardiovasculares disminuye con la edad y no está relacionado con las enfermedades cardiacas en hombres mayores a los 65 años[83]. Las personas mayores de 70 años con los niveles más altos de colesterol fueron menos propensas a morir de ataques cardíacos que las personas mayores de 70 años con el colesterol bajo.

Además, en 1990, unos científicos reportaron los resultados de un estudio de 10 años sobre los niveles de colesterol y el cáncer de colon que mostró que la

La dieta mediterránea incluye comer una gran cantidad de frutas, verduras, granos, legumbres, semillas y nueces, así como cantidades saludables de aceite de oliva. Se incluye una muy pequeña cantidad de carne, así como porciones pequeñas de pescado, aves y lácteos. No se trata de comer cantidades exageradas de aceite de oliva, sino grandes cantidades de verduras y frutas.

personas que terminaron adquiriendo cáncer de colon tenían niveles de colesterol significativamente más bajos que los pacientes sin cáncer. Las personas con cáncer de colon también tuvieron niveles de colesterol que continuaron disminuyendo, en comparación con el grupo que no tenía cáncer, cuyos niveles de colesterol de hecho aumentaron alrededor de un 2%[84].

Esta no es información aislada. Un estudio realizado a más de 11,000 pacientes en 1997, mostró que aquellos con colesterol bajo tenían más del doble de riesgo de morir por cualquier causa no cardíaca[oo] que los pacientes con niveles más altos de colesterol (más de 160 mg/dl). Bien, podrías decir, pero ¿qué hay de los ataques al corazón? ¡El riesgo de muerte cardíaca terminó siendo el mismo en ambos grupos![85] Tener colesterol bajo simplemente no protegió contra un ataque cardíaco, sino que más bien fue un factor de riesgo para cualquier otra causa de muerte.

Así que aquí hay un descabellada idea que quizá no hayas considerado antes: después de todo ¡el colesterol debe ser algo útil para ti!

Beneficios del colesterol

El colesterol es parte de lo que compone las membranas celulares. Las células necesitan colesterol para su protección y para ayudarles a funcionar de manera óptima. El colesterol también es necesario para el cerebro y para la producción de hormonas como los estrógenos, la testosterona y el cortisol. Niveles muy bajos de colesterol están asociados con un mayor riesgo de problemas neurológicos como la demencia y la enfermedad de Alzheimer porque el colesterol es lo que constituye la cubierta de mielina que aísla los nervios y ayuda al sistema nervioso a comunicarse. El colesterol le ayuda al cuerpo a procesar y descomponer (emulsionar) las grasas en la vesícula biliar. Cuando comes grasas, tu vesícula libera bilis para ayudarte a digerir esas grasas. El colesterol es parte de las sales biliares

---

[oo] La causa más frecuente de muerte no cardiaca fue el cáncer.

y, por lo tanto, se utiliza para ayudarle al cuerpo a absorber todas las grasas buenas como las omegas, la vitamina E, el aceite de oliva, el COQ10, etc. Las personas cuya vesícula biliar no funciona bien o ha sido extirpada, tienen muchos más problemas para digerir las grasas.

El colesterol, la vitamina D y la serotonina

Una de las cosas que más me gusta explicarles a las personas es que la vitamina D está hecha del colesterol de tu cuerpo ¡historia verdadera! El sol utiliza el colesterol de tu cuerpo para crear vitamina D. Te hace sentir bien cuando te colocas bajo el sol con los brazos abiertos hacia el cielo, abrazando la transformación del colesterol en algo que sabes que deseas: la vitamina D.

¡Ah! y aquí hay otra cosa buena que el colesterol produce en nosotros: la serotonina, el neurotransmisor que todos asociamos tan fuertemente con el estado de ánimo, es lo que llamamos dependiente del colesterol. Verás, los receptores de serotonina (los agentes que reciben la serotonina) requieren que el colesterol funcione bien. Cuando se reduce el colesterol en la sangre, también se reduce el colesterol celular y, en consecuencia, disminuye el número de receptores de serotonina. Más colesterol es igual a más receptores de serotonina. Este hecho ayuda a explicar por qué cuando el colesterol se reduce aumenta el riesgo de suicidio y muerte violenta.

Colesterol ¿Para qué quiero esta substancia?

Es un componente de las membranas celulares

Ayuda a proteger los nervios

Forma parte de la capa de mielina

Es de lo que está hecha la vitamina D

Ayuda a tu cuerpo a absorber las grasas buenas (a procesar las vitaminas liposolubles)

Es un elemento básico de las hormonas esteroideas

Ayuda a conservar las funciones cerebrales

De hecho, tanto tu cerebro como tu hígado producen colesterol

El colesterol es crítico para curar y reparar el daño celular. Recuerda, el colesterol ayuda a mantener flexibles las paredes celulares, lo que ayuda al funcionamiento general de las células; es muy importante. Es por eso que tu hígado es tan bueno para producirlo. Cuando tienes células dañadas, necesitas colesterol para repararlas, por lo que el hígado recibe la señal para producir colesterol. Entonces el hígado libera ese colesterol en el torrente sanguíneo para que el mismo pueda llegar a las áreas dañadas y comenzar a ayudar a producir células nuevas y saludables.

En general, el colesterol saludable en tu cuerpo no es un problema —es un material de construcción necesario para que las células saludables viajen a través del torrente sanguíneo—. Por lo tanto, parece que una razón por la que algunas personas tienen mucho más colesterol fluyendo a través de sus cuerpos que la persona promedio, es porque ellas necesitan una reparación mucho mayor. Tu cuerpo puede estar sufriendo de inflamación en muchos lugares, por lo que tu hígado está produciendo y liberando más colesterol para la reconstrucción celular. En este caso, los verdaderos problemas son la inflamación subyacente y el daño a largo plazo al endotelio. El colesterol que está dañado u oxidado es un problema asociado; lo consideraremos a continuación.

Hay otra razón por la que podría haber más colesterol del óptimo fluyendo en tu sangre si estuvieras lo más sano posible. Es posible que no tengas suficiente flora amigable en tu bioma intestinal. Estos probióticos son parte del sistema de control del colesterol de tu cuerpo[86]. ¡Comen colesterol! Los probióticos descomponen las moléculas de colesterol y las usan como alimento. Los probióticos también generan ácidos que reducen la producción del colesterol en el hígado. Finalmente, los probióticos

¿Cómo se oxida el colesterol?

Cuando las moléculas del colesterol LDL encuentran un radical libre, el radical libre oxida el colesterol para poder estabilizarse otra vez. Tomar antioxidantes puede estabilizar los radicales libres para que no roben electrones del colesterol.

Fumar también oxida el colesterol.

Otra manera en que el colesterol se oxida es al ser calentado. Cada vea que calientas el aceite vegetal, produces una oxidación. Los aceites vegetales no han sido diseñados para calentarse. El calor daña los delicados aceites, volviéndolos rancios rápidamente (u oxidándolos). Es por ello que usas el aceite de oliva en tu ensalada, no en tu sartén.

Si quieres cocinar en aceite, utiliza un aceite estable que tolera bien el calor y no se oxide, el aceite de coco crudo, prensado en frío y sin refinar es el aceite ideal.

desempeñan un papel en la estimulación del hígado para producir más ácidos biliares, los que ayudan en el metabolismo del colesterol.

Las enfermedades cardiovasculares tienen que ver con la inflamación

Entonces, ¿qué es lo que realmente causa las enfermedades cardiovasculares si no es el colesterol? Si has estado prestando atención, entonces ya sabes la respuesta: la inflamación. Y para entender la inflamación y las enfermedades cardiovasculares, realmente necesitamos conversar sobre la placa.

¿Qué es la placa?

La placa no es lo mismo que el colesterol, aunque mucho de nosotros hablamos de ella como si lo fuera. Cuando la mayoría de las personas hablan acerca de la acumulación del colesterol en sus arterias, realmente se refieren a la placa. La placa son áreas engrosadas en las paredes de los vasos sanguíneos. Las áreas engrosadas se componen principalmente de colesterol, colágeno, calcio y grasa. Pero aquí está lo impresionante —el colesterol más problemático que se encuentra en la placa es el colesterol que ha sido dañado por la oxidación. Es este colesterol dañado y oxidado el problema más profundo de los vasos sanguíneos, ya que el colesterol oxidado requiere curación —y la inflamación ocurre como parte del intento del cuerpo por recuperarse—[87,88].

La placa

Hay algunos conglomerados específicos de placa que son peores que otros; el tamaño o la edad de las placas no parecen importar. Algunos tipos de placa albergan un núcleo de células muertas que provocan una coagulación peligrosa cuando la placa explota y las células muertas se liberan. Se sabe que estos tipos de placa dependen de una proteína particular y son identificables por la forma en que el flujo sanguíneo indica estrés (detectable por IRM).

También puedes creer que cuanta más placa y aterosclerosis (los depósitos de placa grasa en tus paredes arteriales) tengas, mayor será tu riesgo de sufrir un ataque cardíaco. Sin embargo, el problema es la ruptura, no el número de placas vulnerables.

Las arterias pueden obstruirse sin romperse y, al mismo tiempo, la ruptura de la placa no siempre causa el bloqueo de las arterias. Entonces, aunque estos dos eventos están vinculados (trombosis y ruptura), uno puede suceder sin el otro, y es posible que no sepas que ninguno de los dos ha ocurrido, dependiendo de lo completo que esté el bloqueo. A veces ocurre una ruptura y los detritos del bloqueo simplemente se reincorporan a la placa.

Lo que sí parece claro es lo siguiente: cuando tienes las arterias dañadas y el colesterol oxidado, estás creando las condiciones para un ataque cardíaco o un derrame cerebral.

Como recordarás del capítulo anterior, la inflamación promueve la curación generando hinchazón y dando una señal a los glóbulos blancos de que vengan a ayudar. Varios factores se combinan para que la sangre se haga más espesa y pueda coagularse y para ayudar a que los vasos sanguíneos se contraigan para que no sigas sangrando. El colágeno (una proteína estructural como el pegamento), se produce para que eventualmente, cuando sanes, tengas una cicatriz protectora formada sobre el área previamente dañada. Cuando las arterias se dañan, ocurre el mismo proceso. Sin embargo, en este caso, esa misma cicatriz se le conoce con un nombre diferente: placa.

Hay momentos en que el colesterol dañado entra en una pared dañada de la arteria y crea más inflamación. No es difícil de imaginar, dado que el colesterol oxidado viaja por todo el cuerpo. Ten en cuenta que mientras más colesterol oxidado tengas, mayor será la probabilidad de que esto suceda. El cuerpo piensa que el colesterol oxidado es algo dañino (gracias a la inflamación), y es por eso que los macrófagos acuden al recate y rodean al colesterol, ahogándolo en un intento de destruirlo.

Cuando los macrófagos y el colesterol se unen de esta manera, estas masas inflamadas se denominan "células espumosas"pp. Las células espumosas se enganchan con calcio y con algunas otras sustancias en la sangre y se convierten en placa, la placa que obstruye los vasos sanguíneos. Recuerda, el cuerpo estaba tratando de curarse a sí mismo, pero estaba haciendo la curación con lo que estaba disponible y eso era colesterol dañado (oxidado).

Entonces no es el colesterol lo que causa los ataques al corazón. El colesterol está tratando de reparar las arterias dañadas. El

---

pp Mi teoría personal es que el científico responsable de darles el nombre a estas células acababa de comer malvaviscos.

pensamiento de la pócima mágica asume que dado a que los niveles más altos de colesterol están asociados con enfermedades cardiovasculares, significa que el colesterol causa el problema, y que por lo tanto, la manera de resolver ese problema es disminuir los niveles de colesterol. Ahora puedes comprender por qué el problema real es la inflamación subyacente que daña el sistema cardiovascular. También puedes ver lo inútil que es simplemente reducir tu nivel de colesterol ¡es como si le estuvieras diciendo a tu hígado que deje de producir materiales para las células sanas!

Analogía del departamento de bomberos

Te presento una analogía: últimamente se han incendiado muchas casas en tu vecindario, así que hay muchos bomberos, carros de bomberos y sirenas en el vecindario ¡todo muy ocupado! Todas las personas cuyas casas se han quemado se están alejando. Los funcionarios de la ciudad observan lo que está

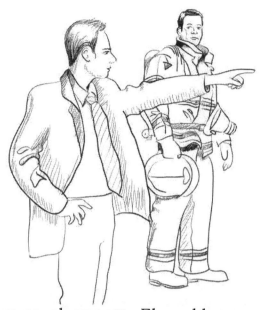

pasando y se alarman^{qq}. El problema es tan grande que muchas personas se están alejando, por lo que deciden que la causa del problema son todos los ruidosos bomberos y sus camiones, así que se deshacen del cuerpo de bomberos.

Mmm...

Para ampliar esta analogía, míralo de esta manera: a veces el departamento de bomberos emplea por error a bomberos que secretamente son pirómanos. Entonces esos bomberos (piensa en el colesterol oxidado) realmente *son* un problema, así que cuando te deshaces del departamento de bomberos, puede ser que el número total de incendios se reduzca gracias a la eliminación de aquellos pocos que eran pirómanos. Así que el problema no era el departamento de bomberos; ni siquiera la

---

qq Lo sé. Soy graciosa. Alarmados. Jajaja.

mayoría de los bomberos; el problema era aquel pequeño número de bomberos dañados.

Disminuir el colesterol no afecta la cantidad de placa arterial en tu cuerpo, sólo reduce tu colesterol; y hemos visto que el sólo reducirlo no resuelve el problema. Si quieres reducir placa, debes de reducir tus niveles de inflamación y oxidación.

Pócimas mágicas para las enfermedades cardiovasculares

La próxima vez que te reúnas con tu médico para hablar sobre tus niveles de colesterol, vuelve e mirar el pensamiento de la pócima mágica. En este caso el pensamiento de la pócima mágica es un problema real, no solo porque inspira a las personas a reducir frenéticamente su colesterol, sino que también hace que las personas gasten muchísimo dinero en productos que probablemente dañen sus cuerpos y aumenten su riesgo de muerte. El pensamiento de la pócima mágica es una excelente forma de funcionar cuando se es perseguido por un tigre (¡Corre o muere! ¡Corre ahora!), pero no funciona tan bien cuando intentamos descubrir cómo resolver un problema complejo. Las enfermedades cardiovasculares son un problema complejo y no puedes resolverlo simplemente reduciendo el colesterol, así como no puedes resolver la osteoporosis aumentando el calcio o tomando más leche o reparar la diabetes con más insulina; mas cuando dices "¡muerte por infarto!" la gente se pone un poco nerviosa y comienza a emitir juicios con un pensamiento emocional de "todo o nada". De ahí la solución engañosa de la pócima mágica para la "muerte por ataque al corazón": solamente disminuye tu colesterol.

¿Qué puedo hacer para ayudarme?

Como alternativa al pensamiento de la pócima mágica, sugiero que te comprometas por completo a seguir la estrategia del taburete de tres patas para la salud total del cuerpo: come bien, duerme bien y haz ejercicio. Si fumas, dejas de hacerlo; si vives o trabajas con fumadores, busca una manera de eliminar tu exposición al humo. Si bebes, asegúrate de que sea solo con moderación, y si no bebes, no empieces a hacerlo. Si tienes diabetes, contrólala.

El sueño es un gran problema. Las investigaciones han demostrado que las personas que duermen lo suficiente tienen un riesgo menor de presentar eventos de enfermedades cardiovasculares (apoplejía, ataque cardiaco mortal) incluso más allá del riesgo más bajo de que un estilo de vida saludable los sufra.

Comer alimentos con muchos antioxidantes es muy importante para la salud cardiovascular, ya que estos químicos ayudan a neutralizar los radicales libres dañinos y reducen la oxidación en todo el cuerpo. Además de las frutas y verduras, muchas hierbas medicinales tienen un alto contenido de antioxidantes. Por ejemplo, se demostró que el té de yerba mate aumenta la protección antioxidante del plasma y la sangre en pacientes con altos niveles de colesterol y triglicéridos[89]. Se ha demostrado que la vitamina D ayuda en casi todas las funciones de nuestro cuerpo, y esto es cierto también por su eficacia en la reducción de las enfermedades cardiovasculares. Hubo algunos argumentos iniciales de advertencia de que la vitamina D aumenta la calcificación, pero esto se basó en un estudio donde los animales recibieron 2.1 millones de unidades de vitamina D. Dado que esta cantidad fue una dosis letal, por supuesto que creó problemas. Así que ¡no tomes un millón de unidades de vitamina D! Una dosis mucho más baja, pero terapéutica, puede ayudar a revertir el endurecimiento de las arterias.

El magnesio también tiene un impacto tremendo en la salud del cuerpo. Ayuda a reducir la calcificación de las arterias, reduce el colesterol (recuerda, tener más colesterol es una indicación de tener más inflamación; el magnesio es un potente anti-inflamatorio) reduce los triglicéridos, aumenta el colesterol HDL e inhibe la formación del tipo de coágulos que bloquea las arterias[90,91].

Finalmente, si estás trabajando para reducir el riesgo de enfermedades cardiovasculares en tu vida, asegúrate de leer las partes de este libro que tratan sobre la ansiedad, el estrés y la autocompasión. El estrés crea inflamación por sí solo. Es crucial aprender cómo vivir la vida de tal manera que no experimentes estrés. Recuerda que el estrés es tu percepción de lo que está sucediendo, no necesariamente qué tan ocupado estés o cuántos problemas tengas.

Evitar las enfermedades cardiovasculares se reduce a lo básico, tal como sucede con todos los problemas de salud con los que nos enfrentamos. Come bien, duerme lo suficiente y ejercítate bien. Vive con amor[rr], ríe generosamente y perdona, y tu corazón siempre estará contigo.

[rr] Si pensaste en la frase "Vive, ríe, ama", tengo que quitarte tu tarjeta. Lo siento.

Capítulo Once

La diabetes tipo 2

La mayoría de las personas piensa en la diabetes tipo 2 o lo que a la gente llama *diabetes con resistencia a la insulina* en términos bastantes simplistas. Imaginan que una persona con diabetes tipo 2 adquirió la enfermedad porque comió demasiadas donas y vio la televisión en lugar de hacer algo más activo. De hecho, esta es una excelente ruta para adquirir la diabetes tipo 2. Sin embargo, no es el único camino, ni tampoco garantiza adquisición de diabetes; esta es la razón por la que entender la diabetes tipo 2 requiere una comprensión de todo el ser en lugar de una separación de la mente y el cuerpo. Suena familiar ahora ¿no?

Tal vez anticipaste el siguiente enunciado: pensar de manera simplista sobre la diabetes tipo 2 (que el problema es demasiada azúcar y la solución es ajustar los niveles de insulina) ¡es realmente otro caso clásico del pensamiento de la pócima mágica!

El propósito general de este capítulo no es tener una discusión profunda sobre cómo funciona la diabetes, sino más bien resaltar cómo los estados de la mente están conectados con lo que tendemos a pensar como enfermedades del cuerpo. Las causas de la diabetes son mucho más complicadas que el comer en exceso y la inactividad. Existen interacciones significativas y trascendentales entre la mente y el cuerpo que también contribuyen. Vamos a echar un vistazo a cómo el estrés, la depresión, la ira y la hostilidad contribuyen.

Como ya habrás podido adivinar a estas alturas, el cortisol está implicado en todos estos estados de la "mente" (tu sabes que digo "mente" entre comillas porque no está separada del cuerpo), mostrándonos un vínculo claro entre las emociones, la psicología y la diabetes.

Tu médico convencional probablemente te dirá que la diabetes tipo 2 es una enfermedad que impide que tu cuerpo regule adecuadamente el azúcar en la sangre. Podrías aprender que ya no produces suficiente insulina para controlar la cantidad de azúcar en tu sangre. Por lo tanto, o bien necesitas controlar el azúcar en tu sangre con dieta o con medicamentos, o tendrás que utilizar insulina suplementaria por el resto de tu vida.

De acuerdo con la verdad, esto es tan reduccionista que genera muchas suposiciones inexactas en el tratamiento. La gente empieza a pensar que puede comer ese pastel de chocolate;

después de todo, están bajo el efecto de la insulina, así que no importa. No es así.

Creer que puedes seguir comiendo la dieta azucarada del estadounidense estándar siempre y cuando te adhieras a tu medicamento para la diabetes es pura fantasía. (En realidad, creer que puedes consumir la dieta azucarada del estadounidense estándar y mantenerte remotamente saludable ¡es también una fantasía!).

De todas las enfermedades que observamos en este libro, la diabetes tipo 2 puede ser la enfermedad más simple y al mismo tiempo la más complicada. Es un problema tratable y prevenible y, en este sentido, es simple porque es fácil de solucionar. Sin embargo, la diabetes tipo 2 es mucho más que un problema de azúcar en la sangre. La falta de regulación de azúcar en la sangre surge de muchas fuentes y crea muchos otros problemas. La diabetes tipo 2 es compleja; la "solución" sin embargo, no tiene que serla.

Hablaremos primero sobre la diabetes tipo 2 y algunos estados emocionales y después hablaremos de algunas ideas para la "solución".

La diabetes tipo 2 es deprimente

No hay nada como recibir un golpe cuando ya estás caído ¿verdad? Es fácil imaginar que tener diabetes tipo 2 podría ser deprimente[92] y, de hecho, tener diabetes tipo 2 aumenta el riesgo de sufrir depresión clínica, pero no solo porque tener diabetes es desalentador. Una vez que las personas con diabetes tipo 2 comienzan a sufrir depresión clínica, corren también un mayor riesgo de presentar complicaciones como problemas de circulación, úlceras en los pies e incluso amputación de las extremidades[93]. Así que, tratar esa depresión conduce a mejores resultados para la diabetes tipo 2.

Sin embargo, el riesgo va en ambas direcciones. Tener depresión aumenta significativamente tu riesgo de sufrir diabetes tipo 2 (los estudios dicen que del 40% al 60%[94,95]). Básicamente, esto significa que si estás deprimido o se te ha diagnosticado con depresión clínica (es decir, o fuiste diagnosticado con depresión por un médico o tus respuestas a un cuestionario sobre depresión han demostrado que estabas clínicamente deprimido) es más probable que desarrolles diabetes tipo 2.

La severidad de tu depresión y tu ansiedad juegan también un papel importante. Cuanto más ansioso o deprimido estés, mayor será tu riesgo de desarrollar diabetes tipo 2[96]. Ni siquiera tienes que haber tenido un episodio real de depresión o ansiedad, simplemente puedes tener lo que se llama un temperamento depresivo. Un temperamento depresivo es una personalidad sombría autocrítica y pesimista. Este tipo de pensar, sentir, percibir y vivir, resulta en tener más problemas con la regulación del azúcar en la sangre[97].

Aquí puedes ver la conexión mente-cuerpo.

Las emociones, el cortisol y la diabetes tipo 2

Cuando tenemos emociones tales como el miedo (ansiedad, estrés), ira, o tristeza intensa, liberamos un químico llamado cortisol[ss]. El cortisol está destinado a ayudarnos —crea la reacción de lucha o huida que nos ayuda a defendernos del peligro—. Cuando el cortisol es liberado envía más sangre a los músculos, aumenta la frecuencia cardíaca y nos ayuda a estar más consciente de nuestro entorno (hipervigilancia). La depresión clínica se asocia con un aumento del cortisol y la liberación de adrenalina[98], incluso con niveles crónicamente altos de cortisol. El cortisol también eleva los niveles de glucosa en la sangre y hace que nuestras células sean más resistentes a la insulina, por lo que mantiene más azúcar disponible para usarse en la sangre. Esto es muy útil si tienes que luchar contra un tigre. Sin embargo, el sistema que libera el cortisol no

> **¿Qué es el síndrome metabólico?**
> La obesidad, la presión arterial elevada y la resistencia a la insulina son factores de riesgo de las enfermedades cardiovasculares y la diabetes tipo 2. Cuando estos factores de riesgo ocurren al mismo tiempo, se les llama síndrome metabólico. Algunos calculan que más de un cuarto de los Americanos tienen síndrome metabólico.

[ss] A propósito, ¿Sabes que otra cosa causa que se libere el cortisol? Comer cosas dulces y mucha carne.

discrimina realmente entre los tigres y los estresantes de la vida moderna que no son realmente una amenaza para la vida. Así que, en lugar de luchar o correr, los enfrentamos de otras maneras:

"Amigo, pásame las galletas. Estoy muy estresado; dame azúcar".

Aunque la mayoría de nosotros hemos experimentado los antojos de carbohidratos que resultan del estrés, enfrentarlos comiendo azúcar es una de las peores cosas que podemos hacer por nuestro cuerpo cuando estamos estresados. Los investigadores han encontrado que cuando las personas están estresadas después de una comida, tienen problemas para regular el azúcar en la sangre. Curiosamente, cuando las personas están estresadas mientras ayunan, su azúcar en la sangre muestra mucho menos desregulación[99].

El estrés, la depresión o la ira pueden hacer que queramos comer. Ese coma del azúcar o la sensación de plomo de la saciedad absoluta es uno de los métodos más utilizados (o abusados) conocidos por el hombre para adormecer las emociones, quizá solo después del alcohol. Ahora podrías estar pensando: bueno, veo que hay una conexión entre comer estresado y la diabetes tipo 2. No obstante, hay más que una conexión aquí que comer galletas bajo la influencia del cortisol. Incluso si controlas tu alimentación y no alargas la mano hacia los caramelos cuando estás estresado, los estados emocionales de depresión, ira, hostilidad y estrés te harán aun más vulnerable a la diabetes tipo 2.

La diabetes tipo 2, el enojo y la hostilidad

Las personas que se enojan a menudo o que son hostiles, son más propensas a ser resistentes a la insulina o tener diabetes tipo 2; hay una gran cantidad de estudios que muestran esta relación. Aquí hay uno que me pareció particularmente interesante: los investigadores midieron el nivel de hostilidad de más de 900 mujeres que viven en Finlandia. Nueve años más tarde, los investigadores echaron otro vistazo a estas mujeres. Encontraron que las mujeres con niveles más altos de hostilidad, 9 años atrás, tuvieron un mayor riesgo de síndrome metabólico y una mayor tasa de inflamación sistemática. Aún más interesante, las conductas que tu pensarías que aumentarían significativamente al riesgo de estos problemas, como fumar, beber y la falta de ejercicio, fueron superados por ese alto nivel de hostilidad durante nueve años. Claro, las personas que eran más hostiles tendían a fumar, beber, y hacían menos ejercicio, pero si fumaban, bebían o no hacían ejercicio, su nivel de hostilidad fue el factor más importante para predecir la inflamación y los problemas con la regulación del azúcar en la sangre[100].

El mensaje es: No es que fumar, beber y la falta de ejercicio realmente no afecte tu salud; definitivamente te afecta. Sin embargo, la hostilidad también afecta tu salud en formas muy profundas. Aprender a manejar la ira de manera apropiada (lo que significa manejar la ira sin violencia, alcohol, etc.) traerá enormes beneficios a tu salud física. Para reiterar, la hostilidad incrementa tu riesgo de tener síndrome metabólico que puede convertirse en diabetes tipo 2. La hostilidad está asociada con niveles crónicamente altos de colesterol, y ha sido comprobado que niveles muy elevados de cortisol y adrenalina conllevan a la obesidad y a la resistencia a la insulina. No hay duda de que la obesidad y la resistencia a la insulina están en el tren bala que lleva directamente a la diabetes tipo 2[101].

La diabetes tipo 2 y el lugar de trabajo

Tal vez pienses que el estrés es parte del entorno laboral de todas las personas y que el estrés en el lugar de trabajo no "cuenta" hacia la diabetes tipo II. Vuelve a pensarlo. El exceso de horas extras en el trabajo produce un aumento de 4 veces el riesgo de adquirir diabetes tipo 2 en hombres japoneses[102] y ¿puedo señalar que los hombres japoneses son un grupo de personas con una reputación decente en cuanto a alimentarse relativamente saludable?

Además de las horas extras excesivas, el agotamiento en el trabajo también aumenta el riesgo en los hombres de tener diabetes tipo 2[103]. Las condiciones laborales tensas están relacionadas con el inicio de esta enfermedad en mujeres[104]. Una nota interesante es que el estrés general en el trabajo parece ser más predictivo de diabetes tipo 2 en mujeres que en hombres. En los hombres, pero no en las mujeres, el estrés simple en el lugar de trabajo (no el agotamiento, ni las horas extras) no incrementó el riesgo de diabetes tipo 2.

La diabetes tipo 2 y estrés general

Bien... entonces no eres realmente una persona enojona y no ves que tu lugar de trabajo sea tan estresante. Sin embargo, todavía no estás fuera de peligro. El estrés general —el que no se genera en el lugar de trabajo— también crea niveles elevados de glucosa en la sangre, incluso en personas que no padecen de diabetes[105].

La diabetes tipo 2 y la deficiencia de sueño

Existe también una interacción entre el sueño y la diabetes tipo 2. No solo estoy hablando de cómo comer galletas a las 2 am contribuye a la inestabilidad del azúcar en la sangre. Dormir es increíblemente importante y la falta de descanso tiene serias implicaciones en la diabetes. El sueño de mala calidad altera el metabolismo de la glucosa y te hace sentir más hambre. Esto aumenta tu riesgo de desarrollar tanto la obesidad como de la diabetes tipo 2.

Dormir mal conduce a un aumento en el cortisol, lo que puede resultar en inflamación crónica. La deficiencia de sueño se ha relacionado con un estado prediabético en el que tu nivel de azúcar en la sangre es más alto de lo normal sin ser lo suficientemente alto como para calificar como diabetes tipo 2. A menudo, cuando no duermes bien, también experimentas antojos de carbohidratos y deseas comer muchos carbohidratos simples como pan y azúcar al día siguiente. Esos antojos son un intento de tu cuerpo de obtener más energía para compensar la falta de sueño. No obstante, cuando una persona llega a un estado prediabético, no es simplemente porque consumió demasiada azúcar.

Un estudio que incluyó adultos jóvenes sanos encontró que después de solo tres noches de sueño deficiente (los investigadores suprimieron selectivamente el sueño de ondas lentas), estos adultos jóvenes se volvieron menos sensibles a la insulina, lo que significa que necesitaban más insulina para controlar la misma cantidad de glucosa. Se produjo una tolerancia reducida de la glucosa, y este estado metabólico es uno de los principales factores de riesgo para el desarrollo de diabetes tipo 2. ¡La sensibilidad más pobre de estos participantes de hecho estaba en niveles similares a lo que habría pasado si hubieran ganado 25 libras adicionales!

Alimentos Procesados: Solo di no

Finalmente, solo una cosa más; y sé que esto es como patearte mientras estás en el suelo, así que prepárate:

La harina blanqueada es un problema grave.

El gas de cloro se utiliza a menudo para blanquear la harina. ¡Qué rico! Cuando el gas de cloro entra en contacto con la harina, se crea un hermoso subproducto llamado aloxano. El aloxano es un químico que destruye las células beta en el páncreas. Las células beta son las células que producen insulina; el aloxano las mata. El aloxano es realmente tan bueno para matar estas células que su uso es un método estándar para la creación de diabetes en ratas para estudios. Incluso, las ratas diabéticas así

226

preparadas para el estudio se llaman "ratas aloxano"[106].

Toma en cuenta que muchos productos que no parecen necesitar harina blanqueada todavía la contienen. Los *brownies* del supermercado son un gran ejemplo de ello. Son conocidos por ser de atractivo color café obscuro, pero contienen harina blanqueada. Esto se debe a que los panaderos a menudo prefieren la harina blanqueada a la harina no blanqueada porque es más liviana, lo que facilita el horneado y es más consistente en el color.

Esto es desalentador

Algunos de ustedes podrían querer tirar la toalla en este punto. Después de todo, parece que todo lo que te gusta es malo para ti. Dormirte tarde, comer helado mientras miras la televisión, dormir en lugar de levantarte para ir al gimnasio, decirle al jefe que no irás a trabajar cuando le apetezca... todas las cosas que pensamos que, o nos dan placer o que son simples y normales mecanismos humanos para ayudarnos a adaptarnos, están siendo condenados por provocar diabetes tipo 2 en las personas[107]. Démosle un vistazo de nuevo al concepto "placer", ya que existen múltiples maneras de experimentar placer en nuestras vidas. ¿Podría ser posible que dormirte temprano, comer principalmente plantas, hacer ejercicio a diario y no tener rencor o enojarte sean opciones de estilo de vida que podrían llegar a ser mucho más placenteras de lo que te podrías imaginar en este momento?

Desde luego, para averiguar si lo que sugiero aquí puede ser realmente cierto ¡tienes que hacer esos cambios en tu estilo de vida y hacerlo! Aquí está la secuencia crucial: primero, adopta la conducta ¡entonces tendrás la prueba! Después de todo, este es el método empírico: probamos los principios que para nosotros tienen sentido, recopilamos la evidencia y luego tomamos decisiones verdaderamente informadas de continuar o no con las conductas que hemos estado probando.

Está bien, necesito cambiar mi vida ¿ahora qué?

Regresamos al enfoque del taburete de tres patas (alimentación saludable, ejercicio y descanso adecuado) como la base fundamental para ayudar con la diabetes tipo 2 (ese taburete corrige la mayoría de nuestros problemas, ¿no es así?) como con todo lo demás. Al trabajar con la diabetes tipo 2, estas tres patas son cruciales, y si una o más de las patas se quedan fuera, el proverbial taburete no soportará nuestras vidas o nuestra salud.

Como hemos visto en los estudios y notas citados anteriormente, existe otro componente para el tratamiento exitoso de la diabetes tipo 2, y este componente es la mente. Lo que hemos aprendido sobre los factores causales de la diabetes tipo 2 es un tremendo ejemplo de que "una cosa conlleva a otra". Por lo tanto, nuestro enfoque aquí se centra en ayudarte a descubrir como cambiar tu estilo de vida en formas que realmente funcionan para revertir o prevenir la diabetes tipo 2.

Adhiriéndose a un plan

Lo que sabemos en cuento la adherencia (o cumplimiento) de los pacientes a las prácticas de salud para controlar la diabetes tipo 2 es bastante pobre. Menos del 20% de las personas con diabetes tipo 2 siguen realmente las recomendaciones médicas de hacer ejercicio. Muchas personas desean creen que solo pueden tomar unas cuantas píldoras y continuar con sus viejos estilos de vida. Se engañan a sí mismos pensando que pueden "comerse su pastel y tenerlo todavía".

Lamentablemente, la diabetes tipo 2 es un asesino. Más aún, sabemos que, si como paciente de diabetes tipo 2 estás deprimido, tu adherencia al cumplimiento de los consejos médicos será aún peor. La adherencia al tratamiento convencional requiere tanto tiempo y es tan difícil, que resulta desalentador. Nunca parece terminar. Cito las palabras de uno de mis queridos parientes: "Prefiero tener cáncer".

Muchas personas con diabetes tipo 2 están profundamente desanimadas. Temen que lo que podrían estar haciendo para sobrellevar la enfermedad no esté realmente funcionando; no les gustan los efectos secundarios de los medicamentos recetados, se sienten marginados y ni siquiera tienen tiempo para preparar mejores opciones de alimentos, etc. ¡El desaliento es un problema tremendo! Aprender a manejar y aliviar el desánimo es primordial en el enfoque de salud integral para ayudar a controlar la diabetes. Los altos niveles de azúcar en la sangre no solo afectan tu cuerpo, también afectan tus pensamientos y tus emociones. En otro ejemplo más del ciclo de causas y efectos, toda la evidencia apunta al hecho de que tu pensamiento y tus emociones también afectan los niveles de azúcar en tu cuerpo.

¿Qué puedo hacer?

El mensaje de esperanza es el siguiente: la diabetes tipo 2 se puede superar. Empieza ahora, tú puedes vencer esto. Aquí hay unos pasos a seguir:

1. **Toma un probiótico de buena calidad**. Los probióticos no solo se asocian con una mejor regulación emocional, sino también con un mejor control del azúcar en la sangre[108]. Toma el probiótico por la mañana con el estómago vacío y espera unos 20 minutos antes de desayunar[tt]. Incluye alimentos fermentados en tu dieta y mantente alejado de las sustancias que destruyen tu flora amigable (el jabón antibacterial, el alcohol y el azúcar son solo 3 ejemplos de estas sustancias).

[tt] El acido estomacal que es liberado cuando comes resultara en una mayor tasa de mortalidad para los probióticos ingeridos.

2. Toma vitamina D3. Si no estás tomando vitamina D después de leer los primeros capítulos de este libro, comienza ahora. La vitamina D se asocia con un menor riesgo de desarrollar la diabetes tipo 2[109] y podría ser la cosa menos costosa y más fácil de hacer. Un suplemento de vitamina D de buena calidad es imprescindible. Usa D3, no D2 y obtenla con vitamina K2. Incluso mejor que tomar un suplemento es ir a hacer tu propia vitamina D exponiéndote a la luz solar.

Ondas de exposición a los alimentos

1. Piensa en cuánta hambre tienes en general en este momento. Clasifícala en una escala del 1 al 10.

2. Ahora piensa en un alimento que te guste, pero sabes que no es bueno para ti. Fíjate cómo sientes más hambre. Califica tu deseo de comer ese alimento en una escala de 1 a 10.

3. Distráete de la imagen de ese alimento tentador. Haz otra cosa, piensa en otra cosa, etc. Establece un recordatorio para volver a este ejercicio en aproximadamente 30 minutos. (Si estás cerca de la hora de la comida, tal vez querrás comer algo, pero asegúrate de que no sea la comida que se te antoja, sino algo saludable).

4. Ahora que has vuelto, califica tu hambre otra vez.

5. Imagina el alimento deseado nuevamente. Califica tu impulso. Distráete.

6. Repite una y otra vez y notarás que tu deseo de comer ese alimento disminuirá.

3. Ejercicio. Este es primer paso que puedes dar para ayudar. La diabetes tipo 2 responde increíblemente bien al ejercicio regular. Si omites este paso, quizás estés pasando por alto la cosa más importante que podrías hacer para mejorar tu condición y es mucho menos probable que mejores.

4. Cambia tu estilo de comer. Este es un cambio a largo plazo y no una dieta a corto plazo. Aquí hay algunas ideas:

•   Mastica tu comida hasta que puedas prácticamente beberla. Concéntrate en el gusto. Más saliva resulta en alimentos que se digieren más fácilmente, en una mejor ingesta de nutrientes, menos hambre y, por lo tanto, comer menos. Comer sin excesos crea un mejor control de la glucosa en la sangre.
•   Come despacio. El cerebro tarda 20 minutos en comenzar a enviar señales de que puedes dejar de comer.
•   Come solo hasta que no tengas hambre, y no hasta que estés lleno. La conciencia realmente ayuda con esta parte. Es más fácil hacer esto cuando estás comiendo alimentos saludables en lugar de los azucarados y los grasosos que afectan tu buen juicio.
       Prueba los ejercicios de exposición a las ondas (que se muestran en las barras laterales) para controlar los impulsos de comer no relacionados con el hambre. En lugar de decirte a ti mismo que simplemente *debes* ser más consciente de tu alimentación y nunca comer para regular tus emociones, practica este ejercicio. Repítelo hasta que seas bueno en esto.

232

Alternativas al tratamiento convencional para la diabetes tipo 2

Es increíble la cantidad de sustancias vegetales conocidas que ayudan a disminuir el azúcar en la sangre. Es fácil encontrar evidencia de éstas en la literatura médica. El inserto en la página 199, enumera algunas de las plantas que encontré en una búsqueda no muy exhaustiva. Algunas son más conocidas por sus habilidades para bajar la glucosa que otras. Hay una serie de productos en el mercado que contienen una o

---

Variation en las ondas de exposición:

Comida en frente de ti

1. Puedes tratar de hacer lo mismo con comida en frente de ti.

2. Coloca el bocadillo deseado en frente de ti y solamente míralo. No lo comas. Nota como tu deseo de comerte esa comida aumenta.

3. Llegara un punto en que tu deseo se detendrá (punto muerto). Pon atención a tu deseo de comértelo para que puedas darte cuenta cuando llegue a este punto.

4. Después de que el deseo llegue a este punto, notarás que tu deseo disminuirá. Puedes seguir creando otro deseo al pensar que tan buena sabrá la comida. Al hacerlo, pon atención de nuevo y espera a que este deseo alcance de nuevo el punto muerto.

---

más de estas hierbas. A menudo, estas combinaciones pueden tener un efecto sinérgico, proveyendo un mayor efecto que el que brindarían separadamente.

Recuerda, todo lo que hagas para trabajar específicamente para reducir el azúcar en la sangre funcionará mucho mejor cuando se haga en el contexto del enfoque en el taburete de tres patas. Así como agregar insulina no aborda la causa raíz de la diabetes tipo 2, agregar hierbas útiles tampoco aborda esa causa de raíz.

Lo más importante que puedes hacer es simplemente comenzar a hacer algo. A medida que hagas bien una o dos cosas, estas simples acciones aumentarán tu nivel de motivación y tu energía para hacer aún más.

No es demasiado tarde.

Una lista no exhaustiva de hierbas con el potencial de disminuir el azúcar en la sangre

melón amargo (también conocido como calabaza amarga o Momordica charantia), berberina, cayena, bayas de cedro (juniperis monosperma), canela, consuelda, cilantro, diente de león, fenogreco, ajo, sello de oro, gymnema silvestre, regaliz, gordolobo, nopal cactus, panax ginseng, pterocarpus marsupium, salacia, uva ursi

Capítulo Doce

La depresión

Tratar la depresión sería mucho más fácil si yo tuviera una varita mágica, pero al carecer de esa alternativa poco realista, sería mucho más fácil si la depresión no le quitara toda la motivación a una persona. La depresión no solo crea sentimientos de tristeza y desesperación, sino que añade apatía y desesperanza a la mezcla. Las personas deprimidas tienen incesantemente pensamientos y sentimientos recurrentes como: "No me importa" y "Nada mejorará". A menudo, y comprensiblemente, una persona así puede comenzar a tener pensamientos de muerte, —la última tarjeta de "salida de la cárcel"— o, por lo menos, algunos están tentados a pensarlo. Estos pensamientos solo vienen con la depresión, y tener tales pensamientos no significa que las personas deprimidas estén locas. Más bien, estos pensamientos significan que tienen depresión (y me refiero a una "depresión clínica" real) y es simplemente miserable. La depresión se siente como una condición sin fin. La mayor parte de los "pensamientos suicidas" que viene con la depresión se reduce más a un deseo de escapar y dejar de sentirse tan terriblemente mal que un deseo real de morir. Dado que la depresión trae desesperanza y culpa, y confunde tu pensamiento en grande, la depresión te engañará para que creas que la única manera de dejar de sentirte tan miserable es morir. Y aquí radica gran parte del problema, porque la depresión es en gran parte un problema de desmotivación, es decir, una grave falta de motivación. Si las personas deprimidas supieran qué hacer y pudieran saltar y hacerlo, podrían superar la depresión con mayor facilidad. Pero muchas veces la depresión hace que la mente no crea que cualquier forma posible de abordar la tristeza y la desesperación realmente funcionará.

Mucha de la información en este capítulo se centra en cómo mejorar la salud del cerebro. En lugar de dar a las personas deprimidas una lista de cosas que deben hacer para cambiar (lo cual no es un enfoque muy eficaz), nos enfocaremos en desarrollar una salud cerebral que no solo disminuya la depresión, sino que también trabaje para mejorar la motivación. Tratar de sentirse mejor con tan solo la fuerza de voluntad es casi una garantía de que se va a fallar. Empujarse para "salir de esto" puede generar un impulso a corto plazo a la motivación, pero a la larga, a menudo se siente aún más desánimo y falta de motivación.

Parte de mi incorregible optimismo sobre este tema crucial es mi creencia de que la

236

depresión realmente puede desaparecer —y no volver—. La mayoría de los pacientes con depresión "intratable" o "resistente al tratamiento" (depresión que parece no desaparecer nunca) o depresión recurrente han recibido un tratamiento que se ha limitado a los medicamentos psiquiátricos y/o a la "terapia". A menudo no es claro qué se entiende cuando un paciente dice que ha "recibido terapia", ya que la experiencia de haber tenido "terapia" varía mucho. Incluso las terapias estandarizadas pueden verse bastante diferentes cuando son aplicadas por diferentes terapeutas. Descubrí que aproximadamente la mitad de los pacientes que veo han estado tomando una mezcla de medicamentos psiquiátricos (generalmente los antidepresivos estándar, a menudo acompañados con antipsicóticos y ansiolíticos) y muchos de ellos preferirían rotundamente no tomar medicamentos. La otra mitad no está tomando medicamentos y prefiere continuar sin tomar medicamentos. Afortunadamente, hay una cantidad impresionante de evidencia científica de intervenciones efectivas para la depresión cuerpo-mente.

Durante mucho tiempo hemos sabido que la depresión está íntimamente relacionada con lo que comúnmente se conoce como el eje HPA, la conexión entre dos partes del cerebro, el hipotálamo y la hipófisis —o pituitaria—, y las glándulas suprarrenales. El hipotálamo controla la cantidad de cortisol que una persona tiene normalmente en el cuerpo[uu] y, en situaciones

---

[uu] El punto de ajuste es la cantidad de cortisol que creará homeostasis en el individuo; esta cantidad varía dependiendo de

237

amenazantes, envía mensajes a la pituitaria de aumentar las hormonas del estrés como el cortisol. Esto es lo que hemos aprendido: la depresión hace que el eje HPA se vuelva más sensible e hiperactivo[110], por lo que libera el cortisol más fácilmente. El estrés crónico también tiene este efecto de aumentar el cortisol en el eje HPA. Más aun, las experiencias traumáticas en la vida (especialmente en edades más tempranas) pueden también afectar el eje HPA e incluso cambiar el tamaño del hipotálamo.

El mensaje aquí es que la depresión aumenta la cantidad de cortisol que circula en el cuerpo. Una de las cosas que hacen los medicamentos antidepresivos convencionales, además de hacer que el neurotransmisor serotonina esté más disponible, es ayudar a regular el eje HPA y disminuir el cortisol en la sangre. Sin embargo, hay otras maneras muy efectivas de tratar la depresión sin los medicamentos antidepresivos convencionales.

La Depresión y el Intestino

Comencemos con una de las intervenciones más sorprendentes de la mente y el cuerpo para la depresión: los probióticos. Cada uno de nosotros tiene alrededor de un trillón de bacterias que viven dentro y sobre nuestro cuerpo, brindándonos todo tipo de beneficios. Esta flora amigable nos protege de las bacterias dañinas, influye en nuestro sistema

---

la persona. Algunas personas liberan más o menos cortisol. La ingesta de alimentos, el ejercicio, el sueño y las experiencias pasadas juegan un papel importante en este punto de ajuste.

inmunológico y neutraliza las toxinas. (En este sentido, es probable que desees evitar el uso de jabones con antibióticos porque, si bien estos productos matan a las bacterias, están matando tu ejército defensor). La mayoría de nuestras bacterias se encuentran en el intestino, donde ayudan a digerir los alimentos, se encargan de los subproductos tóxicos de la digestión, regulan el crecimiento celular en el intestino e incluso producen vitaminas B y K. Por lo general no pensamos que las bacterias estén relacionadas con el estado de ánimo, pero lo que las investigaciones recientes muestran es que ingerir probióticos puede ciertamente disminuir la ansiedad y la depresión[111]. Las bacterias en tu intestino transmiten al cerebro a través del nervio vago (un nervio muy largo que conecta al estómago con el tronco cerebral) señales del estado de ánimo y de la regulación del comportamiento y, por lo tanto parecen tener efectos directos en la química cerebral. Tal vez algo aun más sorprendente es que este vínculo entre la micro flora intestinal y las señales reguladoras del comportamiento no son información nueva; esto se propuso hace más de 70 años después de una investigación sobre las conexiones entre el estado de ánimo, las bacterias intestinales y condiciones de la piel[112].

La implicación aquí es que ya que lo que comes afecta la salud de tu intestino, lo que comes también afecta tu vulnerabilidad a la depresión y a la ansiedad. En lugar de pensar que los alimentos que consumes son totalmente independientes de tu estado de ánimo, comienza a experimentar agregando a tu dieta alimentos amigables con el intestino y eliminando algunos de los alimentos que crean desequilibrio en tus bacterias intestinales. Añade suficientes alimentos crudos, con un enfoque en vegetales de hojas verdes y alimentos con colores vivos. Evita los alimentos procesados y el azúcar y, en particular, evita la soda. Si tienes problemas de intestino permeable o intestino irritable, toma medidas para tratar de curar estas afecciones. Los antidepresivos tienen algunos efectos antiinflamatorios, pero es mucho más eficaz atacar la inflamación directamente cambiando tu dieta, agregando probióticos y evitando los alimentos reconocidos por crear inflamación y afectar la salud intestinal.

La depresión y la conexión entre la mente y el cuerpo

En mi opinión, la depresión es la enfermedad que mejor demuestra el poderoso vínculo entre la mente y el cuerpo. La depresión en muchos sentidos es una "enfermedad cruzada", ya que tradicionalmente se ha tenido como un problema en el cerebro o al menos en la mente, pero incluye una serie de síntomas que parecen ser estrictamente físicos. He visto una serie de pacientes cuyo primer indicio de depresión ha sido fisiológico. Es posible que se hayan sentido fatigados, desinteresados en comer e incapaces de dormir (o incapaces de levantarse y sentirse despiertos) durante algún tiempo antes de darse cuenta de que su estado de ánimo es bajo o deprimido.

Aquí esta lo realmente interesante: Aunque la terapia de conversación puede ser muy útil y, a veces, crucial para el tratamiento

240

de la depresión, algunos de los mejores tratamientos para la depresión son fisiológicos. Me gusta usar los siguientes temas cuando hablo de depresión con mis pacientes. Hablamos de cómo cada una de estas diferentes áreas se aplica específicamente a la vida de esa persona. Siempre tenemos cuidado de reconocer que es casi seguro que hay algo que estamos omitiendo inadvertidamente, ya sea porque lo hemos olvidado o porque no lo sabemos. Aquí está la lista:

La depresión y la salud cerebral

Me gusta comenzar por la salud cerebral. Ayudar a los pacientes a comprender que desarrollar un cerebro más saludable es una parte importante de vencer a la depresión, no solo es un tratamiento basado en la evidencia, sino que también es un motivador. Muchas personas creen que "deben" salir de la depresión o que hay algo malo en ellos porque su fuerza de voluntad ya no funciona. Una vez que veas que la deficiencia de salud del cerebro es parte del problema, tienes que trabajar en algo más concreto y, lo que es más importante, te das cuenta de que la depresión no es un fallo de personalidad. Comenzamos hablando de dos cosas primordiales aquí: la vitamina D y los ácidos grasos omega-3.

Las personas con niveles bajos de vitamina D (niveles de menos de 20ng / mL) tienen más dificultad con su pensamiento y son aproximadamente 11 veces más propensas a estar deprimidas en comparación con las personas con niveles normales de vitamina D[113].

Yo les pido a mis pacientes que vean a su médico para obtener un nivel actualizado de vitamina D (pedir que les hagan un examen del nivel 25-hidroxivitamina D) y luego, si ese nivel es bajo, trabaja con tu médico para aumentar tu nivel de vitamina D[vv]. A la mayoría de los médicos se les ha dicho que el nivel mínimo de vitamina D que se considera normal es de 30 ng/mL[114]. Sin embargo, otros expertos recomiendan niveles más altos de vitamina D (60-80) para acceder a los beneficios de salud que van más allá del mantenimiento básico de la estructura esquelética[115]. No obstante, ten en cuenta que los niveles superiores a 100ng / mL son peligrosamente altos, aunque es muy difícil obtener niveles tan altos.

Cuando hables con tu médico, asegúrate de estar bien informado acerca de la vitamina D, en caso de que tu médico no lo esté. Una de mis pacientes me dijo recientemente que su nivel inicial de vitamina D era de 16 ng / mL. Ella tomó algunos suplementos de vitamina D y su siguiente análisis de sangre mostró un aumento a 26 ng / mL. Su médico le dijo que esto representaba un progreso realmente grande y que, por lo tanto, ¡podría dejar de tomar el suplemento!

El sol es generalmente la forma más eficiente (¡Y más barata!) de elevar tu nivel de vitamina D, pero existen varias razones por las que la luz solar por sí sola no funciona (por ejemplo, puedes vivir en una latitud donde el sol no es lo suficientemente intenso, o tal vez no

---

[vv] Consulta con tu medico antes de comenzar a tomar suplementos de vitamina D.

puedas pasar el tiempo suficiente bajo la luz del sol). Si decides utilizar suplementos, es importante tomar la forma D3 de la vitamina D y tomar la vitamina con grasa en la dieta, ya que la vitamina D es soluble en grasa. Si tomas tu píldora de vitamina D con jugo de naranja y apio, estás prácticamente perdiendo tu tiempo en lo que respecta a la vitamina D (¡Pero ese apio es excelente para el malestar estomacal!). Agregar vitamina K2 a tu régimen de vitamina D es muy importante, ya que actúa en sinergia con la vitamina D para ayudar a la D a llegar a donde necesita ir y no quedarse atascada promoviendo obstrucción de calcio en las arterias. ¿Adivina cuál es una de tus fuentes de vitamina K? La flora intestinal amigable. Las verduras de hoja verde también son buenas fuentes de vitamina K2.

También educo a mis clientes deprimidos sobre la importancia de los ácidos grasos esenciales suplementarios. Existe evidencia sólida de que las personas con niveles más altos de ácidos grasos omega 3 (a menudo denominados PUFA en la literatura científica) tienen menos probabilidades de estar deprimidas[116] y que, viceversa, las personas con niveles bajos de estos ácidos grasos esenciales, tienen más probabilidades de estar deprimidas[117]. Las personas más gravemente deprimidas tienen niveles sanguíneos aún más bajos de ácidos grasos omega 3 [118,119]. De hecho los niveles bajos de omega 3 se asocian con estados de ánimo negativos, incluso en personas que no califican para un diagnóstico de depresión[120]. Los niveles bajos de los omega 3 cambian los niveles de serotonina y dopamina, dos de los neurotransmisores que juegan un papel importante en el estado de ánimo.

La fosfatidilserina (PS por sus siglas en inglés) es un tipo especializado de grasa que ayuda a las células a comunicarse. También ayuda a reducir la depresión, por lo que seguramente querrás tener suficiente de esta. Cuando tienes deficiencia de ácidos grasos omega-3, tu cerebro tiene niveles más bajos de fosfatidilserina.

Otros impactos positivos de las grasas omega 3 incluyen ayuda con la concentración y reducción de la ansiedad. En un estudio que comparó a estudiantes de medicina que recibieron ácidos grasos omega 3 en comparación con los que recibieron un placebo, los estudiantes que recibieron ácidos grasos omega 3 mostraron una reducción del 20% en la ansiedad así como una disminución en su producción de IL-6 (la IL-6 está asociada con niveles más altos de inflamación)[121]. Es importante tener en cuenta que estos estudiantes recibieron una gran dosis de ácidos grasos omega 3 (específicamente, 2085 mg de EPA y 348 mg de DHA); en realidad, mucho más de lo que la mayoría de las personas toman cuando agregan la cápsula de aceite de pescado promedio a su régimen.

Lo que ilustran estos datos es una revisión de la idea de la dosis *terapéutica* que hemos cubierto anteriormente. Al hacerte cargo de tu cuerpo, debes alcanzar una dosis terapéutica de cualquier suplemento o actividad que estés realizando. Tomar un poco de vitamina D puede ser bueno, pero puede que no sea lo suficiente para ayudarte de una manera que lo notes.

Hacer un poco de ejercicio es definitivamente mejor para la depresión que no hacer nada de ejercicio, pero puede que no sea suficiente para tener un efecto significativo en la depresión. Del mismo modo, debes ingerir suficientes ácidos grasos omega-3 para crear un impacto sobre la depresión y sobre otros estados de salud.

Mejorar la proporción de ácidos grasos omega-6 y omega-3 es otra herramienta para mejorar la salud del cerebro. Una proporción saludable es comer solo cuatro veces más grasas omega-6 que omega-3. La mayoría de los estadounidenses consumen entre 20 y 40 veces más grasas omega-6 que las grasas omega-3. Una dieta rica en ácidos grasos omega-6 no solo aumenta el riesgo de inflamación, sino que también aumenta el riesgo de depresión[122].

Por el contrario, una mejor proporción de omega-3 a omega-6 no solo reduce la inflamación, sino que también está asociada con la reducción de la depresión. Curiosamente, cuando se combina un estilo de vida que incluye demasiados ácidos grasos omega-6 con depresión, ambos factores (el omega-6 y la depresión) tienen un efecto sinérgico. Esto significa que cuando se combinan, aumentan la inflamación más de lo que lo harían individualmente. Por ejemplo, si la depresión produce, digamos, un +2 en una escala de inflamación, y demasiados ácidos grasos omega-6 producen, digamos, un +3 en la misma escala de inflamación, entonces ambos factores juntos producirán algo significativamente más alto que la suma esperada de 5.

Mi recomendación aquí es incluir ácidos grasos omega-3 en la dieta y reducir la ingesta de omega-6 reduciendo el consumo de carnes y alimentos procesados o cualquier cosa que contenga maíz o aceite de soya (el aceite de soya contiene aproximadamente un 50% de ácidos grasos omega-6). Trata de cambiarlo por aceite de oliva para ensaladas (el aceite de oliva contiene solo alrededor del 10% de omega-6) y el aceite de coco para cocinar (con aproximadamente el 4% de omega-6).

El aceite de pescado ha sido tradicionalmente la fuente principal de dos de los ácidos grasos omega-3 que la literatura ha vinculado con mayor frecuencia a la buena salud emocional: el ácido eicosapentaeinoico (EPA) y ácido docosahexanoico (DHA)[123]. Muchas personas han usado la semilla de linaza como una planta sustituta del aceite de pescado, esperando poder ingerir suficiente ALA (ácido alfalinoléico) para ayudar a su cuerpo a producir cantidades suficientes de DHA y EPA a partir del ALA. A veces esto puede ser un poco complejo, ya que el cuerpo no es muy eficiente para convertir ALA en EPA y DHA. Sin embargo, también hay controversia en esta área, y creo que no tenemos suficiente información sobre cómo el ALA y otras grasas omega funcionan en el cuerpo y en el cerebro.

Si estás buscando una fuente vegetal de ácidos grasos omega-3, prueba el espino amarillo, conocido también como espino cerval de mar, que contiene EPA Y DHA listos ya para usarse, así como otros importantes omegas. Las semillas de chía también contienen cantidades significativas de omega-3.

La depresión y la regulación de las emociones

En mi trabajo con pacientes deprimidos, nuestra siguiente conversación es sobre la regulación de las emociones. La regulación de las emociones es tu capacidad para manejar tus emociones, incluyendo tu ira, tus disgustos, tu desilusión, tristeza y frustración. Parte de lo que enseño en terapia es cómo tolerar tus emociones y qué hacer para controlarlas. Cuando digo tolerar, no quiero decir "aguantarte". Más bien, lo que quiero decir, es ser capaz de experimentar plenamente tus emociones en lugar de huir o deshacerte de ellas. La mayoría de nosotros no sabemos cómo tener emociones porque más bien aprendimos cómo deshacernos de ellas o como evitarlas, no porque constitucionalmente seamos incapaces de sentirlas. En lugar de experimentar nuestras emociones, tratamos de deshacernos de ellas. Comer, beber, usar drogas, comprar zapatos, dormir, pelear, mirar televisión y, bueno, estar deprimido: todas estas son formas de evitar experimentar emociones. Aprender a manejar las emociones puede realmente ayudar a las personas a ser menos vulnerables a la depresión. El punto clave aquí es que la terapia puede ayudarte a aprender cómo sentir las emociones sin querer huir de ellas. Aprender a experimentar emociones es una habilidad que puede ser una de las principales claves del éxito en la vida.

La depresión y la regulación cognitiva

El concepto relacionado es aprender cómo administrar tu pensamiento. Es posible que te

247

quedes atrapado en patrones de pensamiento que están repletos de lo que llamamos "distorsiones cognitivas". Por ejemplo, podrías involucrarte en "todo o nada" pensando de manera incorrecta en términos de "siempre" o "nunca". Tal pensamiento distorsionado aumenta tu vulnerabilidad a las emociones difíciles.

Si tienes problemas con la regulación emocional o el estilo de pensamiento, busca ayuda. Hay una serie de recursos. Por ejemplo, los terapeutas competentes capacitados en Terapia Conductual Dialéctica, se especializan en ayudar a las personas a aprender a regular sus emociones. Los psicólogos que realizan TCC (terapia cognitiva-conductual) pueden ayudarte con los patrones generalizados de pensamiento distorsionado y/o puedes echar un vistazo a libros como el clásico: *Sentirse bien, del Dr. David Burns.*

La Depresión y la Situación Actual del Paciente

A lo largo del camino hacia el tratamiento integral de los pacientes con depresión, analizamos a continuación la situación actual de la vida del paciente: sus eventos recientes en la vida y otras circunstancias. Cuando se toma en cuenta la situación actual, las emociones de una persona casi siempre son fácilmente comprensibles.

A veces los pacientes se encuentran en medio de circunstancias abrumadoras o se sienten estancados en situaciones que no saben cómo atravesar. No subestimes el impacto del estrés situacional actual en tu funcionamiento físico y psicológico. Tomarse el tiempo para fortalecer el cuerpo mientras aprendes a manejar psicológicamente tus factores actuales de estrés es muy importante. Parte de este manejo involucra resolver problemas y aprender lo que tus emociones te están diciendo, y algo de esto implica adherirte como pegamento a los tres grandes: dormir, comer sano y hacer ejercicio.

La Depresión y el Sueño

La conexión entre el sueño y la depresión es enorme. De hecho, esta es una de las áreas principales en las que los protocolos actuales para el tratamiento de la depresión tienen que cambiar drásticamente, ya que lo que sabemos de la investigación actual simplemente no suele ponerse en práctica. La mayor parte de la terapia para la depresión se centra en la medicación o la medicación más la terapia cognitiva-conductual. Las investigaciones muestran que el sueño puede ser causal en la depresión y en otros trastornos del estado de ánimo, pero esta idea no ha permeado la práctica por mucho tiempo. Debes, realmente, cambiar tu vida para dormir lo suficiente si deseas tener alguna esperanza de mantener tu salud psicológica y fisiológica.

La falta de sueño no solo es considerada hoy una causa de depresión, sino que esto también puede mantener deprimida a una persona que ya está deprimida[124]. Para empeorar las cosas, una persona previamente deprimida tiene más probabilidades de dormir peor, incluso después de que la depresión haya desaparecido. Un estudio encontró que el 45% de los adultos con depresión previa (pero no actual) mostró síntomas de sueño problemático en comparación con solo el 17% de los adultos sin depresión previa[125]. Además, los síntomas de dificultades continuas con el sueño aumentan el riesgo de que la depresión regrese[126].

Échale un vistazo a tu relación con el sueño

Si no duermes regularmente unas ocho horas por noche, es importante que eches un vistazo más de cerca. Examina nuestros puntos sobre cómo obtener un mejor control de tu sueño, como se trató en el libro anteriormente. Si estás deprimido y tienes muchos problemas para dormir, ten en cuenta que hay varias cosas que mejorarán el sueño, incluso para una persona con depresión. Pero todas ellas implican hacer algo (como el ejercicio) y, cuando estas deprimido, es muy difícil lograr que hagas algo. Por lo tanto, te recomiendo que busques ayuda profesional; y tal vez, además, consigas a un amigo cercano para que te ayude a comenzar.

La depresión y apoyo social

La evidencia de que el apoyo social está ligado al bienestar emocional es muy, muy clara. Lo que quizás aún no hayas escuchado es que el apoyo social está vinculado al bienestar fisiológico. Estar con personas en realidad mejora tu sistema inmunológico de varias maneras. Las células T y las células NK son partes importantes de tu sistema inmunológico. Ambos están influenciados por estar con personas. Los grupos de apoyo para personas que luchan contra el cáncer se han convertido en una norma hoy en día debido a su efecto positivo observado en el funcionamiento fisiológico así como en el psicológico. En pocas palabras, las personas que socializan más, mueren menos pronto. Tener una red confiable de apoyo social es una prioridad importante para cualquier persona, incluso las personas introvertidas que tienden a dedicar menos tiempo y esfuerzo a nutrir su red de apoyo social.

Las personas deprimidas tienden a retirarse del funcionamiento social. Una de las terapias que ayuda con la depresión involucra un tratamiento llamado Terapia de "activación". La idea aquí es ser más activo. Sal y haz cosas, involúcrate más, está con las personas incluso cuando no quieras hacerlo. Y cuando estás deprimido, ¡a veces no quieres estar con la gente! Pasar tiempo socializando puede parecer abrumador y podría parecer la última cosa en la que estás interesado cuando estás deprimido. Mejorar la depresión depende mucho de tu disposición a hacer las cosas necesarias para mejorar, incluso cuando realmente no desees hacerlo. No hay píldoras mágicas para nadie, y el "trabajo" de mejorar es definitivamente un trabajo duro.

La depresión y el ejercicio

Definitivamente no puedes subestimar el impacto del ejercicio en la depresión... o en cualquier enfermedad "mental". No puedo enfatizar lo suficiente que el impacto del ejercicio en tu salud general y tu bienestar emocional es tan notable que nadie puede permitirse el lujo de no hacer ejercicio. El otro día leí una gran cita de

Edward Stanley: "Aquellos que piensan que no tienen tiempo para hacer EJERCICIO FÍSICO, tarde o temprano tendrán que encontrar tiempo para una enfermedad". Incluso la investigación médica psiquiátrica apoya el ejercicio como tratamiento de primer nivel para la depresión; un estudio encontró que el ejercicio era tan efectivo como un antidepresivo en particular (específicamente la sertralina, también conocida como Zoloft)[127]. Otras investigaciones han encontrado que las personas que usan el ejercicio para combatir la depresión, tienen tasas de recaída más bajas que las que tomaban antidepresivos[128].

El ejercicio hace mucho más que simplemente estimular las endorfinas, hacer que te sientas bien contigo mismo o incluso crear nuevas células cerebrales. El ejercicio desencadena una red de efectos positivos de gran alcance en el cerebro, en el cuerpo y tu estado de ánimo[129], una red de efectos que va mucho más allá de lo que podría decirte en este libro. En pocas palabras, el ejercicio es la salud del cerebro en acción.

La depresión y la nutrición

Repaso la importancia de la nutrición con todos mis clientes, deprimidos o no. Durante mucho tiempo la ciencia afirmó que la dieta tenía poca o ninguna relación con la salud mental. Algunas de estas afirmaciones están cayendo rápidamente en el camino a medida que los investigadores echan una mirada más cuidadosa y mejor instrumentada sobre el papel de la nutrición en los trastornos mentales. Este es solo un ejemplo: un estudio reciente muestra que la depresión está relacionada con los niveles plasmáticos de carotenoides[130]. Los carotenoides provienen de frutas y verduras coloridas como las zanahorias, las espinacas, las papas, los pimientos, las coles, los tomates, y las papayas. En una muestra de casi 1000 hombres y mujeres mayores (65 años de edad o más), los niveles más altos de carotenoides en la sangre se asociaron con una probabilidad significativamente menor de tener un estado de ánimo deprimido seis años después. Los niveles bajos de carotenoides predijeron la depresión. Por lo tanto, comer verduras, especialmente las de colores, te protegerá de la depresión.

La depresión y el historial

El trauma nos sucede a muchos de nosotros, y tal vez a la mayoría de nosotros. Algunos hemos experimentado eventos verdaderamente horribles que van más allá de lo que consideramos la vida "normal". Los traumas pasados pueden dejar su huella en la forma en que manejamos las emociones, la forma en que nuestro cerebro se ve o actúa (huellas fisiológicas) y, en particular, en nuestros comportamientos aprendidos (la forma en que percibimos y reaccionamos ante diversos eventos). La buena noticia es que podemos cambiar nuestras vidas lo suficiente como para dejar el trauma en el pasado. Podemos enseñar a nuestras mentes y a nuestros cuerpos respuestas nuevas y más adaptativas para los acontecimientos del momento presente. Mi interés principal en esta área es enfatizar lo siguiente: Si estás interesado en el cambio, debes crear un cambio con todo tu ser (cuerpo y mente). Debes originar la salud mente-cuerpo, sin esperar más tiempo. Tu cerebro fue modelado por tu pasado, pero puedes remodelarlo en tu presente basándote en cómo lo cuidas. Tienes una opción, puedes ceder al pasado y renunciar al cambio permaneciendo miserable, o puedes hacer todo lo necesario para efectuar un cambio real. Hay cosas que puedes hacer que realmente funcionarán, y negarse a hacerlas para echarle la culpa a algo/alguien y responsabilizarlo de manera más completa solo te mantendrá miserable. Claro, no quieres hacer ejercicio. Claro, lo que haya pasado no fue culpa tuya. Pero tú eres el único en el momento presente que está viviendo tu vida. ¡Así que vive tu vida, no dejes que tu pasado la viva por ti! Tu pasado la vivirá miserablemente, pero tú tienes todo el poder que necesitas para decidir ser valiente y vivir de manera diferente.

Nuevas Ideas Sobre la Depresión

Lo que hemos visto hasta ahora es que la ciencia demuestra que la depresión responde a lo que tradicionalmente pensamos como cosas exclusivamente físicas como los probióticos, el ejercicio, la vitamina D, los ácidos grasos omega-3 y el sueño de mejor calidad. Lo que los científicos han descubierto más recientemente es quizás aún más inesperado:

Un creciente cuerpo de evidencia (que incluye tres metaanálisis[131]) muestra que la depresión está estrechamente relacionada con la inflamación[132, 133, 134]. El número de episodios depresivos previos no solo se asocia con marcadores de inflamación posteriores, sino que las respuestas inflamatorias también están asociadas con el inicio de la depresión así como el riesgo de su recurrencia.

Una de las pistas originales de este vínculo entre la depresión y la inflamación fue que cuando a los pacientes se les administró el medicamento Interferón, que aumenta la inflamación, tuvieron una alta probabilidad de desarrollar síntomas (si no es que un episodio diagnosticable) de depresión en unos pocos meses[135].

Algunas personas con depresión pueden tener niveles normales de inflamación, y algunas otras personas sin depresión pueden tener altos niveles de inflamación. Sin embargo, la evidencia muestra que, como grupo, las personas con depresión generalmente tienen niveles más altos de inflamación que las personas sin depresión. Además, en tanto que la cantidad de inflamación incrementada que se asocia con la depresión puede ser relativamente menor, es al mismo tiempo suficiente para crear un riesgo significativo de desarrollar más adelante problemas relacionados con la inflamación como enfermedades cardiacas, derrames cerebrales, cáncer, diabetes y demencia[136]. El posible punto de conflicto que impide que algunos acepten por completo el enlace inflamación-depresión es que la inflamación está conectada a tantas otras variables además de la depresión, que es difícil identificar vías específicas y confiables hacia y desde la depresión.

Entonces, si la depresión está relacionada con la inflamación, mi pensamiento inmediato se

255

dirige hacia todos los tratamientos "físicos" de los que hemos estado hablando. ¡Me parece muy convincente que la lista de lo que ayuda a reducir la depresión (ejercicio, vitamina D, ácidos grasos omega-3 y el sueño) son cosas que reducen la inflamación![137,138]

Una cosa realmente conduce a otra, ¿no es así?

La inflamación y la depresión

Si tu médico ha realizado recientemente alguna prueba de sangre para buscar marcadores de inflamación, una de esas pruebas fue probablemente el nivel de PCR, que significa proteína C reactiva. La PCR es justo lo que dice que es: una proteína que se encuentra en la sangre que reacciona a su nivel de inflamación general y, por lo tanto, puede usarse como una medida de la inflamación. Los niveles más altos de PCR indican una inflamación general más alta, lo que a su vez indica que hay un problema que debe resolverse. Cuál es el problema real, sin embargo, es menos claro. A veces, una inflamación más elevada está relacionada con el uso de la terapia de reemplazo hormonal, o con la obesidad, o incluso con el embarazo. Debido a que la PCR es un indicador un tanto general de los niveles de inflamación, no apunta a ninguna enfermedad específica, sino que muestra que puede haber una infección o inflamación subyacente en tu cuerpo. Los niveles más bajos de PCR son mejores para tu riesgo de una seria de enfermedades relacionadas con la inflamación, incluida las enfermedades cardiovasculares. Los niveles de PCR también están relacionados con la depresión. Un artículo en el 2012 vincula los niveles de PCR con los episodios acumulativos de depresión, mostrando que en 1420 personas (incluidos los niños), la cantidad acumulada de depresión para cada persona se asoció significativamente con los niveles de PCR[139]. La depresión también aumenta el riesgo de inflamación en pacientes con insuficiencia cardiaca, otro estado patológico inflamatorio[140]. Así que parece que hay evidencia de que la depresión de hoy puede elevar tu nivel de inflamación mañana.

Una cosa multiplica exponencialmente a otra

Una dieta deficiente, concurrente con el estrés (el estrés puede incluir a la depresión) se combinan para crear condiciones aún peores de las que cualquiera de las dos crearía por sí sola. Una dieta deficiente más estrés no es meramente aditivo en su impacto negativo sobre la depresión. Parte de la razón de ser de esto es que el estrés crea una respuesta metabólica a las comidas poco saludables aún peor de lo que realmente mostrarías si no estuvieras deprimido. ¡Tus elecciones alimenticias son importantes! Afectan tu estado de ánimo además de afectar la inflamación y la actividad del nervio vago, el nervio largo que se extiende desde el cerebro a lo largo de algunas parte del cuerpo. La actividad del nervio vago también se vuelve para afectar la inflamación. Aquí el efecto es bueno: estimular el nervio vago puede disminuir la inflamación. La estimulación del nervio vago también ayuda a aliviar la depresión. Asimismo, el nervio vago está involucrado en la digestión, la absorción y el metabolismo de nutrientes[141]...lo que a su vez influye en la inflamación y en la depresión. Si aún no estás mareado por leer este párrafo, estás viendo que las conexiones aquí son increíblemente multidimensionales.

Aquí hay más capas: tu salud intestinal es absolutamente central en tu nivel general de inflamación. No solo existe una correlación entre la depresión y la inflamación gastrointestinal, sino que un número creciente de estudios clínicos apunta a la utilidad de los probióticos, los ácidos grasos omega-3, la vitamina D y las vitaminas B en el tratamiento de la inflamación para el cuerpo, para el cerebro, y para la depresión[142].

En resumen, la inflamación y la depresión están estrechamente relacionadas. La inflamación también parece subyacer a toda una serie de trastornos. En lo que respecta a tu salud, puede ser que la inflamación no sea solo uno de los muchos factores de riesgo, sino que es el único factor de riesgo que subyace a todos los demás.

Ya en este punto debe quedarte claro que el tratamiento de la depresión se logra mejor utilizando el cuerpo además de la mente. Dejar el cuerpo fuera de cualquier plan de tratamiento de la depresión simplemente va en contra de la evidencia empírica. Comprender el impacto generalizado del cuerpo en la depresión puede ser increíblemente esperanzador para las personas con este tipo de problemas. En lugar de depender de medicamentos que pueden no ser útiles y que vienen con una serie de efectos secundarios no deseados, puedes tener mucho

258

más poder sobre tu salud mental al *Solucionar* tu salud fisiológica.

El contexto holístico

Algo que es importante señalar es que, como una cosa siempre lleva la otra, debemos darnos cuenta de que hay una multitud de razones por las que ocurre la depresión. Una "solución de pastilla" no es realista, ya que casi siempre hay más de una cosa que no está bien. Confiar en una sola intervención sin mirar el contexto general del arreglo particular que estás tratando de hacer es como intentar que tu automóvil arranque cuando le falta la mitad del motor. Claro, podría estar sin gas, pero agregar gas no será suficiente para solucionar el problema. Y una vez que el motor haya sido arreglado, seguirá necesitando gasolina. De manera similar, algunas de las intervenciones dirigidas a la depresión son necesarias pero no suficientes por sí solas. Si continúas comiendo alimentos procesados y tomando azúcar, tomar un probiótico para corregir su depresión no será suficiente. Esto no significa que los probióticos no funcionen, simplemente significa que no puedes ignorar el contexto holístico de tu salud y pensar que una intervención selectiva será suficiente para superar todo lo que está fuera de control.

¿Por dónde empezar?

Ahora que has leído el material de este capítulo, siéntate por unos momentos. Dale un vistazo a tu vida. Identifica los factores que contribuyen activamente en cómo te van las cosas. Reflexiona sobre lo que podrías hacer de una manera diferente. Luego, encierra en un círculo o enumera las dos o tres cosas principales que más te interesa abordar ahora.

Especialmente, ya que este es el capítulo sobre la depresión, si estás deprimido, o crees que puedes estar luchando contra la depresión clínica en este momento, consulta a un profesional.

Recuerda, está bien sentirse desmotivado. Sentirse desmotivado tiene poco que ver con si realmente se ponen o no en práctica conductas útiles. Puedes llevarle la siguiente lista a tu médico y solicitar su asistencia para implementar inmediatamente algunos de los elementos de este plan.

Un programa mente-cuerpo para tratar la depresión basado en la evidencia

1. Prueba una combinación de adaptógenos (véase la barra lateral) para ayudarte a tener la fuerza y la energía necesarias para comenzar el tratamiento y comenzar a hacer, con un poco de estímulo, algunas de las otras cosas que te son demasiado abrumadoras. Además, muchos adaptógenos tienen un efecto que levanta el

¿Qué son los adaptógenos?
Los adaptógenos son un tipo de hierbas que tienen un beneficio no específico en el organismo. Estos pueden mejorar las reacciones del cuerpo ante el estrés, aumentar la energía, mejorar el sistema inmunológico y el sueno, entre otros beneficios.
Algunos ejemplos incluyen:
Rodiola
Eleuthero
Astrágalo
Ginseng americano
Ashwaganda

ánimo y actúan disminuyendo la depresión y la ansiedad.

2. Agrega vitamina D3 (con K2) y un suplemento de ácidos grasos omega-3 de buena calidad. No escatimes en esto, necesitas una cantidad suficiente de ambos. Recuerda que tu objetivo es un nivel terapéutico.

3.   Comienza a hacer ejercicio. Sí, si estás deprimido, se requiere más esfuerzo para comenzar a hacer ejercicio que si no lo estás, así que comienza despacio, ya que este paso puede ser bastante intimidante. Para empezar, puedes intentar saltar 2 minutos en un trampolín. Cualquier cosa es mejor que nada. Sé amable con tu cuerpo para que no te lastimes, ya que esto te hará retroceder más de lo que quisieras. Se inteligente para aumentar gradualmente lo que estás haciendo sin abrumarte.

4.   Exponte al sol; todos los días, si puedes, y dedica unos minutos a "tomar el sol". No se trata de broncearse, sino de exponerse a la fuerza curativa del sol. Estírate, respira y absorbe algunos de esos excelentes rayos que producen vitamina D. Pararte de frente al sol en la mañana cuando despiertes ayudará a tus ritmos circadianos. También sabemos que la exposición al sol aumenta los niveles de serotonina. Se alcanza un nivel terapéutico antes de que tu piel se vuelva rosada.

5.   Arregla el intestino. Esto incluye el tratamiento de alergias alimentarias (o al menos, no comer los alimentos que provocan alergias), el tratamiento de problemas de intestino

permeable, la reducción de la ingesta de azúcar (probablemente drásticamente), beber agua y eliminar sodas y jugos de frutas (no las frutas enteras) y tomar un probiótico de calidad. Toma ese probiótico adecuadamente, lo que generalmente significa que lo tomes sin nada, excepto agua, unos 20 minutos antes de comer.

6.   Haz algo todos los días que te dé una sensación de logro. Haz algo que sea un poco desafiante pero no demasiado abrumador. Me gusta decir que estás buscando un equilibrio en algún lugar entre el trabajo relacionado con cerrar y abrir una puerta (demasiado fácil) versus curar el cáncer (demasiado difícil). Haz algo diariamente de lo que puedas sentirte orgulloso, incluso si solo se trata de "limpiar" los mostradores de tu cocina o de cambiar el aceite de tu automóvil. La parte importante de tu decisión no es tanto lo que elijas hacer, ¡sino que te permitas sentir el logro! No aplastes tu sentido de haber logrado algo en una tarea completada diciéndote instantáneamente que realmente no fue tan difícil, que cualquiera podría hacer lo mismo, ¡o que deberías haberlo hecho antes! Si cada logro es como un ladrillo en la pared contra la depresión, decirte que tus logros no son buenos es como emplear tu propia máquina de demolición de ladrillos. Hacer ladrillos solo para aplastarlos ¡definitivamente no es un buen uso de la energía! Si te encuentras pensando que tus logros no te causan alegría, observa con bondad que esto es lo que estás haciendo y luego aléjate suavemente ese pensamiento.

7. Arregla las facultades distorsionadas y aumenta tu nivel de regulación emocional. Un contribuyente a la depresión que puede permanecer, incluso después de que muchos de los problemas mencionados anteriormente hayan sido resueltos en gran medida, es un sentido empobrecido de uno mismo. La falta de límites saludables, la falta de autoestima positiva y un sentido de incompetencia general pueden contribuir a este sentimiento de auto-empobrecimiento. Un hilo común que subyace a cada una de estas "carencias" es una gran escasez de lo que, en los círculos de psicología, ha comenzado a llamarse "autocompasión". Para más información, dirígete al capítulo de la auto-compasión.

8. Haz algo todos los días para mejorar tu estado de ánimo más allá de las cosas que te dan una sensación de logro. Además del ejercicio, bailar y cantar también elevan el ánimo y curan los sistemas emocionales del cerebro. Mirar fotos de seres queridos ayuda a calmar el cerebro. Otra forma de "despertar" a tu cerebro racional y calmar tus sentimientos de ansiedad es jugar juegos de palabras que impliquen encontrar conexiones comunes entre palabras diferentes y aleatorias. Por ejemplo un pensamiento que podría conectar las palabras camello, oficina y aerodeslizador es este: "¡Salté del aerodeslizador a un camello y até el cajón del buró detrás de mí al salir galopando!" No hay formas correctas o incorrectas de conectar palabras. Puedes conectarlas con una historia o mediante cosas que notes sobre las letras o sílabas. En realidad, cualquier idea de conexión creará el tipo de

263

impacto cerebral que estás buscando. Encontrar una idea de conexión sobre objetos aparentemente no relacionados aumenta las endorfinas y da como resultado un estado de ánimo positivo[143]. Agrega deliberadamente actividades diarias que te provoquen sentimientos placenteros. Tienes que planear tener estos sentimientos —no puedes esperar a que caigan del cielo—. Es normal tener que planear para que esto suceda. Si estas atorado pensando que las personas normales experimentan automáticamente eventos que aumentan su estado de ánimo sin siquiera tener que planificarlos, tómate algún tiempo para desafiar este pensamiento distorsionado.

9. Intenta agregar elementos como la terapia de luz o la electroterapia de estimulación craneal (véase alpha-stim.com). Ambas intervenciones son muy útiles clínicamente y ambas tienen buenas bases en la ciencia. Informes muestran que el tratamiento con Alpha-Stim supera a los antidepresivos, es antiinflamatorio, te ayudará a dormir mejor y a reducir la ansiedad.

10. Sé amable contigo mismo. Tratar de forzarte por salir de la depresión no es eficaz a largo plazo y a menudo tampoco trabaja a corto plazo. Hacer las cosas que hemos enumerado con el tiempo ayudará con tu estado de ánimo. Preocuparse por estar deprimido solo empeorará las cosas. Con calma. Solo da un paso a la vez... ¡preferentemente un paso afuera bajo el sol y con tus zapatos para caminar puestos!

Capítulo Trece

El síndrome del Intestino Irritable

Casi todo el mundo recuerda haber escuchado la frase "eres lo que comes". Ad nauseam, ¿cierto? La verdad es que tú eres lo que comes más de lo que tu o tu maestro de ciencias de quinto grado podrían haber sospechado.

En primer lugar, solo eres una décima parte humano. ¡Tal vez tus hermanos o tu cónyuge ya te han dicho esto! Pero fuera de broma, tu cuerpo es mayormente bacteria; de hecho, las bacterias superan en número a las células humanas en un 10 a 1. Este número no tiene que ver con el tamaño o el peso, ya que las bacterias son mucho más pequeñas que las células humanas. Llevamos dentro de nosotros una enorme cantidad de bacterias asombrosas (flora amigable) en las que confiamos para funcionar. Puede ser que en ninguna parte del cuerpo esto sea más cierto que en tus intestinos.

Si realmente comprendieras todas las grandes cosas que tus bacterias intestinales hicieron por ti, estarías cuidándolas muy bien y agradeciéndoles día, tarde y noche. Tal vez este capítulo te inspire a ser agradecido al prestar una cuidadosa atención a lo que comes por la mañana, al mediodía y por la noche. Lo que comes tiene un efecto poderoso en las bacterias de tu intestino y, como verás, las bacterias intestinales son la base de la salud digestiva. De hecho, los principales científicos en el campo ahora teorizan que un desequilibrio en la flora digestiva es quizá la causa principal del Síndrome del Intestino Irritable.

El SII es un excelente ejemplo de un problema con múltiples causas y múltiples soluciones. Una de las razones de esta confusión que rodea al SII es que las personas están tratando frenéticamente de identificar la respuesta de la pócima mágica: la única cosa que la causó y la única cosa que la curará. El resultado de esta frenética misión de búsqueda y descarte es que es fácil perder el panorama general cuando estás buscando una pócima mágica.

Cuando estaba en la escuela de postgrado, nunca soñé que el funcionamiento del intestino pudiera estar relacionado con cosas como la depresión, o que muchos[ww] de mis clientes ansiosos también tuvieran problemas digestivos.

[ww] Mis clientes piensan que estoy adivinando mágicamente la realidad cuando les pregunto por sus problemas digestivos. Mientras que no se los digo, no se dan cuenta de que casi todos los clientes ansiosos que veo también tienen problemas estomacales importantes.

¡Nunca imaginé que enseñar a los clientes cómo funcionaban sus intestinos sería una parte relevante de la terapia orientada psicológicamente! Pero la salud intestinal es crucial, fundamentalmente importante.

¿Qué es el Síndrome del Intestino Irritable (SII)?

El síndrome del intestino irritable (SII o IBS por sus siglas en inglés) es un término para describir un grupo de problemas que incluyen principalmente dolor en el abdomen, distensión abdominal y estreñimiento y/o diarrea. Hasta hace poco, la ciencia médica creía que el SII no tenía una causa física y era simplemente el resultado de que los pacientes se angustiaban por el funcionamiento de sus intestinos. Se les prescribió este o aquel medicamento (generalmente laxantes o medicamentos contra la diarrea) y luego siguieron con su camino. Sin embargo, ahora los médicos están empezando a darse cuenta de que el SII es un trastorno real con causas físicas. No obstante, la ciencia que subyace a nuestra comprensión del SII sigue siendo limitada por lo que podemos medir.

> **¿Qué es el tubo digestivo?**
>
> El término "tubo digestivo" se refiere a lo siguiente: el tracto gastrointestinal, el tracto digestivo, el tracto gastrointestinal, el canal alimenticio y algunas veces el estómago y los intestinos. Tubo digestivo es un término utilizado tanto en la literatura científica y la médica, así como fuera de la literatura médica.

Lo que sí sabemos es esto: los síntomas

más comunes del SII son el dolor abdominal, el alivio de ese dolor abdominal con la acción intestinal, presencia de moco en las heces y una sensación de evacuación incompleta. El SII típicamente se agrava de vez en cuando y luego parece entrar en remisión. El promedio de brotes de síntomas dura aproximadamente siete días al mes con dos episodios por día (que duran en promedio una hora cada uno). Las exacerbaciones a menudo se asocian con estrés como el de la ansiedad o la depresión[144], y algunos teorizan que debido a la conexión entre la mente y los intestinos, las exacerbaciones incluso causan ansiedad y depresión.

El SII es un problema muy común y es la segunda razón más común por la que la gente pierde días de trabajo, después del resfriado común. Por lo menos el 10 al 15% de la población general sufre del SII[145], con algunos cálculos que alcanzan el 20% de la población[146].

El SII ocurre con más frecuencia en mujeres que en hombres. Los tratamientos convencionales más comunes incluyen el manejo de síntomas a través de medicamentos o cambios en el estilo de vida (cosas como eliminar productos lácteos o aumentar el ejercicio).

Cuando se les diagnostica inicialmente el SII, muchas personas reciben de sus médicos las desalentadoras noticias de que podrían estar estancados con esta miseria por el resto de sus vidas. No obstante, los datos realmente muestran que la mitad de todos los pacientes con SII se han recuperado ya en su siguiente visita de seguimiento. Además, resolver los factores de estrés (divorcio, bancarrota, etc.) les ayuda a algunas personas con SII a mejorar

268

significativamente[147], ya la conexión mente-cuerpo funciona en ambos sentidos: puede ayudar a desencadenar una enfermedad y también puede ayudar a resolverla.

Puedes imaginar que, durante un ataque de SII, la persona afectada podría estar pensando "¿Por qué, por qué yo? ya que SII suena terriblemente miserable. Desarrollos recientes en la ciencia están trabajando en la pregunta ¿por qué a alguien? A medida que la conexión entre el cerebro y el intestino se hace más evidente en un estudio tras otro, es más fácil ver cómo los principales factores de estrés (la mente) pueden afectar al sistema inmunológico (cuerpo). Esta conexión es otro ejemplo claro de por qué continuar creyendo en la división mente-cuerpo es tan del siglo pasado. Ahora vamos a profundizar en los detalles.

Muchos contribuyentes causales

Hay un gran número de contribuyentes especuladores al desarrollo del SII. Algunos de estos contribuyentes simplemente crean una vulnerabilidad y otros son favorecidos como posibles causas subyacentes del SII. Una de las razones por las que hay tanta confusión en esta área es, como dije, que los investigadores están buscando *la* causa: la Pócima Mágica. Lo que detallo aquí son algunas de las múltiples posibilidades que probablemente contribuyan. En lugar de una sola causa mágica, el SII es probablemente el Mustang con el problema del sensor de flujo de aire masivo que mencione en el segundo capítulo. La solución requiere múltiples soluciones para múltiples causas.

Historia familiar y aprendizaje social

Tener una historia familiar del problema es un factor de riesgo. Esto se debe a que la genética contribuye al SII, así como a las cosas que aprendes de tu familia a través de la interacción social ("aprendizaje social"). Estos factores aprendidos socialmente pueden incluir desde engullir la comida sin masticar hasta quedarse despierto tarde debido a ansiedad severa.

Infecciones previas, alergias alimentarias y gluten

Las infecciones del estómago bacterianas o virales previas también aumentan considerablemente el riesgo de SII. La gastroenteritis aumenta siete veces el riesgo de SII. Las alergias a los alimentos, el crecimiento excesivo de Candida y la intolerancia al gluten, tienen el potencial de dañar el tejido epitelial del intestino, creando así una vulnerabilidad a la infección por patógenos. Hay una gran cantidad de información (aunque confusa y contradictoria) fácilmente disponible sobre estos temas y probablemente se necesitarían varios libros para discutirlos adecuadamente, así que te dejo que investigues más si estás interesado.

El estrés y el SII

Quizá ninguna de las enfermedades de las que hemos hablado en este libro sean culpables tan frecuentemente de causar estrés como el síndrome del intestino irritable. Hay una buena razón de esto —las personas que están bajo estrés realmente son mucho más propensas a tener síntomas de SII. Por ejemplo, un estudio de más de 1700 estudiantes de enfermería y medicina (¡personas que sabemos que están estresadas!) Mostraron que su tasa de SII era el doble o el triple de la tasa de SII entre la población general[148]. No solo eso, sino que más del 40% de las mujeres en este grupo de estudiantes con alto estrés sufrieron de SII. Aquellos que tenían SII también tenían ansiedad, depresión, eventos estresantes de la vida y trastornos del sueño significativamente más altos. Curiosamente, también pasaron más tiempo sentados en lugar de estar de pie o caminando en comparación con las otras personas en el estudio, y se saltaron más comidas y comieron más alimentos procesados.

Algunos estudios sugieren que el tipo de estrés del que estamos hablando aquí es estrés "extremo", el tipo relacionado con la ansiedad y la depresión clínica, y no el tipo común que proviene de los factores estresantes más comunes y corrientes[149]. Un estudio sugirió que puede ser que, para las mujeres, la ansiedad clínica y la depresión sean lo que predice los síntomas del SII, pero para los hombres, el estrés relacionado con el trabajo es lo que provoca el SII[150].

La evidencia fuertemente señala al estrés tanto como un contribuyente significativo a los brotes del SII, así como a la constancia y gravedad de los síntomas del SII[151]. Una explicación para esto es el cortisol, la hormona que se libera cuando una persona experimenta estrés. Cuando se señala la liberación de cortisol durante el estrés, el funcionamiento

271

gastrointestinal cambia. Este cambio estimula al sistema inmunológico a liberar células proinflamatorias que pueden crear una inflamación de bajo grado en el intestino. En la mayoría de la población, el cortisol ayuda a reducir este tipo de inflamación, pero en los pacientes con SII, los niveles de células proinflamatorias permanecen elevados[152].

Cuando tu cuerpo reacciona constantemente a los factores estresantes como si estuvieras siendo perseguido por un tigre, es probable que tu respuesta al estrés sea un problema o que haya muchos tigres alrededor. La interacción entre las respuestas al estrés y el sistema inmunológico parece ser lo que empeora los síntomas del SII.

Historia de Abuso y SSI

Además de los factores estresantes de la vida actual, tales como el trabajo o la escuela, los factores estresantes como el abuso, ya sea en la infancia o en la edad adulta, también aumentan la probabilidad de presentar SII153. Más específicamente, las mujeres con SII tienen más probabilidades de haber sufrido castigos físicos, abuso emocional o trauma general en su pasado. De esos factores, el predictor más fuerte del SII fue el abuso emocional[154] —una buena razón para buscar ayuda competente para recuperarse de cualquier tipo de abuso, incluyendo el abuso emocional.

El estrés prematuro & el aumento de la sensibilidad al dolor intestinal

272

Hay cierta evidencia de que los factores estresantes de la vida temprana afectan lo que se llama la "sensibilidad visceral" (sensibilidad al dolor) del intestino. Esta investigación se realizó utilizando un modelo animal de dolor y estrés. Un grupo de ratas fueron estresadas al ser separadas de sus madres a una edad temprana.

Schizandra: un adaptógeno

Schizandra chinensis, comúnmente conocida como schizandra, es una baya nativa de China. Su nombre chino proviene del hecho que sus bayas parecen contener los cinco sabores básicos (dulce, salado, ácido, picante y amargo). Así que definitivamente no es el tipo de baya que disfrutas en la boca o con la que harías una tarta (pay).

La Schizandra no es conocida solo su sabor. Es una de las hierbas más importantes en la Medicina Tradicional China, la que indica que se ha utilizado una y otra vez por más de 2,000 años.

Esta baya es conocida por aumentar la energía, estimular el sistema inmunológico y por su efecto protector en órganos como el hígado, los riñones y los pulmones. También ha mostrado mejorar la concentración, la resistencia, la precisión y el estado de ánimo.

Como adaptógeno, schizandra tiene un efecto benéfico general sobre el organismo. Trabaja a nivel celular proveyendo nutrientes y antioxidantes al cuerpo; tiene una acción antiinflamatoria para sanar y apoya la nutrición.

Cuando se les comparó con ratas que no fueron estresadas de esta manera, las ratas estresadas mostraron mayor dolor intestinal. Curiosamente, a las ratas en este estudio se les administró la hierba adaptógena *schisandra*. Las ratas que recibieron schisandra mostraron un aumento en su umbral de dolor. El estudio concluyó que la schisandra puede revertir la sensibilidad visceral en el intestino (al menos en las ratas)[155].

SIBO: Un Serio Contendiente Causal

SIBO[xx] (un crecimiento excesivo de bacterias en el intestino delgado) se considera un claro colaborador de SII, aunque es un problema del que todavía estamos aprendiendo. Creemos que la SIBO se produce cuando hay un crecimiento excesivo de bacterias en el intestino delgado. Puede ser que esta infección ocurra cuando no hay suficiente flora amigable para eliminar los patógenos invasores, por lo que estos llegan al intestino delgado y se multiplican. Todavía no estamos realmente seguros de esto porque no entendemos al intestino delgado lo suficiente.

[xx] No es la población de Suecia. Todavía puedes viajar a Suecia sin dañar tu intestino delgado.

Para explicar el SIBO, primero permíteme ayudarte con un poco de "geografía". El estómago se conecta al intestino delgado, el cual se compone de tres partes. La parte derecha, donde se

conecta con el estómago, se llama duodeno. La larga parte media se llama yeyuno; mide aproximadamente 2.5 centímetros de diámetro y aproximadamente 2.4 metros de largo. La última parte del intestino delgado es el íleon y tiene entre 1.8 y 4 metros de largo. El lugar donde el intestino grueso se engancha al intestino delgado se llama ciego. El intestino grueso, o colon, sube desde el lado inferior derecho de tu abdomen, cruza por tu parte media y baja por tu lado izquierdo hacia el recto, terminando finalmente en la abertura llamada ano. El intestino grueso es de aproximadamente 7.5 centímetros de diámetro.

La comida se descompone primero en tu boca y luego en tu estómago en una sustancia pegajosa llamada quimo. El quimo viaja al intestino delgado donde todo nutriente disponible es absorbido en el cuerpo tanto como sea posible. El intestino grueso también puede extraer algunos nutrientes, pero su propósito principal es extraer el agua del quimo, convirtiéndolo en heces para que los desechos puedan salir del cuerpo. Una vez que las heces entran en el recto, hay una sensación de urgencia para evacuar el intestino. Aunque es normal que las heces estén en el colon, el recto normalmente debe de estar vacío. Las heces que no son completamente evacuadas del recto se secan, creando un bloqueo.

Una teoría sobre la causa del SII es que las bacterias encuentran, de alguna manera, un pasaje a través del ciego de vuelta al intestino delgado (hacia atrás a través de la válvula ileocecal), y luego estas bacterias causan todo tipo de estragos en el intestino delgado. Por lo tanto, cuando el SII responde bien a los antibióticos, como ocurre ocasionalmente, esta respuesta positiva posiblemente se da porque esas bacterias patógenas en el intestino delgado finalmente mueren. Sin embargo, puesto que el problema original —el portón de entrada que permite que las bacterias viajen del intestino grueso al intestino delgado— permanece abierto, las bacterias eventualmente vuelven a subir al intestino delgado, provocando otra ronda de brotes de SII. Luego, gracias al tratamiento antibiótico anterior, la población de probióticos que podrían haber ayudado a mantener los patógenos bajo control, ahora ya no es capaz de funcionar muy bien. Esto solo es una explicación de cómo SIBO puede contribuir al SII. En este punto, los científicos aún no tienen suficiente información para dar respuestas más claras.

La motilidad: otro factor causal

Una teoría relacionada trata con lo que se llama *motilidad*, es decir, el movimiento coordinado de los intestinos[156]. Después de comer, tus intestinos se contraen y mueven los alimentos, o el quimo, de un lado a otro a lo largo de sus conductos, mezclándolo con enzimas digestivas. La comida luego se mueve a través del intestino delgado y hacia el intestino grueso. Esto puede tomar entre dos y cinco horas. Cuando no has comido, tu intestino delgado tiene un patrón de movimiento diferente que también es importante. Aproximadamente cada 90 minutos, los intestinos se contraen, actuando para barrer cualquier partícula de los alimentos restantes hacia el intestino grueso[157]. Los intestinos se mueven en ondas. La motilidad está conectada al SII en al menos dos maneras: primero, estos movimientos pueden causar dolor debido a nervios hiperactivos en el intestino. Alternativamente, la falta de motilidad crea oportunidades para el crecimiento excesivo de bacterias, y puede conducir a SIBO. Los factores que pueden disminuir la motilidad incluyen la falta de sueño, la falta de ejercicio, evitar ir al baño y la angustia emocional.

La inflamación: un factor causal central

Finalmente, la inflamación de baja intensidad es un claro contribuyente general al SII[158]. De hecho, una hipótesis emergente es que la inflamación de baja intensidad es central en lo que no está bien cuando una persona tiene SII[159]. El efecto del "intestino permeable" o el proceso de permeabilidad del intestino (que analizamos en el capítulo sobre la inflamación) sobre el SII es una teoría de vanguardia para comprender el SII. El intestino permeable es lo que resulta cuando las partículas de alimentos y las bacterias escapan del estómago y del tracto gastrointestinal a través de pequeños espacios creados por el revestimiento intestinal dañado. El revestimiento dañado puede resultar de la inflamación, irritantes como medicamentos, el azúcar[yy], alergias a los alimentos o a sustancias químicas del estrés, etc. A su vez, el intestino permeable aumenta la inflamación general. Muchas personas vinculan el intestino permeable al inicio de los síntomas del SII.

> *Una hipótesis emergente es que la inflamación de baja intensidad es central en lo que no está bien cuando una persona tiene SII*

La inflamación y el bioma intestinal

En este capítulo continuamos viendo que las bacterias intestinales sanas son absolutamente críticas para la salud completa. Como se ha discutido hasta ahora en este libro, un bioma intestinal con problemas está asociado con inflamación, enfermedades cardiovas-culares[160], depresión y diabetes[zz]. El SII está aún

---

[yy] Aun las pastillas anticonceptivas pueden provocar este tipo de irritaciones; las pastillas anticonceptivas también pueden matar a los probióticos.

[zz] Juega también un papel muy importante en el asma y las alergias.

278

más estrechamente relacionado con el intestino que con esas otras afecciones.

Detente por un momento y echa un vistazo a tu historial de bacterias intestinales. ¿Cuántas veces tomaste antibióticos? Los antibióticos pueden ser increíblemente útiles en ciertas circunstancias, pero todos tienen el efecto secundario de destruir la flora amigable y los patógenos ¿Cuántos medicamentos farmacéuticos has tomado? La mayoría de los medicamentos irritan el revestimiento mucoso del intestino y también matan los probióticos. ¿Qué tal el agua clorada o fluorada? Tanto el agua clorada como la fluorada matan a la flora amigable. ¿Comida chatarra? ¿Azúcar? Sí, también éstas matan a los probióticos. El azúcar en particular puede ser problemático porque el azúcar alimenta las bacterias malas, que a su vez pueden matar a las bacterias buenas. Incluso si eres más sano y cuidadoso que el estadounidense típico, es probable que tu intestino haya sufrido algunos impactos de estas sustancias comunes de la vida moderna.

Los científicos médicos saben que los antibióticos matarán al menos algunos de los probióticos que residen en su interior. Tradicionalmente, esto se ha pasado como un problema mínimo, ¡pero ahora sabemos que el uso de antibióticos puede cambiar el bioma intestinal de forma permanente![161] No solo se nos deja mucho más vulnerables a una gran cantidad de organismos promotores de enfermedades cuando no tenemos nuestra flora amigable para protegernos, sino que también tenemos más problemas en la reconstrucción de una población que contiene bacterias principalmente saludables. Como se mencionó en el capítulo sobre la inflamación, la flora hostil puede ser proinflamatoria; cuando estos tipos de flora tienen una fuerte presencia en el intestino, la acción general del bioma cambia.

Tu tubo digestivo tiene una larga historia, comenzando cuando naciste. Los recién nacidos reciben su primera dosis de bacterias saludables cuando viajan por el canal del parto. Los niños nacidos por cesárea no tienen este beneficio y su flora intestinal sufre. Incluso cuando los niños nacen por vía vaginal, todavía están afectados por los antibióticos que la madre pudo haber tomado durante el embarazo, así como por la cantidad de azúcar en sus dietas para recién nacidos. Los alimentos comerciales para bebés y las fórmulas están entre los culpables; los bebés alimentados con fórmula tienen biomas intestinales muy diferentes a los bebes amamantados con leche materna[162]. El asalto al bioma intestinal no se detiene allí. El niño promedio recibe aproximadamente 20 series de antibióticos para cuando llega a la edad adulta. La ciencia apenas está comenzando a vincular este tipo de exposición a los antibióticos a largo plazo con una mayor incidencia de alergias, asma, obesidad y trastornos metabólicos, así como a enfermedades inflamatorias del intestino[163].

Mientras leía esta investigación, la tomé un poco personal. Cuando estaba embarazada de mi hija, me diagnosticaron la enfermedad de Lyme y me administraron antibióticos. Esta misma hija lucha con asma y alergias relativamente severas. Ahora, es importante tener en cuenta que su padre también tiene

280

asma y alergias, y sabemos que hay contribuciones genéticas así como contribuciones ambientales tanto para el asma como para las alergias. Este ejemplo de mi propia familia apoya aún más mi creencia de que la salud de nuestra mente y nuestro cuerpo existen en un contexto en el que hay múltiples causas y múltiples efectos. No hay una pócima mágica ni en la causa ni en la solución.

Algunos de nosotros solíamos no preocuparnos mucho por tomar antibióticos, ya que se suponía que el simple hecho de tomar probióticos restablecería fácilmente la flora amigable de vuelta a su antigua gloria, pero lo que la investigación actual revela es que esto no es tan simple. El uso de antibióticos parece cambiar permanentemente el bioma intestinal, tanto en el número total como en el número del tipo (cepas) de probióticos. Tomar probióticos no parece ser un tratamiento lo suficientemente fuerte como para contrarrestar completamente el impacto del uso de antibióticos. Esta solución va por el camino correcto, pero no va lo suficientemente lejos.

Cuando considero este problema, pienso en las siguientes cosas: Primero, ya que tomar probióticos para contrarrestar los antibióticos es claramente una solución de pócima mágica, no me sorprende que no corrija el problema por completo. Segundo, ¡nuestros ancestros no usaron píldoras para desarrollar su población probiótica! Comían vegetales de jardín con rastros de tierra, mientras que nosotros frotamos nuestros vegetales para eliminar cualquier rastro de suciedad. El suelo contiene una multitud de bacterias[aaa] y nuestros ancestros la han estado ingiriendo durante milenios. Nuestros antepasados también utilizaron una serie de alimentos fermentados en sus dietas, y esos alimentos son fuentes maravillosas de probióticos. El estadounidense promedio prácticamente no come alimentos fermentados[bbb]. (¡No, la cerveza no cuenta! El alcohol mata los probióticos. Y los yogures de los supermercados no se parecen mucho a los yogures fermentados reales. Además, los azúcares agregados matan a los probióticos al alimentar a otros microbios como la Candida). Hay un problema real aquí, y este problema requiere una solución integral, no una pócima mágica en la que simplemente tomas una píldora probiótica y piensas que ya eres libre.

El eje cerebro - intestino

La investigación nos dice que el equilibrio entre las bacterias intestinales benéficas y las dañinas desempeña un papel no solo en el funcionamiento intestinal, sino también en el funcionamiento cerebral. Es decir, las alteraciones en las bacterias intestinales pueden perturbar lo que se llama el eje cerebro-intestino[164]. En pocas palabras, el "eje del cerebro-intestino" es la conexión entre el funcionamiento del cerebro (nervios, sensaciones, etc.) y la tensión de los músculos

---

[aaa] Fue en las bacterias del suelo en donde fueron descubiertos dos antibióticos: la estreptomicina y la neomicina.

[bbb] Dales un vistazo a los panes en la tienda. La mayoría contiene levadura.

282

intestinales, las sensaciones de dolor, etc. Las cosas que afectan al cerebro, por ejemplo, la depresión o la ansiedad, también afectan al intestino y viceversa: las cosas que afectan al intestino también afectan al cerebro. Es por esto que mis pacientes con ansiedad también tuvieron problemas estomacales recurrentes.

La diferencia entre el SII y algunos de los otros problemas discutidos en este libro es que el SII, por definición convencional, *no* se debe a ningún problema médico subyacente diagnosticado, y la medicina convencional lo ve principalmente como una enfermedad mente-cuerpo[ccc]. Por ejemplo, es probable que un médico vea el SII como resultado de la ansiedad crónica en lugar de como una enfermedad de base fisiológica que puede verse agravada por los síntomas psicológicos. He tenido muchos pacientes a quienes se les dijo que el SII estaba en sus cabezas y que solo necesitaban estar menos ansiosos. Sin embargo, los datos muestran claramente que el SII no está "del todo en tu cabeza". Si tu médico te dice que sí, busca a alguien que esté dispuesto a esforzarse más para obtener una mejor respuesta. Una vez que resuelvas el problema de no ser tomado en serio —porque, créeme, ¡no está solo en tu cabeza!— puedes sentirse cómodo sabiendo que puedes encontrar alivio prestando atención a los principios primordialmente fisiológicos del funcionamiento intestinal correcto. Por supuesto, no dejaremos de ayudarte a aprender cómo reducir la ansiedad y resolver los factores

---

[ccc] ¿Te has fijado que las gasolineras están repletas de medicamentos antidiarréicos y laxantes? "¿Houston?¿Houston?"

estresantes. Tus decisiones de cambiar la forma de comer, las nuevas prácticas de sueño, los hábitos de ejercicio, las formas mejoradas de controlar el estrés y los hábitos de evacuación más saludables, afectarán tu salud intestinal y pueden crear un entorno de curación maravilloso para el SII.

El SII y el ejercicio

Cuando las personas con SII aumentan sus niveles de actividad física, experimentan menos síntomas. El ejercicio de tres a cinco veces por semana resulta en una mejora significativa. Las personas con SII que no aumentan el ejercicio en realidad experimentan más síntomas de los que podrían haber tenido al empezar a hacer ejercicio. Es decir, con el tiempo, los síntomas empeoran significativamente menos con la actividad física que sin ella[165]. Además de prevenir que los síntomas se agraven, el ejercicio puede ayudar específicamente a disminuir los dolorosos síntomas del estreñimiento[166]. Mover el cuerpo ayuda a mover los intestinos (¡motilidad!) Y ¡El movimiento de los intestinos es primordial para una buena salud intestinal!

El ejercicio mejorará la digestión en las personas, tengan o no SII. Aquí hay una palabra divertida: postprandial; significa después de una comida.

El ejercicio postprandial incluiría una caminata después de la cena. Caminar después de una comida (no correr) puede ser una buena manera de mejorar la digestión. Estarás cuidando bien de tu bioma intestinal y reducirás el estrés, que también es bueno para tu intestino.

El SII y el sueño

En general, las personas con SII también duermen mal, y este es otro dilema como el del huevo o la gallina. ¿Qué viene primero: dormir mal o el SII? La conexión entre el sueño deficiente y el SII se encuentra en los jóvenes. Los adolescentes asiáticos que duermen mal tienen el doble de probabilidades de tener SII que sus compañeros que duermen bien[167]. Lo mismo ocurre con los adultos: mientras peor duermas peor serán tus síntomas de SII[168].

Los investigadores han descubierto que los pacientes con SII que también tienen problemas para dormir, tienen además un umbral más bajo para el deseo de evacuar sus intestinos. Experimentan más dolor intestinal en comparación con los pacientes con SII que no tienen problemas de sueño[169]. Así que dormir mal empeora las cosas[ddd].

Esta conexión Sueño-SII se vuelve aún más interesante cuando se toma en cuenta el ritmo circadiano. El ritmo circadiano es el ciclo de actividad diaria de tu cuerpo, como se discutió en el capítulo sobre el sueño. Los ritmos circadianos tienen influencia sobre los procesos digestivos[170]. El tracto gastrointestinal mantiene un ritmo circadiano que es responsable de todos los movimientos regulares en los músculos del intestino (ondas musculares desde el estómago hasta el colon). Las interrupciones en este ritmo circadiano, que pueden ser causadas por

---

[ddd] Dormir mal no solo hace más difícil que tengas una buena actitud para tolerar las cosas que te molestan, sino que también te hace sentir más dolor...

dificultades para dormir o cambios de turno en el trabajo, pueden crear tales problemas en el intestino que estas interrupciones pueden, de hecho, provocar problemas como SII[171].

SII y la dieta: ¡Un desastre controversial!

Los informes sobre las influencias de la dieta en el SII son controversiales en la literatura científica. Aunque los productos lácteos a menudo están implicados clínicamente, hay poco respaldo en la literatura científica[172] de que éstos realmente contribuyan al SII. Pero en el caso de los productos lácteos, los investigadores han examinado principalmente la conexión entre el SII y la lactosa (azúcar de la leche), y no entre el SII y caseína (proteína de la leche). Los investigadores que piensan que el ácido láctico es una prueba suficiente del impacto de los productos lácteos en los síntomas del SII probablemente extraerán ese nutriente y lo usarán por sí solo en el estudio. Después de todo, observar solo una variable potencialmente causal hace que el estudio de investigación general sea más poderoso. Sin embargo, ¡este enfoque excluye otros factores lácteos que también pueden afectar el SII! Aunque la investigación no apoya la idea de que la dieta está conectada de manera confiable a los síntomas del SII, la mayoría de las personas con

286

SII atribuyen sus síntomas a la dieta. Se cree que algunos de los culpables comunes identificados por los pacientes son las verduras (34%), las frutas (29%), la leche (15%), la grasa (15%), los pimientos y las especias (6%) y el azúcar (4%)[173]. ¡Esto cubre prácticamente todo tipo de comida, menos la carne!

Es importante darse cuenta de que es difícil distinguir cualquier alimento individual como el causante del empeoramiento de los síntomas del SII si se ingieren en el contexto de una dieta estadounidense tradicional y su impacto ya devastador en la salud intestinal. La posible razón por la que los estudios de investigación no encuentran una conexión confiable entre la dieta y el SII se debe al contexto preexistente de la dieta

La dieta FODMAPS

Los investigadores Peter Gibson y Susan Shepherd han desarrollado la dieta FODMAPS para tratar el SII . FODMAPS es un acrónimo de fermentables, oligosacáridos, disacáridos, monosacáridos y polioles.

Esta dieta restringe alimentos que contienen fructanos (estos incluyen, pero no están limitados a trigo, cebolla, brócoli, col, y chocolate), galactanos (las legumbres son un ejemplo de estos), polioles (manzanas, moras, duraznos, sandia, champiñones, y azúcares como el xilitol, manitol, y otros) y limita el azúcar de la leche (lactosa) y de la fruta (fructosa).

No te decepciones si parece que no queda nada para comer. En la dieta FODMAPS puedes comer moras azules, judías verdes (ejotes), papas y carnes, entre muchos otros alimentos.

proinflamatoria actual de la mayoría de los estadounidenses.

Hay una serie de dietas que las personas con SII encuentran útiles. Las dietas FODMAPS y Paleo se mencionan en las barras laterales, pero las dietas GAPS y SCD también pueden ser útiles. La similitud fundamental entre estas dietas es una exclusión radical de todos los

Dieta Paleo

Otra dieta que muchas personas con problemas intestinales han encontrado útil es la dieta Paleo, desarrollada por el Dr. Loren Cordain. Cordain utiliza la ciencia interdisciplinaria para combinar la investigación nutricional moderna con la investigación realizada por antropólogos sobre las culturas de cazadores-recolectores vivos y muertos, sus dietas y sus tasas de enfermedad. Llamó a su solución la dieta Paleo debido a la continuidad que vio con la dieta de nuestros antepasados de la era Paleolítica, un período de 2.5 millones de años que terminó hace unos 10.000 años con el advenimiento de la agricultura. Argumenta que la revolución agrícola cambió significativamente la dieta humana.

Algunas personas con SII que siguen la dieta Paleo informan que los síntomas mejoraron y mejoraron su salud.

alimentos procesados, harina y azúcar, todos aquellos que dañen el bioma intestinal.

A veces, los médicos recetan una dieta de "exclusión" de manera que los pacientes eliminen alimentos como la leche, el trigo y los huevos. Estos tipos de dietas de exclusión varían en sus efectos sobre el SII, con algunos estudios que reportan un alto porcentaje de mejoría y otros

288

una mejoría de tan solo un 15%[174].

La amplia gama de resultados en cuanto a la mejora puede, una vez más, apoyarse en las limitaciones de lo que los investigadores seleccionan para medir los resultados. Por ejemplo, algunas investigaciones se centran en la cantidad de gas digestivo como la principal medida de los problemas del SII y pasan por alto otros síntomas comunes de esta condición. Otros problemas en la estructuración y el diseño de los estudios de investigación del SII incluyen la división de personas en diferentes grupos basados en criterios categóricos, cuando es más probable que el SII, como la mayoría de los estados de enfermedad, sea parte de un proceso continuo.

En seguida presento un ejemplo de problemas en el diseño de estudios de investigación. La enfermedad celíaca causa que las personas sean incapaces de digerir el gluten. Para estos pacientes, el gluten en la dieta causa problemas muy marcados en sus cuerpos, lo que generalmente resulta en síntomas del SII, entre otros problemas. Sin embargo, algunas personas que no cumplen con los parámetros de referencia para que se les de el diagnóstico clínico formal de la enfermedad celíaca, pueden tener muchos problemas para digerir el gluten. En consecuencia, estas personas pueden encontrar una clara mejoría en sus síntomas del SSI cuando eliminan el gluten. El hecho de que los trastornos digestivos como la enfermedad celíaca existan como parte de un proceso, puede crear problemas cuando los investigadores tratan la enfermedad celíaca como si fuera categórica. Por ejemplo, imagina que los investigadores les piden

289

a los voluntarios que formen parte de su estudio sobre el efecto de una dieta sin gluten sobre el dolor de estómago. Luego dividen a los voluntarios en dos categorías de la siguiente manera: 1) Pacientes con diagnóstico de enfermedad celíaca y 2) Pacientes sin diagnóstico de enfermedad celíaca. Pero como los grupos de pacientes no representan con precisión las diferencias reales entre los grupos (porque la enfermedad celíaca es parte de un proceso), los efectos del tratamiento se diluirán artificialmente. Aquí te muestro cómo es que esto sucede: digamos que un participante en el grupo no celíaco informa un dolor de estómago significativamente menor en una dieta sin gluten. Una persona en el grupo celíaco también reporta menos dolor. La dieta sin gluten no produce una gran diferencia entre los beneficios de los dos grupos. El poder de la dieta sin gluten para marcar la diferencia se diluye porque ambos grupos se benefician, no porque la dieta sin gluten no tenga valor. Este ejemplo trata sobre la dilución del tratamiento, pero hay otros tipos de diseños de investigación que también resultan en conclusiones erróneas. Tal vez más a menudo de lo que nos damos cuenta, la llamada investigación científica no siempre hace un buen trabajo en averiguar qué tratamientos son útiles. Una de las lecciones que nosotros, el público, podemos aprender de estos problemas es que simplemente porque se realizó un estudio no significa que el estudio haya sido bien diseñado. Un diseño deficiente significa que las conclusiones del estudio pueden no ser confiables. El diseño deficiente puede ocurrir cuando el método científico no se comprende por

290

completo o cuando no se aplica muy bien, pero
¡los problemas de diseño metodológico
definitivamente no son una indicación de que la
ciencia en sí misma no "funciona" o que deba
ignorarse!

La controversia sobre la carne

Comer carne reduce la flora amigable. Los
estudios demuestran que las personas que
consumen una dieta vegana tienen diferentes
bacterias intestinales en comparación con
aquellas que no son veganas[175]. Comer carne
también aumenta el riesgo de tener cáncer. De
hecho, más del 90% de los cánceres
gastrointestinales son causados por influencias
ambientales como la dieta[176], por lo que
¡controlar la flora intestinal puede tener un gran
impacto en esto! Un estudio analizó la dieta, la
flora intestinal y el cáncer de colon en tres grupos
de personas con diferentes dietas: africanos
nativos, africanos caucásicos y afroamericanos.
El estudio se realizó para averiguar por qué los
africanos occidentales tenían una tasa más baja
de cáncer de colon en comparación con los otros
grupos. Entre los tres grupos estudiados, los
nativos africanos tuvieron la tasa más baja de
cáncer de colon. Los investigadores atribuyeron
esto a su dieta. Los nativos de África Occidental
consumieron significativamente menos carne y
otros productos animales, y gran parte de su
dieta contenía alimentos ricos en fibra,
almidones, condimentos y picantes[177]. Sin
embargo, hubo otros dos factores en este estudio
que me parecieron más interesantes: en primer
lugar, los nativos africanos tuvieron una ingesta

dietética más baja de lo que consideramos importantes nutrientes protectores (vitaminas C, A, E y calcio). Aparentemente, comer grasas y proteínas animales era un determinante tan poderoso del riesgo de cáncer de colon que superaba con creces el riesgo relativo de consumir significativamente menos nutrientes protectores. En segundo lugar, hubo claras diferencias en el bioma intestinal entre los nativos africanos y los otros dos grupos[178]. Los investigadores explicaron que el impacto de los alimentos consumidos por los nativos africanos resultó en niveles más altos de protección del colon debido a la influencia de las bacterias intestinales. De hecho, parece haber un efecto combinado entre el bioma intestinal y la dieta, de modo que comer algunos alimentos en presencia de ciertas bacterias intestinales conduce a presentar un mayor riesgo de cáncer en oposición a comer los mismos alimentos en presencia de diferentes bacterias intestinales[179].

Por otro lado, el consumo de la carne (en particular el caldo de huesos) es defendido firmemente como un alimento que ayuda a sanar los intestinos, por parte de algunas comunidades que abordan los síntomas del SII. La comunidad de Paleo, en particular, recomienda la carne como el principal alimento entre los alimentos saludables.

Sanando el SII

Hay una serie de tratamientos convencionales para personas con SII. Quizá los más populares incluyen fibra (agentes de carga), antiespasmódicos y antidepresivos. Pero una revisión de la base de datos Cochrane analizó los resultados de 56 ensayos controlados aleatorios que compararon estos tres tratamientos con un placebo en pacientes diagnosticados con SII, y los resultados no mostraron efectos beneficiosos de los agentes de carga (ya sea fibra soluble o insoluble). Los antiespasmódicos[eee] mostraron un pequeño beneficio en cuanto a la reducción del dolor, pero ese beneficio registró solo un 12% de mejoría comparado con el placebo. También se observó cierta reducción del dolor en los pacientes que usaron antidepresivos (20% sobre el placebo)[180], pero cuando se aplicó a niños y adolescentes con SII, los antidepresivos no mostraron ningún beneficio[181].

Estos tratamientos anteriores, fibra, antiespasmódicos y antidepresivos, son claramente tratamientos estilo pócima mágica. El simple examen de los efectos variables de la fibra puede demostrar la complejidad involucrada en el SII.

La fibra puede ser útil para algunos, pero no para otros. Las principales razones de la variable efectividad de la fibra dependen de una multitud de diferencias individuales en términos de lo que realmente está sucediendo en el intestino de cualquier individuo con SII. En algunos casos, la persona con SII está tan estreñida que agregar fibra adicional es más perjudicial que útil.

Por lo tanto, agregar más fibra no solo no es siempre un enfoque útil para la curación, sino que a veces puede hacer más daño que beneficio.

[eee] cimteropio, diciclomina, aceite de menta, pinaverio y trimebutina

Esas pócimas mágicas, después de todo, no son tan mágicas.

El tratamiento alopático convencional del SII en gran parte de nuestro mundo maneja los síntomas, no las causas. El dolor es un gran ejemplo de un síntoma y no una causa. El dolor es una señal de que algo está mal. ¡Ignorar el dolor es como ignorar un semáforo simplemente cerrando los ojos al cruzarlo! Sí, el dolor debe abordarse, pero es la función intestinal la que debe restaurarse. Para que se lleve a cabo esta restauración, el intestino necesita sanar.

Se puede encontrar un enfoque alternativo para curar el SII en la modalidad llamada Medicina Funcional, un enfoque que se centra en tratar y resolver problemas de fondo en lugar de simplemente aliviar los síntomas. El enfoque de la medicina funcional para el síndrome del intestino irritable sería restaurar la función intestinal adecuada en lugar de simplemente administrar antidepresivos u otros medicamentos para aliviar el dolor. Hay varias formas de abordar la mejoría de la función intestinal, incluyendo la restauración de los niveles de bacterias intestinales útiles (probióticos), la curación del revestimiento estomacal y la reducción de los problemas psicológicos.

Las píldoras probióticas (cápsulas que contienen millones de bacterias útiles dirigidas al intestino) pueden ayudar a restaurar las bacterias intestinales a niveles más altos de funcionamiento, siempre y cuando las elecciones dietéticas no contrarresten sus efectos. La investigación muestra que el tratamiento con probióticos mejora significativamente el dolor abdominal, la diarrea, la hinchazón del estómago y la calidad de vida. Un estudio mostro que el uso de probióticos disminuyó el número de días con síntomas después de solo 1 mes de tratamiento[182]. Tanto los adultos como los niños con SII mostraron estos beneficios de los probióticos[183]. Cuando consideres comprar suplementos de probióticos, selecciona los que contengan los cultivos de Lactobacillus y Bifidobacterias, y elije aquellos con una variedad de cepas. Recuerda que el simple hecho de tomar probióticos probablemente no sea una intervención lo suficientemente fuerte, así que asegúrate de incluir también una variedad de alimentos fermentados en tu dieta.

Algunos estudios también demostraron que la psicoterapia o la terapia de relajación son útiles para mejorar el SII[184]. Para lograr el máximo beneficio de la psicoterapia, recomiendo que lo hagas mientras trabajas para mejorar el sueño, el ejercicio y la dieta.

Finalmente, hay algunos otros tratamientos que vale la pena observar. La capsaicina (que se encuentra en los pimientos picantes y, en una cantidad mucho menor, en el pimiento morrón, así como en el comino y la cúrcuma) suele ser útil para tratar el dolor y la inflamación. Un estudio encontró que la capsaicina ayudó a disminuir el dolor abdominal y la inflamación en pacientes con SII[185]. El extracto de hoja de alcachofa también se muestra prometedor como una sustancia que ayuda a reducir los síntomas del SII[186]. El uso de la menta es relativamente bien conocido como una forma de relajar el tracto gastrointestinal, disminuir el dolor y ajustar las reacciones del sistema inmunológico[187]. Los ácidos grasos omega-3 reducen la inflamación en todo el cuerpo, así como en el intestino[188], y, finalmente, la L-glutamina es un aminoácido que puede revertir los problemas intestinales con fugas a través de sus efectos en la regeneración del tejido intestinal[189].

Trabaja para curar tu revestimiento intestinal en lugar de concentrarte únicamente en controlar los síntomas. Cambia los materiales con los que trabaja tu intestino eliminando la mayor cantidad de alimentos procesados que puedas. Aumenta el ejercicio y la calidad del sueño y reduce el estrés. Para reducir el estrés, ¡sigue leyendo!

Capítulo Catorce

La autocompasión

Gaille entró en mi oficina sintiéndose golpeada por la vida. Siendo propensa a sentirse demasiado culpable y luchando contra la ansiedad y la depresión, sentía que nunca podría convertirse en la persona que ya "debería" de ser. Me dijo que no podía cumplir sus compromisos con ella misma o con su familia. Se vio visiblemente incómoda al hablar de haber decepcionado a alguien "una vez más", y fue doloroso escuchar su amarga autocrítica.

Cuando Gaille llegó al tratamiento, había pedido ayuda para aprender cómo hacer lo que ya sabía que tenía que hacer, pero lo que ella realmente necesitaba era practicar la autocompasión. Te presento una analogía: si Gaille fuera el proyecto de un edificio en construcción, la autocompasión sería la varilla necesaria en sus cimientos.

Gaille no fue educada para ser amable con ella misma. Sus padres eran duros con ellos mismos y tenían grandes expectativas de ella. Ella estuvo de acuerdo con esas expectativas y, contrario a la "sabiduría" popular, la solución a su propio fracaso no consistía en cambiar lo que quería de sí misma al reducir las expectativas. Más bien, la solución fue fortalecerla para que pudiera alcanzar metas más altas. Anteriormente, cada vez que se estiraba, se hundía un poco más. Reforzar su cimiento fue el primer paso para ayudarla a lograr sus objetivos.

En lugar de primero reducir la depresión y la ansiedad, la terapia de Gaille comenzó cultivando emociones positivas. La más importante fue la autocompasión, una emoción que ha demostrado reducir los impactos negativos del cortisol inducido por el estrés y aumentar el poder calmante que proviene de las hormonas como la oxitocina, que inducen la relajación. La autocompasión es un componente terapéutico relativamente nuevo que ha recibido bastante atención en Inglaterra gracias al trabajo de Paul Gilbert. A pesar del valioso trabajo de investigadores como Kristin Neff en UT-Austin, ha recibido una menor atención aquí en los Estados Unidos,

Al igual que muchas mujeres (y las mujeres tienden a luchar con la autocompasión más que los hombres), Gaille respondió de tres maneras que son típicas de las personas que tienen conductas de autocompasión pobres:

1. Se criticó a sí misma, en algunos casos dura e incesantemente.

2. Aumentó su sensación de aislamiento al pensar que "nadie más es

tan malo" o "no merezco a estos amigos". 3. Estaba atrapada en un ciclo rumiante (de preocupación) sin fin.

De hecho, Gaille a menudo se quedaba despierta en la cama, repasando una y otra vez los problemas que veía en sí misma, y sintiéndose mal por su aparente incapacidad para "superarse" y hacer cambios positivos. La vergüenza, la culpa, la decepción y la ira que sintió, no solo redujeron su capacidad de ser amable con los demás, sino que también estaban destruyendo su salud. No era sorprendente que tuviera problemas con el síndrome del intestino irritable o que sus resfriados frecuentes interfirieran en su trabajo e intentos de hacer ejercicio.

El sufrimiento no es compasivo

El sufrimiento es difícil. Todos tenemos demasiado de eso. Algunos de nosotros fuimos enseñados a sufrir por padres o abuelos que simplemente estaban haciendo lo mejor que podían; pero este legado no solo puede ser emocionalmente paralizante, sino que también puede interferir con el crecimiento y el logro de objetivos a largo plazo.

A lo largo de las últimas décadas, hemos saltado en la esperanza de que mejorar el "autoestima" fuera la respuesta a un empobrecido sentido de uno mismo. Apoyamos nuestro desprecio por nosotros mismos con afirmaciones, creamos éxitos artificiales para que nuestros hijos se sientan bien con ellos mismos y, al final del día, todavía nos sentimos vacíos.

Esto se debe a que, en nuestro sufrimiento emocional, nos enfrentamos a un problema espiritual, no a un problema de éxito. Parte de este problema es que no entendemos lo que significa tratarnos con compasión, y mucho menos sabemos cómo hacerlo. Todas las afirmaciones del mundo no solucionarán una falta de autocompasión, y toda la "autoestima" del mundo no te ayudará cuando te enfrentes con el desaliento repetido y no puedas encontrar la motivación para hacer lo que sabes que te ayudaría.

La clave es simplemente esta: la manera de lograr hacer lo que debes hacer no es golpearte más duro. Más bien es aprender a ser autocompasivo.

Ahora, antes de que saques conclusiones acerca de lo que eso realmente significa, hablemos de algunas cosas que *no* son autocompasión.

Autocompasión: no autoindulgencia

Este es probablemente el malentendido más común sobre la autocompasión con el que me encuentro. Si aumentas tu nivel de autocompasión, no estarás en peligro de abandonar el trabajo, comer pastel de chocolate y ver "El precio correcto" todo el día. Eso es auto-indulgencia (bueno, auto-indulgencia para algunos, castigo para otros).

Autocompasión: ni privilegios especiales ni autoconmiseración

¿Has notado cómo solemos decir a menudo "¿Cuando las cosas vuelven a la normalidad...?"

¿Qué es lo "normal"? Cuando miro mi vida, el escurridizo "normal" no sucede con la frecuencia suficiente para calificarlo técnicamente como ¡"normal"! En cambio, me encuentro en medio de desafíos y frustraciones todos los días. Y cuando realmente me tomo un momento para pensarlo, lo prefiero de esta manera. La vida tiene mucho que enseñarme, y ¡No voy a aprenderlo sentado junto a la piscina mientras otra persona llena mi vaso con una bebida!

Todos estamos en el mismo barco. Los tiempos en nuestras vidas que están llenos de paz y prosperidad, amor y éxito, no son momentos comunes. Las cosas malas nos pasan a todos. Si quiero consolarme con un tazón de helado, eso podría ser moralmente correcto, pero no debería confundirse con la autocompasión. La autocompasión no se trata de lo que "mereces" o de tener privilegios especiales; la autocompasión no es lo mismo que la lástima, un enfoque en tus propios problemas y la tendencia a olvidar que quienes te rodean también experimentan problemas. La vida es difícil para todos. Recordar que todos compartimos la experiencia humana no solo aumentará tu compasión por los demás, sino que también te ayudará a ser más amable contigo mismo.

La autocompasión no es artificial

No te digas cosas que sabes que no son ciertas. No te digas a ti mismo que eres bueno en algo cuando no sientas que esto es correcto.

Una mente compasiva no se siente mal por sí misma y no se justifica ni se excusa

Si llegas tarde a una cita, la autocompasión sugerirá que, en lugar de decir "Soy tan idiota" o "No puedo evitarlo, siempre llego tarde", podrías decir: "De acuerdo, descubrí lo que se interpuso en el camino de llegar a mi cita a tiempo, y ahora sé cómo solucionarlo". Te sentirás animado. Podrías lamentarte, pero no recriminarte.

Mira, la cosa es esta: desanimarte es como poner un agujero en tu tanque de gasolina: simplemente te deja con menos energía para no poder hacer los cambios que necesitas hacer. Es totalmente ineficaz como método de resolución de problemas y es duro para las relaciones. Sin autocompasión, terminas usando a otros para apuñalarte y esto puede desgastar las amistades. Además, la autocrítica puede llegar a ser seductora. Podemos creer que nos ayudará a evitar daños mayores, o tal vez nos mantendrá seguros en todo momento, pero plantear incidentes dolorosos una y otra vez en nuestra memoria solo empeora los problemas. Entonces nos volvemos vulnerables a la depresión y terminamos esencialmente paralizados, incapaces de cambiar o abandonar el pasado.

Muchas personas creen que el boleto para el éxito es ser duros con ellos mismos: si son más duros con ellos mismos, será más probable que actúen y hagan los cambios necesarios. Sin embargo, este tipo de diálogo interno en realidad aumenta la ansiedad y la desesperanza, así como la erosión de la motivación. Es como usar un látigo—a corto plazo hará que el ganado se

302

mueva, pero no crea una motivación duradera. Así que, en lugar de golpearte cuando cometes un error, trata de entender gentilmente por qué podrías haber cometido ese error. Acepta tu mortalidad y humanidad inherentes y reconoce que no estás solo. Todos cometemos errores. ¡A veces hasta dos o tres! ¡Por año!

Autocompasión: no autoestima

La idea de la "autoestima" se trata de sentirse bien acerca de uno mismo, a menudo de una manera que se basa en logros recientes, autoconfianza o superioridad. La autocompasión promueve la resiliencia emocional de una manera que la autoestima no puede hacerlo. Es hacer lo más conveniente para ti con delicadeza y sin desconectarte. Las personas con altos niveles de autocompasión tienden a asumir más responsabilidad personal que las personas con alta autoestima y tienen un sentido más estable de su valía personal. Debido a que la amabilidad con uno mismo no fluctúa según las circunstancias externas, las personas con autocompasión son más capaces de amortiguarse contra los factores estresantes de la vida, tienen menos probabilidades de enojarse con los demás y son más capaces de tolerar opiniones que difieren de las suyas.

Entonces, ¿qué ES la autocompasión?

Trátate con calidez, respeto y empatía

Trátate como podrías tratar a alguien a quien realmente amas. Imagina que estás en desacuerdo con un amigo cercano o que estás decepcionado por su comportamiento.

Probablemente no rechazas a ese amigo simplemente porque tuvieron un desacuerdo. El enfoque compasivo sería respetar las diferencias de tu amigo y continuar aceptándolo con respeto y empatía. Así es contigo mismo. Puede que a veces te decepciones de ti mismo y, si es así, ¡te doy una cordial bienvenida a la raza humana! Pero no sirve de nada rechazarte y revolcarte en la vergüenza. Este tipo de sufrimiento simplemente se interpone en el camino del cambio.

Haciendo lo que es más conveniente a tus propios intereses

Por favor, entiéndeme en este punto: la autocompasión no debe confundirse con el egoísmo. La autocompasión te permite enfocarte en vivir más eficazmente haciendo lo que realmente funciona. A menudo esto significa cuidar mejor tu cuerpo, ser más amable con tus seres queridos y, en general, ser un ser humano más cordial.

Eres más amable con quienes te rodean cuando puedes ser más amable contigo mismo. Las dos formas de ser están profundamente conectadas, y no solo porque estás más estresado e irritable con los demás cuando has sido duro contigo mismo toda la semana. Cuando puedes verte con más compasión, también es más fácil ver a los demás con compasión. En lugar de condenarte a ti mismo y a los que te rodean por sus fallas, verás una imagen mayor. Todos somos guerreros heridos, y hay razones comprensibles y convincentes para nuestras debilidades y fracasos. Si interpretas el comportamiento de otra persona como una ofensa para ti, o como algo diseñado para lastimarte, es probable que también interpretes tu propio comportamiento con dureza, y viceversa. La realidad es que la mayoría de la gente no actúa —reacciona. Reaccionan por miedo y por la necesidad de protegerse a sí mismos[fff].

La doctora, Dr. Neff, investigador sobre la autocompasión en UT-Austin[ggg], propone que la autocompasión está formada por tres componentes clave:

- **Auto-bondad:** ser cordial y comprensivo respecto a tus propias dificultades y dolor, en lugar de ser severamente autocrítico.

- **Humanidad común:** reconocer que, como seres humanos, todos tenemos imperfecciones y cometemos errores. Es enmarcar nuestras debilidades en términos de nuestra humanidad compartida.

- **Atención plena:** tomar una actitud imparcial hacia cualquier emoción que puedas tener. Ver las cosas claramente sin ignorar y sin exagerar.

La autocompasión no es debilidad. De

[fff] Para tener una experiencia completa y transformadora sobre este problema, lee el libro "Vínculos que nos hacen libres", por Terry Warner.

[ggg] El Dr. Neff también proporciona recursos prácticos en su página de Internet, self-compassion.org. A mis pacientes les recomiendo que utilicen los ejercicios guiados de autocompasión meditación que se encuentran en ese sitio.

hecho, las investigaciones demuestran que las personas que son amables con ellas mismas, son más capaces de manejar el estrés y se recuperan más rápidamente de los eventos difíciles de la vida. Las personas con niveles más altos de autocompasión tienen un mayor sentido de autoeficacia y tienen menos probabilidades de temer al fracaso. Aún mejor, tienden a tener más éxito en el logro de objetivos personales (como dejar de fumar) y, por supuesto, las personas con niveles más altos de autocompasión tienen menos probabilidades de estar deprimidas o ansiosas. Un cita del Dr. Neff agrega una dimensión adicional: "Otra ventaja de la compasión es que está disponible precisamente cuando la autoestima nos falla —cuando nos caemos de bruces, nos avergonzamos o entramos en contacto directo con la imperfección de la vida"—.

Cómo la autocompasión cambia el juego

> La autocompasión es una falsificación de la felicidad.

La autocompasión es uno de los últimos "nuevos" conceptos de la salud mental que se ha propuesto como una terapia en sí misma. La autocompasión es una forma de ser amable con uno mismo sin ser autocomplaciente. La autocompasión busca lo que más nos conviene, no necesariamente aquello con lo que uno pueda "estar de humor" para hacer. Es aprender a encontrar afecto por uno mismo y un nivel constante de autoestima positiva.

Una ruta importante para desarrollar mayor autocompasión es la del autodominio. El autodominio (o autodisciplina) es esencialmente la capacidad de lograr hacer lo que te has comprometido a hacer. Es la capacidad de trabajar en tus metas, controlar tus apetitos y controlar cómo usas tu tiempo. Es la capacidad de irse a la cama cuando sabes que debes hacerlo, no cuando decides que quieres hacerlo; es la habilidad de hacer ejercicio o decir no a esa papa frita.

Lo más importante es que el autodominio se aprende *en el contexto de la autocompasión*, porque de lo contrario no funciona a largo plazo. Si estás interesado en un cambio a largo plazo, debes desarrollar el autodominio que surja del respeto propio, no de la culpa. La culpa te matará cuando la uses como motivador en lugar de usarla una guía en-ese-momento de lo que crees que es correcto[hhh].

Permíteme alentarte a desarrollar un sentido de competencia o logro. Podría tener una sensación de dominio cuando termine mis impuestos, elimine la maleza de mi sembradío de lechuga, haga la cama o termine una tarea. Sin la capacidad de estar a cargo de nuestros propios apetitos y deseos, nos cuesta mucho respetarnos a nosotros mismos. Esta falta de autorespeto no puede ser ignorada ni rechazada por medio de un constante aumento del yo (por ejemplo, "Estoy bien a pesar de que comí ese medio galón de helado"). En el fondo, cada vez que fallamos, tenemos la sensación de que no podemos confiar en nosotros mismos para cumplir nuestros

---

[hhh] Erosiona la motivación poderosamente.

compromisos, incluso nuestros compromisos con nosotros mismos. Nuestro autorespeto crece a medida que aprendemos a cumplir con nuestros compromisos.

Es posible que no tengas sentido de autoestima bien fundamentado, una sentido de que eres digno de cumplir tus compromisos. Actúa como si lo fueras. La verdad es que ya estamos llenos de valor como seres humanos, sea que nos engullamos o no un galón —o incluso cuatro galones— de helado por día. Nuestras acciones son independientes de nuestro valor, y no hay nada que podamos hacer para disminuir (o aumentar) nuestro valor infinito como seres humanos[iii].

Además de reconocer lo que valemos, necesitamos un sentido de dominio propio para respetarnos a nosotros mismos. Para ese fin es crucial aprender cómo lograr hacernos cargo de nuestros apetitos, deseos y tiempo. Solo así podremos aprender a confiar en nosotros mismos. Todo esto debe hacerse solo en el contexto de la autocompasión, y no, no, ¡no! en el contexto de azotarnos a nosotros mismos con odio, crueldad o enojo.

> *Cuando nos descubrimos adorando a "sentirse mejor" más que a "hacerlo mejor", también descubrimos que tenemos que apuntalar artificialmente nuestros buenos sentimientos.*

---

iii Gracias, Mack, por compartir esta sabiduría conmigo hace muchos años. Cambio mi vida.

No caigas en la trampa de creer que una vida de autodisciplina es una vida sin placer. Una vida disciplinada, autocompasiva, puede estar llena de gozo y placer. Por otro lado, la auto indulgencia es una falsificación de la felicidad. Creer que puedes encontrar una felicidad duradera satisfaciendo tu gusto por lo dulce o satisfaciendo tu deseo de participar en actividades que no son las mejores para ti son el tipo de creencias que te harán caer duro en el fracaso. Piénsalo. La solución es aprender a asociar los sentimientos de placer con las cosas que más convienen a tus intereses personales. Crea un lugar en tu cerebro donde se pueda encontrar placer en conexión con cosas saludables, y que puedas aprender a "satisfacerte" con el ejercicio, las verduras y el sueño equilibrado.

Existe una gran cantidad de ciencia para apoyar la idea de que el cambio se produce mejor a través del refuerzo positivo. El castigo puede resultar en un cumplimiento a corto plazo, pero el castigo también resulta en resentimiento y falta de motivación. Del mismo modo, si buscamos cambiar dándonos de <u>latigazos</u> para obtener mejores resultados por medio de la vergüenza, nuestros esfuerzos coercitivos serán contraproducentes a largo plazo. He visto a varias personas que, después de años de esforzarse con dureza, se encontraban tan completamente desmotivadas, tan cansadas de su sensación de fracaso, que eran casi alérgicas a cualquier expectativa. De hecho, estaban profundamente deprimidas. ¿Cómo podrían haber estado de otra manera?

El autodominio no es un tratamiento

popular en el mundo de las terapias diseñadas para mantener al paciente cómodo y apoyado en las fantasías de "Estoy bien, estás bien, todos estamos bien, no importa qué". El autodominio realmente no se mezcla bien con la versión de la psicoterapia pop de moral y relativismo conductual (ej., no tienes que hacer nada, no hay requisitos excepto que simplemente te sientas mejor).

No ignoremos la verdad de fondo de que la manera en que te sientes acerca de ti mismo se relaciona por completo con lo que haces. Sin embargo, la forma en que te sientes acerca de ti mismo no está relacionada con tu valor inherente.

Haciendo lo que es más conveniente para ti

Para vivir con autocompasión debes hacer lo que sea más conveniente para ti no lo que te hará sentirte seguro.

Sí, el fracaso es seguro. El fracaso es seguro porque es predecible. Cualquier otra cosa que no sea el fracaso ofrece una posibilidad de no se poderse predecir, y por lo tanto te asustará para que encuentres formas de fallar. Esto no está de acuerdo con tus intereses.

No uses a los demás como baile seguro

¿Recuerdas la canción, *El baile seguro*? Puedes bailar el baile seguro si quieres. Simplemente no es un baile feliz.

A veces nos engañamos a nosotros mismos pensando que no podemos lidiar solos con la vida. Renunciamos a nuestra voluntad de hacer las cosas que necesitamos hacer y creemos historias que nos eximen de la responsabilidad personal. Por ejemplo, puedes confiar en un medicamento para que logre que te sientas feliz. Podrías contar con tu terapeuta, tu cónyuge, tus hijos o incluso tu perro para hacerte sentir mejor.

Muchas personas en nuestra cultura aceptan la historia de que su depresión o ansiedad están fuera de su control y que simplemente cayó sobre ellos del cielo[jjj]. Este enfoque tan pasivo casi siempre termina en una mayor infelicidad para el individuo. No funciona a largo plazo.

Las relaciones (tanto con humanos como con mascotas) pueden crear buenos sentimientos. Sin embargo, una relación no puede durar si es solo un apoyo para tu sentido de bienestar.

Desarrollar el autodominio requiere hacer una serie de cosas difíciles. Primero, tienes que aprender a ser completamente honesto contigo mismo. Honestidad significa ver la realidad de la situación actual.

[jjj] La hipótesis del "desequilibrio químico" ha sido tan ampliamente refutada en otros lugares que no la abordaré aquí.

Puedes permitir que otras personas hagan tu vida difícil

Puedes decidir como interactuar con la gente difícil:

1. Puedes desear que cambien. Puedes invertir mucho tiempo pensando como deberían ser o que no deberían ser de la forma que son. Puedes tratar de corregirlos. Esto es miserable.

2. Puedes darte por vencido y dejarlos ser como son. Puedes alejarte. Puedes distanciarte. De esta manera no estás cerca de la persona. Esto es un poco menos miserable.

3. Puedes tener una relación superficial con la persona. Esto es todavía una forma de distanciarte. Todavía miserable.

4. Puedes estar con la otra persona de una manera que invite al cambio mediante tu disposición de mostrar quien eres realmente, con tus sentimientos, tu interés y tu corazón desprotegido. Esto es difícil. No corrige a la persona, pero inspira a una relación diferente con la persona.

Hay una gran analogía en el libro *Cinco cosas que no podemos cambiar* (por David Richo) que me encanta compartir con mis pacientes. Parafraseando: ver la realidad como *realmente es*, es como decidir darte la vuelta en la silla de montar y mirar de frente a la dirección en la que va tu caballo.

Amigo, estás EN la realidad. Ya sea que elijas VER la realidad o no, depende de ti.

312

Cuando distorsionas la realidad de una manera que te hace sentir seguro, lo que estás haciendo es esencialmente atribuirle la culpa de tus problemas a otros. Culparte requiere ser víctima y la condición de ser víctima te mantiene estancado.

Muchas personas han pasado por cosas terribles en la vida que no deberían haber sucedido. Tal vez seas uno de ellos. Es muy probable que lo que te sucedió no fuera algo que pudieras haber controlado en ese momento. Pero quedarte atrapado en ese lugar solo te mantiene miserable, así que deja de culparte. Aprende que deshacerte de la culpa no es lo mismo que aprobar las cosas las que te sucedieron. Confía en que puedes hacerte cargo de tu vida ahora. Hacerlo requiere ver la realidad con claridad, reunir valor y asumir responsabilidad, pero es la única forma de encontrar la felicidad.

¿Qué desayunaste ayer? ¿Recuerdas? Puedes elegir volver a experimentar en tu mente ese mismo desayuno una y otra vez. Si lo haces, puedes ganar mucho poder sobre ti. Puedes convertirte en una víctima de cómo ese desayuno arruinó tu almuerzo. O puedes olvidarte de él y encontrar una nueva idea en la que puedas enfocarte. Lo que sea que te haya pasado puede permanecer en tu enfoque o puede ser abandonado mediante la autodisciplina mental —aprender a estar a cargo de aquello a lo que le estas prestando atención en tu mente. La práctica de la atención plena es cómo aprender a hacerte cargo de tu enfoque. Ver la realidad como realmente es, crea responsabilidad. Luego decide hacerte cargo de los resultados en tu vida y verás

313

que realmente puedes cambiar las conductas que producen esos resultados.

Un ejemplo: lo que pienso que hago y lo que realmente hago

Aquí hay un ejemplo: Podría yo sentir que estoy haciendo un gran trabajo en el cuidado mi salud. Creo que como primordialmente comida buena; nunca como comida rápida; rara vez como comida procesada y trato de ir al gimnasio varias veces por semana, pero todavía estoy plagada de problemas. Mi azúcar en la sangre está fuera de control. Mi peso es demasiado alto. Me siento cansada. Soy irritable. Tengo problemas para dormir. Ver la realidad significa mirar lo que *realmente* estoy haciendo en lugar de mi percepción de que tan bien estoy. Por ejemplo, si miras cuántas veces deslicé mi identificación del gimnasio en los últimos cuatro meses, encontrarás que ese número total es 3 veces y no 48. Si observas lo que realmente comí está semana, descubrirás que además de una serie de verduras y frutas también me tomé un litro de Ben & Jerry´s (y soy alérgica a los lácteos), muchas barras de chocolate, un croissant de chocolate y una dona de sidra de manzana. En lugar de beber por lo menos tres litros de agua por día, he tenido la suerte de beber 1.5 litros y en algunos días ha sido menos que eso. Imagino irme a la cama cada noche a las 10 pm, pero esa es solo mi hora ideal. Si hubiera estado usando un actígrafo (un dispositivo que mide el sueño) los datos mostrarían que me estoy quedando dormida en promedio alrededor de la medianoche, despertándome por una hora o dos

314

en medio de la noche y arrastrándome fuera de la cama mucho más tarde de mi hora ideal de 6:40 a.m. Así que ni mi sueño, ni mi ejercicio, ni mi dieta coinciden con mi fantasía de lo que me gustaría pensar que estoy haciendo.

¡No tiene sentido, entonces, que mi cuerpo no sea engañado!

Por supuesto, todavía estoy luchando con los síntomas de la falta de sueño, la falta de ejercicio, el peso, la irritabilidad, el nivel elevado de azúcar en la sangre, etc. Esos síntomas no están surgiendo de la nada. Están sucediendo porque mis "buenos hábitos" son solo intenciones, no realidad. Al menos, no una realidad coherente.

Aprender a hacer de las intenciones una realidad consistente es parte del desarrollo del autodominio; y aprender a tener dominio propio funciona solo en el contexto de la autocompasión. Aprendes a hacer estas cosas como un ACTO DE BONDAD para ti mismo, y NO COMO UN "DEBER".

Este es un letrero que he hecho para los clientes y también lo he puesto junto a mis propias notas de superación personal: "Hazlo como un acto de bondad, no como un 'deber'". Cuando voy al gimnasio por bondad hacia mí misma, mi sentido completo de voluntad y elección se ve profundamente afectado. Si me obligué a ir al gimnasio utilizando la vergüenza o alguna otra forma de coerción, me sentiré aliviada después de haber hecho ejercicio, pero no encontraré una sensación de motivación duradera a partir de esa experiencia. Solo podré alcanzar el cumplimiento a corto plazo. Puedo hacer ejercicio para evitar la autorecriminación, pero la autodisciplina no se adquiere de esta forma. En cambio, es una forma confiable de erosionar mi motivación.

¿Recuerdas el principio de que las personas que hacen ejercicio de por vida, son las personas que disfrutan del ejercicio? Esta es la razón: no sienten que el ejercicio que están haciendo sea un castigo.

Bien, entonces lo primero es ver la realidad. Después, desear cambiar tus conductas reales para que coincidan mejor con lo que sabes que es mejor para ti. Es muy importante evitar los "debo". Como dice el famoso Albert Ellis, "¡Deja de deberte tanto!"

Los "debería" son coercitivos y erosionan la motivación. Lo que deseas es proteger tu valioso recurso de motivación y convertirlo en algo resiliente. Así que deja de "deberte" a ti mismo (y a los demás). Abandona esa conducta y vuélvete más libre y capaz de cambiar el comportamiento por voluntad propia y no por vergüenza. Haz un seguimiento del uso de la palabra "debería" en tu vocabulario y ve a qué me refiero.

> *Abandona la idea de que no es justo. No importa. No es como que el hada de la justicia finalmente te escuchara y mágicamente cambiara tu vida.*

También querrás deshacerte de esos sentimientos de "¡no es justo!" Por supuesto, no es justo que tengas que trabajar más duro que los demás para obtener los mismos resultados. No es justo que tengas

316

que renunciar a más para obtener los mismos resultados. Mientras más tiempo te quedes estancado en lo que no es justo, más tiempo te quedas estancado sin obtener resultados. Así que renuncia a ese pensamiento. Deja de lado la idea de que no es justo. No importa. No es como que el hada de la justicia finalmente te escuchará y mágicamente cambiará tu vida.

Cuando sueltas el "no es justo" o el "no debería ser así", entonces puedes experimentar los sentimientos que yacen debajo de tu desaliento. Nadarás a través de tristeza y de dolor, pero la tristeza y el dolor son manejables cuando no piensas lo injusto que se siente. Solo experimenta la tristeza y el dolor limpiamente. No puedes ahogarte en ello a menos que realmente te esfuerces. El agua tiene solo 3 pies de altura. Es como si hubiera una piscina que tienes que atravesar para llegar al otro lado —el lado donde puedes estar libre de la tristeza y el dolor—. Cada vez que empieces a pensar en lo injusto que es todo, te quedas atrapado en la entrada de la piscina, una y otra vez.

Empieza con poco. Nutre tu deseo. Anímate tu mismo. Aliéntate amablemente incluso si al principio te resulta incómodo. Estos cambios se hacen en el contexto de la bondad, el afecto y el estímulo.

La autocompasión no cae del cielo. Es una conducta que cualquiera puede aprender. De verdad. Es tan sólo una cuestión de práctica. Incluso si comienzas con muy poca autocompasión, al practicarla correctamente y con suficiente frecuencia, desarrollarás la habilidad de la autocompasión. ¡Te lo garantizo!

Y tu vida, de hecho, mejorará.

317

Capítulo Quince

Actúa en el cambio

Tratamos de convencernos de cambiar. Utilizamos todo tipo de conversaciones. Gritamos, nos quejamos, gruñimos y gemimos. No funciona. Lo que funciona es que, cuando <u>actuamos</u> en el cambio, efectuamos el cambio. Lo que funciona es desarrollar un pequeño hábito a la vez hasta que seamos buenos y cambiemos. La capacidad de cambiar se crea a través de la práctica.

Cuando intentamos algo una y otra vez simplemente para convencernos de un cambio, nos desanimamos porque no funciona. Para proteger nuestros tiernos sentimientos, tenemos que encontrar explicaciones sobre por qué al final realmente no cambiamos. O nos culpamos a nosotros mismos, o culpamos a alguien o algo más porque no hicimos el cambio. Cuando nos culpamos a nosotros mismos, podemos atacar nuestro valor, nuestra personalidad o nuestra

318

motivación. Podemos decir que somos perezosos o indisciplinados; nos sentimos impotentes. Nos desanimamos: "¡¿Qué me pasa?! ¡No puedo hacerlo!"

Aún peor, podemos comenzar a creer que no somos capaces de cambiar. Esta explicación nos saca completamente del apuro, porque si no somos capaces de cambiar, entonces no necesitamos invertir ningún esfuerzo en cambiar. Protegemos nuestros frágiles egos culpándonos (no podemos evitarlo porque no podemos cambiar) o culpando a otros (no podemos evitarlo porque no tenemos poder). Ambos enfoques crean e incrementan la impotencia y disminuyen nuestra capacidad de asumir la responsabilidad de nuestras vidas. Ahora, por favor, comprende que no estoy sugiriendo que deberías poder regenerar tus extremidades a través de la fuerza de tu alegre voluntad. Lo que realmente estoy diciendo es que, independientemente de tus circunstancias, aún puedes asumir la responsabilidad de crear un cambio que promueva la salud y que promueva la felicidad.

Es una relación mente-cuerpo. Para poder cambiar, debes abordarlo desde la perspectiva de verte a ti mismo como una persona sana firmemente posicionada en

> *Tratamos de convencernos de cambiar cuando lo que necesitamos hacer es actuar en el cambio.*

ese taburete de tres patas. En caso de que necesites que te cuente la misma historia, esto

319

significa que tratar de crear un cambio mientras ignoramos el sueño, la comida y el ejercicio, no funcionará.

Aquí hay otra ironía – cuando nos rendimos en cuanto a no poder cambiar (podríamos decir que, o soy malo o que es culpa de la vida; ambos métodos de hacerse la víctima son problemáticos), pues a pesar de ello estamos comprometidos con el cambio – cambio que es contraproducente. Toda nuestra conversación sin acción resulta en una disminución de la autoeficacia y, a veces, de odio contra nosotros mismos. La autoeficacia es un sentido de tener capacidad, la confianza de que uno puede hacer lo que se propone hacer. Disminuir nuestra autoeficacia no era nuestra intención original, pero cuando atacamos nuestra eficacia a través de una conversación áspera con nosotros mismos, disminuimos nuestro poder para ser diferentes de lo que somos y aumentamos nuestra miseria.

¡Detente!

Los pequeños hábitos producen cambio

Probablemente conoces a algunas personas que pueden producir cambios. Podrías pensar en ellas como personas extraordinariamente disciplinadas, o naturalmente mejores que el resto de nosotros. Es como si sus cualidades de autodisciplina cayeran del cielo, y el resto de nosotros no somos tan favorecidos o tan buenos. Pensamos: "¡Caray! Nunca podría contar conmigo mismo para hacer eso". Debido a que pensamos que estas personas efectivas pertenecen a una clase diferente de humanos, no nos permitimos ver la verdad: ellas simplemente son más eficientes que nosotros debido a su conducta.

El simple hecho de establecer un hábito — una pequeña cosa — es la cuña que necesitas para abrir esa puerta al Nuevo Yo. Se trata de actuar.

Pero algo se interpone en el camino. Eso que se interpone en el camino de esa acción que puede mejorar la calidad de vida suelen ser tus pensamientos.

¿Cuántas veces has querido ser diferente? ¿Cuántas veces has estudiado sobre los cambios que quieres hacer? Si tuviera el cuerpo que viene de desearlo, sería una mamá muy atractiva. Y si tuviera el cuerpo basado en lo que sé, sería increíble. Pero el cambio no resulta de querer, aprender o pensar. El cambio sólo se produce al actuar.

No se trata de querer, aprender o pensar en algo. Se trata de escoger y después actuar

Muchos de mis pacientes no están acostumbrados a tener que hacer el trabajo de cambiar. ¡Les digo que esto es porque por su propio bien son demasiado inteligentes! Como nunca tuvieron que trabajar duro en la escuela para lograr buenos resultados, nunca aprendieron que trabajar duro está conectado con obtener resultados. En cambio, aprendieron a avanzar sin esfuerzo. Obtuvieron logros sin realmente tener que trabajar por ellos. Luego, cuando la marea dejó de estar a su favor más tarde en la vida, se frustraron y se desanimaron. A menudo se culparon a sí mismos o culparon a otros en lugar de identificar el problema subyacente. Verás, la única herramienta para el cambio con la que tuvieron práctica en sus años formativos fue la herramienta de "resuélvelo, eres inteligente". Si bien esta puede ser una gran herramienta para comprender el cálculo, no es tan efectiva cuando se aplica a otras áreas de la vida no académica. Por lo tanto, cuando "resolverlo" sólo conduce a un muro de ladrillos, estas personas se muestran reacias a dejar de lado su herramienta. En lugar de ello, se golpean la cabeza en ese muro de ladrillo.

El resultado frecuente es depresión y relaciones perjudiciales.

Nuestras historias sobre la vida nos mantienen estancados

Aquí hay otro ejemplo de cómo evitamos comportamientos reales en nuestros intentos por cambiar. Esta es mi historia, bueno, ¡una de ellas! Sirvió para proteger a mi pobre y frágil ego de las consecuencias reales de los comportamientos ante los que quería permanecer ciega. La historia que me conté me impedía actuar. Me ha impedido hacer cambios necesarios en mi vida. Ten en cuenta que, durante la mayor parte de mi vida, estuve inconsciente de cómo me afectó esta historia. Fue difícil leerla en mí misma hasta que recibí la ayuda para verla[kkk]. La historia fue la siguiente:

[kkk] Quiero agradecer a Peter Lotterhos y las Dinámicas transformacionales de la mente por ayudarme a identificar mis historias.

¡Estoy destinada a seguir fallando! Dios ha arreglado (amablemente) esto para mí para protegerme de los males del éxito. Dado que todas las personas exitosas son secretamente idiotas, es mucho más seguro seguir siendo un fracaso porque de esa manera no me arriesgo a ser una verdadera idiota[III].

Cuando fallé (inconscientemente) para protegerme (inconscientemente) de convertirme en una idiota exitosa, pude tener la fantasía de que realmente no estaba "fallando". La única parte de mi "historia" de la que era consciente era el pensamiento fugaz: "Probablemente no funcionará porque así es como me resultan las cosas". Pero la realidad que lo que no podía ver era la siguiente: estaba siendo una mártir fallida por causa de los no-idiotas en todas partes que no tienen éxito para permanecer humildes. ¡Qué tontería!

Dado que no confiaba en mí misma para poder mantenerme firme ante el éxito, cuando el éxito se obtuviera, me sentiría como si no lo mereciera, o no podría conectar mis éxitos con mi verdadero yo. No permitiría una conexión consciente entre mis acciones y los cambios reales que resultaran. En consecuencia, a menudo me sentía como un fraude. Tenía poca confianza en que realmente podría terminar lo que comenzaba.

[III] Escalofriante, ¿no? Y adivina que... ¡puedo continuar siendo una idiota, sea que sea un éxito o un fracaso!

Mi historia es una vieja historia, una historia común. Lo aprendí de mis padres cuando era joven, ¡y estoy 100% seguro de que no tenían la intención de enseñármelo! Pero debido a que lo aprendí joven, corrió profundamente en mi corazón y en mi mente. Tu también tienes historias que aprendiste, de padres que probablemente no tuvieron la intención de enseñártelas. Hasta que descubras cuáles son, continuarán afectando tu capacidad para hacer los cambios que deseas en tu vida.

¿Ves cómo esta fantasía de estar destinada al fracaso hizo más fácil no darle el 100% a mis esfuerzos por hacer ejercicio? Si creía que de todos modos no funcionaría porque el éxito no era para mí, ¿por qué esforzarme más? ¿Y por qué abrir mis ojos a la dolorosa verdad de que mis esfuerzos al hacer ejercicio eran, en realidad, menos del 100%?

Destino interrumpido, ¡conoce a la niña buena!

El aumento de la conciencia en el proceso de descubrir las mentiras en mi autoengañoso pensamiento llevó mis ideas al siguiente nivel. Descubrí que, además de pensar que tenía un destino fallido, también tenía una enfermedad de tener que ser una niña buena.
¡Vaya!

La única manera de ser un fracaso *y* ser una buena chica era tener excusas increíbles. Y tuve excusas realmente asombrosas: Me duelen los pies. Tenía la enfermedad de Lyme. No quería herir sus sentimientos, etcétera. Cuando era pequeña, solía decirles a mis amigos que me llamaran si necesitaban una excusa ¡y que encontraría una excusa estrafalaria!.

Honestamente, mi comportamiento creando excusas fue muy útil cuando era pequeña. Representaba a mi pequeño cerebro haciendo todo lo posible por sobrevivir en mi mundo. Todos tenemos este tipo de patrones de comportamiento aprendidos orientados a la supervivencia, basados en nuestro pasado. El problema es que no importa cuán útiles hayan sido estos tipos de comportamientos cuando todos teníamos siete años, dejan de ser útiles cuando crecemos.

En el juego final, todas las excusas del mundo —no importa cuán legítimas sean— no cambian los resultados finales. No es como el la hada de las excusas dice: "Oh, ya veo. Solo estabas haciendo lo que tenías que hacer. ¡Así que te salvaré de las consecuencias que resulten de tus elecciones!"

Otro ejemplo: Durante muchos años quise bajar de peso y estar más en forma físicamente. Probé muchas cosas y aún no había obtenido los resultados que quería. Cada vez que me involucraba en un comportamiento para mejorar la aptitud física, me encontraba con desafíos. Todos lo hacen. Pero en lugar de superar esos desafíos, se me ocurrían excusas sobre por qué estaba bien fallar[mmm]. ¡Pero no estaba fallando porque estaba bien fallar! Estaba fallando porque estaba usando excusas para salir del

---

[mmm] Está bien fallar si estas consciente de ello. Fallar significa que estás comprometido a actuar. Mientras más falles, mayor será tu tasa de éxito.

comportamiento de que es muy difícil hacerlo. Y ni siquiera era consciente de que esta era la realidad de mi vida. Estaba convencida de que la razón por la que no estaba en el gimnasio era que me dolían demasiado los pies. Este apego a las creencias en cuanto a por qué hacemos lo que hacemos es algo muy humano, y realmente se interpone en el camino de lograr nuestros sueños.

Hubo otro estilo de excusa que se me apareció. Si clasificas las excusas descritas anteriormente en el estilo de "no puedo", estas excusas adicionales se clasificarán dentro del estilo de "no he tenido esta experiencia todavía, y la merezco" o " ¡Puede que nunca vuelva a tener esto en toda mi vida! " Este segundo estilo de excusas surgió de haberme sentido privada en el pasado. Fueron los intentos de mi mente por mantenerme a salvo de que me volvieran a privar, pero mi mente me estaba engañando acerca de qué era la privación y en qué peligro real podía estar *ahora*, en este preciso momento. "Nota para el cerebro: ¡la falta de esa galleta[nnn] no va a resultar en la muerte!"

Privación y cambio

Cuando te acercas al cambio desde una cultura de privación, en realidad es neurológicamente más difícil tomar buenas decisiones. Verás, en una cultura de abundancia, cuando el cerebro se enfrenta a muchas opciones, es mucho más fácil tomar decisiones que estén en línea con tus objetivos

---

[nnn] La trufa de chocolate y pimienta, por otro lado...Visita los chocolates Laughing Moon para sentir mi dolor.

finales. Pero cuando el cerebro se enfrenta con muy pocas opciones, se vuelve más difícil elegir bien. En realidad, es neurológicamente más difícil, no solo más difícil debido a tu pasado o porque tienes hambre en el momento presente.

Ser criado en una cultura de privación hace que el cerebro se vuelva literalmente menos eficiente. En su intento por protegerte, tu cerebro aprende a gritar "¡OBTENLO MIENTRAS PUEDAS!" Y es difícil escuchar que podría haber otra opción mejor. No se te ocurre que podrías pensar: "En realidad no lo necesito, así que no quiero obtenerlo". Pero solo porque es más difícil escuchar esa opción de liberación no significa que la Hada de las Excusas te dará una consecuencia "bipiti-bopiti-bu" diferente y no relacionada a tus decisiones.

Cuando juegas Monopoly, para poder salir de la cárcel debes pagar el precio. No hay otra manera.

Asimismo, ¡lo que existe en tu vida ahora mismo son las consecuencias de tu conducta pasada! Si no te gustan esas secuelas, la culpa o las excusas no las cambiarán, incluso si éstas te hacen sentir mejor a corto plazo. Lo único que cambiará esas consecuencias son tus acciones futuras.

Nuestra capacidad de superpotencia para ignorar no es tan estupenda

Los seres humanos tienen habilidades de superpotencia para ignorar su pensamiento inconsciente, así como para ignorar cómo su comportamiento sigue esas líneas de pensamientos inconscientes, no examinados. Es una tormenta perfecta. Tu perfecta tormenta puede parecer un poco diferente a la mía, pero el resultado sigue siendo el mismo: tu pensamiento inconsciente te desviará consistentemente de completar tus tareas de aquello que es más conveniente para ti.

No te desanimes. Tu cerebro puede cambiar. ¡La conducta cambia el cerebro muy poderosamente, y cambiar puede volverse más fácil para ti a través de la práctica!

Y la verdad es que el desaliento es algo que puedes elegir nutrir o eliminar. Si estás dispuesto a trabajar suficientemente duro como para lograr una disciplina mental (que defino como el control sobre los pensamientos a los que te aferras), puedes aprender a dejar de lado el desaliento. Puedes elegir lo que piensas en un momento dado. Pensamientos al azar pueden aparecer y llamar a la puerta, pidiendo ser entretenidos, pero tú eres el que abre la puerta. Tú eres el que decide qué pensamientos invitar a cenar. Cuanto más practiques la atención plena^{ooo}, más podrás estar a cargo de tus pensamientos. Y eso es fundamental para crear cambios en la vida que serán de interés para ti.

He aquí un ejemplo: mi familia está comiendo hamburguesas caseras, sazonadas con un poco de Herbes de Provence y una capa de salsa de tomate con tocino, mostaza de cebolla ahumada y tomates autóctonos frescos. Hoy estoy optando por seguir una dieta 100% vegana. Planeo comer un champiñón Portobello. ¡Ah, qué buena soy! ¡Caramba, me estoy privando tanto!

---

ooo Ve cada libro que Jon Kabat-Zinn ha escrito.

Empiezo a sentir pena por mí misma mientras preparo la comida de mi familia y la mía. Mis papilas gustativas están gritando que quieren hamburguesas porque el hecho es que me encantan las hamburguesas, ¡y nunca he probado la salsa de tomate con tocino o la mostaza de cebolla ahumada! ¡Pero espera! Detengo los pensamientos de "querer". Para empezar, ignoro mis papilas gustativas. También les ordeno a mis pensamientos que las ignoren. De hecho, no me permito tener pensamientos como "Ah, eso sabría también," etc. Resultado final: el pensamiento "Desearía poderme comer esa hamburguesa" de hecho tocó a la puerta, ¡pero no le abrí!

Esta es la clave: Estoy haciendo un cambio al disciplinar mi pensamiento. No me permito caer en la fantasía de cómo podría saber una hamburguesa. Mis pensamientos estuvieron enfocados en asar mi champiñón Portobello con una poca de cebolla roja y una fantástica salsa de pasta de ajonjolíPPP. Cuando la pruebe, estará deliciosa. De verdad se me antoja. Me encanta.

Puesto que me di permiso (mental y físicamente) de disfrutar la alternativa y no me enfoqué en aquello de lo que me estaba perdiendo, fui realmente capaz de probar y disfrutar muchísimo lo que estaba en mi plato.

PPP Gracias, *Comer para vivir*, de Joel Furhman. Muy buenas recetas.

Nuestros cerebros nos mienten

Cuando pensamos en cambiar, a menudo nos preocupamos de que ya nunca habrá placer otra vez en nuestras vidas. Jamás.

En esto, nuestros cerebros nos mienten. Nos dicen que los únicos placeres disponibles son aquellos que ya hemos experimentado. Por seguro nada más, aparte de lo que hemos tenido en el pasado, podría ser placentero — como los sándwiches de champiñones Portobello[qqq], por ejemplo. En mi caso, los había comido antes, y había experimentado lo buenos que eran, ¡pero mi cerebro aún no lo creía! ¡Era un pasado en el que las hamburguesas se disfrutaban con más frecuencia que los sándwiches Portobello, simplemente porque no comí muchos sándwiches Portobello durante los primeros cuarenta años de mi vida!

No siempre puedes confiar en la parte de "querer" de tu cerebro. La parte de "querer" no usa la lógica, no predice los resultados con previsión y no tiene idea de que es lo que más te conviene. La parte de "querer" simplemente quiere. Vive en el presente, y no tiene ningún concepto del futuro.

[qqq] O como el éxito, ¿verdad?

¡Las papilas gustativas cambian!

Tengo unos amigos que hacen que su hija pruebe comidas que no le gustan cada vez que le sirven. ¡Bien podrida ser cada semana! Le dicen "No sabes. tus papilas gustativas pueden cambiar, así que tienes que averiguar si ya te gusta".

¡Ellos están en lo correcto! Los investigadores nos dicen que, de hecho, nuestras preferencias por algunos sabores cambian con el tiempo. Los sabores que disfrutamos a los 7 años no serán los mismos a los 37 años. Podríamos ser catadores más sofisticados si continuamos probando más comidas. Es cuando quedamos atrapados en la mentira del cerebro de "jamás me gustarán los champiñones" que rehusamos probarlos.

Las mamas típicamente se rinden después de que sus hijos rechazan una comida particular varias veces, pero sabemos que puede tomar aproximadamente 10 veces probar una comida (en diferentes ocasiones) antes de que las papilas gustativas la acepten, especialmente si la "palatabilidad" de la comida es baja (clave: el azúcar y la grasa tienen una palatabilidad alta). Piensa en la actitud típica de una madre al servir col frente a helado. El niño tiene que superar los aspectos de la palatabilidad Y la actitud de su mamá. Las papilas gustativas son solo papilas gustativas. Tu cerebro crea el sabor. Así que simular disfrutar las comidas saludables realmente ayuda.

pd. Tienes papilas gustativas en tu paladar, en tu estomago y en tu garganta, y el ciclo de vida de una papila gustativa de de tan solo 2 semanas. Interesante, ¿no?

Es capaz de abrumar por completo las partes del pensamiento lógico de tu cerebro con un deseo incesante, al igual que el sonido de una alarma de humo preferentemente llamaría tu atención sobre las palabras tranquilas de tu cónyuge. Por ejemplo, puede indicarte que comas cosas que te harán sentirte mal. Puede indicarle que fumes e ignores el inminente cáncer. ¡No reconocería el concepto de "lo que es mejor para ti" aun si lo escribieras en neón rojo brillante!

La dieta afecta tu concepto de "lo más conveniente para ti"

Uno de mis estudios de investigación favoritos ilustra este punto[190]. Unos científicos dividieron las ratas en tres grupos. Un grupo comió comida regular de rata. Los otros dos grupos tuvieron acceso a una dieta de "cafetería" que consistía en un buffet de dulces y deliciosos chocolates. Pastel de queso, chocolate, pudín, bizcocho, tocino y salchichas formaban parte de este bufé. Uno de los dos grupos de ratas de bufé tenía acceso a la cafetería una hora al día. El otro grupo tenía acceso hasta 23 horas al día. Los investigadores midieron la cantidad de recompensa necesaria para que los tres grupos de ratas siguieran corriendo en una cinta de correr. Uno de los resultados del estudio fue que las ratas con acceso de 23 horas por día a la cafetería de comida de glotonería requerían recompensas mayores para hacer las mismas tareas que las otras ratas necesitaban para obtener recompensas más normales. Aparentemente, la dieta alta en grasa y en azúcar interrumpió los circuitos de recompensa del cerebro de las ratas glotonas lo suficiente como para que lo que solía ser gratificante para ellas ya no lo fuera.

Luego, los científicos examinaron si las ratas sabían que habría ciertos resultados negativos inminentes y que resultarían en cambios en la conducta alimentaria. Los investigadores les enseñaron a todas las ratas a asociar cierta luz con una descarga eléctrica leve. Todas las ratas aprendieron que cuando vieran esta luz, estaba a punto de ocurrir un choque eléctrico. Una vez que las ratas aprendieron esto, los investigadores dejaron que los tres grupos de ratas ingresaran al área de la cafetería. Todas las ratas tuvieron un delicioso festín en el estudio y todas comenzaron a comer. Después de un rato, los investigadores mostraron la señal luminosa que anunciaba el inminente choque eléctrico. Dos tercios de las ratas huyeron. ¡El otro tercio se quedó y siguió comiendo, a pesar de saber que las sorprenderían en cualquier momento! El grupo que estaba dispuesto a aguantar una descarga eléctrica para seguir comiendo pastel de queso era el grupo de ratas a las que anteriormente se les había permitido el acceso casi ilimitado a la grasa y al festival de azúcar.

Cuando tu cerebro está atascado en querer, no hace un buen trabajo de identificar qué es lo que más te conviene. Y cuando tu cerebro ha sido golpeado con un festival de comida con alto contenido de grasa y azúcar, es mucho más difícil conseguir placer en otras cosas. No solo eso, sino que la motivación para cambiar y la autoconciencia del pensamiento y el comportamiento se vuelven mucho más esquivos.

Saliendo de la rigidez: "Reconoce"

Una de las maneras más

Cuando la las personas se vuelven obesas su cuerpo experimenta muchos cambios. Uno de ellos es que es más difícil regular el consumo de grasa. Lo que esto significa es que las personas obesas comen más grasa de la que sus cuerpos necesitan. Investigaciones recientes muestran que la boca y los intestinos no son tan capaces de percibir los ácidos grasos cuando los individuos se vuelven obesos.

Una de las cosas que ayuda al cuerpo a sentirse satisfecho es la capacidad de sentir la grasa en la comida. Esto ayuda al cerebro a parar de comer. Con la obesidad también se daña la quimiorecepción de los ácidos grasos (palabras lujosas para referirse a la capacidad del cerebro de percibir cuando has comido suficiente grasa); tu cerebro no te dará un mensaje tan claro de que dejes de comer como lo da a tus compañeros más delgados de sus cerebros que no están tan dañados.

efectivas en que mi yo interior me impedía ser consciente de mi racionalización era que tenía demasiado miedo de ver realmente mi creencia de que Dios había creado el fracaso como una bondad hacia mí. Era como si no pudiera cuestionar esa creencia, porque cuestionar eso sería como cuestionar a Dios. ¡Mi cerebro totalmente me engañó con eso! Así que fue un gran avance para mí entender que esta creencia era solo una creencia y que en realidad NO tenía en absoluto NADA que ver con Dios. Finalmente me di cuenta el gran problema que esto era y me liberé de ese pensamiento infundado. Comencé a reconocerlo como una simple historia que mi cerebro había ideado para hacerme más fácil la tarea de poder seguir haciendo lo que estaba haciendo y seguir siendo una Buena Chica. ¿Cómo me liberé de esas creencias que me ataban pero que no las reconocía? Tuve que reconocerlas.

Solamente pensar en ellas no hizo el trabajo. Tuve que escribir sobre ellas, decirlas en voz alta, discutirlas, admitirlas y "apropiarme" de ellas. Por supuesto que me encontré a mi misma queriendo minimizar mi pensamiento defectuoso. Al principio es realmente muy vergonzoso "reconocer" este tipo de creencias porque la mayoría de nosotros pensamos que seremos rechazados por ser tan "estúpidos", pero el temor de la vergüenza era solamente otro obstáculo que se interponía en mi camino.

Mi amable esposo me escuchó cuando comencé a practicar reconocer. Su respuesta fue: "¡Caramba, eso es realmente un desastre!"

¡¿Correcto?! Escuchar la verdad ayuda. ¡Qué alivio! Mediante la práctica repetitiva, mejoré mi comportamiento para crear los cambios que quería ver en mi vida. Y aun así, frecuentemente me veo envuelta sin querer en mi misma vieja historia; cada vez que reconozco, adquiero más práctica en no caer en las mentiras. Me volví más diestra en detectar mi pensamiento fallido, lo que generó poder -- el poder de elegir cambiar.

Decide hoy comenzar a detener el hábito de lamentarte que no puedes cambiar. ¡Lamentarse no ayuda, no es muy grato para ti y no es nada divertido para los demás! De hecho, ello resulta en más desánimo.

¡Pero no puedo! ¡No tengo disciplina!

Somos increíblemente disciplinados cuando se trata de usar ropa. Usamos ropa todo el tiempo mientras realizamos nuestras tareas diarias, o estamos fuera de la casa. Nadie se va al trabajo y dice: "Caramba, me levanté tarde y no tuve tiempo de vestirme. En lo absoluto. Así que estoy completamente desnuda aquí. ¡Esto será un poco incómodo cuando el jefe entre! " No, sino que todos tenemos el hábito de ponernos algún tipo de ropa antes de ir a trabajar. ¿Ves mi punto? Es un hábito. Lo tenemos. Lo hacemos. Es bastante confiable. Dicho de otra manera, tenemos una excelente autodisciplina en esta área. Realmente estamos en control.

Pero si nos fijamos en las cosas que no estamos haciendo y que son para nuestro bien, de alguna manera queremos creer que no estamos en control.

Dicho en otras palabras: ¡el cambio es posible! ¡Decir que puedes asumir la responsabilidad es totalmente diferente a decir que deberías estar avergonzado! Darse cuenta de que puedes hacer algo diferente para obtener un resultado diferente definitivamente no es lo mismo que avergonzarte pensando que deberías haber tenido la intención de tener este resultado negativo todo el tiempo.

Probablemente no te despertaste diciendo "¡quiero estar gordo!" Sé que no lo hice. Pero mi conducta indisciplinada no coincidía con mi intención de no ser gorda. Nuestros malos hábitos son los que mantienen a cualquiera de nosotros en mala condición física.

Así que el sobrepeso no es una maldición. Es un resultado. Es simplemente el resultado de tus comportamientos. Tal vez hayas intentado bajar de peso una y otra vez y no ha funcionado. Mi conjetura es que este resultado es porque lo que estás haciendo simplemente no es eficaz. Entonces, en lugar de lamentarte de que no puedes hacer un cambio, veamos cómo podríamos cambiar lo que estás haciendo. Haz el esfuerzo de rastrear lo que realmente estás haciendo. Analiza lo que estás haciendo para ver si tus comportamientos te están dando los resultados que deseas. No uses este proceso para sentirte mal o avergonzarte. Haz eso y has perdido totalmente el punto. Además, te vuelves muy vulnerable a comer emocionalmente para salir de tu miseria y, en consecuencia, mantener el sobrepeso. Lo que naturalmente le sigue a este proceso fallido es la elaboración de una explicación racionalizadora sobre tu cuerpo, que tiene cierta similitud (en función, aunque no necesariamente en contenido) a mi historia sobre el destino a fracasar que mencioné anteriormente en este capítulo.

Claro, las nuevas conductas generalmente provocan ansiedad. Puedes decidir simplemente estar ansioso y comportarte de la misma manera. Es como decir "¡Lancen los torpedos! ¡Avancen a toda velocidad!".

Las conexiones mente-cuerpo que nos hacen tropezar

Cuando tu cuerpo no está en forma, tu mente tampoco lo está. He aquí un ejemplo: supongamos que te estableces una meta para perder peso. No estoy hablando de ser una estrella de cine delgada si eso no es saludable para ti. Estoy hablando de perder el sobrepeso que tienes sobre *tu* peso saludable.

Así que digamos que eliges dejar de comer en exceso como un método para perder peso. Pero los efectos de la obesidad en tu cuerpo se interponen en el camino de tus buenas intenciones. La obesidad hace que tu intestino

Uno de los neurotransmisores que ayudan a regular el hambre es la serotonina. Puedes reconocer ese neurotransmisor por su divulgado papel en la depresión. Hacer cosas que aumenten los niveles de serotonina te ayudara a regular cuanto comes.

De hecho, ¿sabes lo que aumenta los niveles de serotonina? La fuerza de voluntad. Utilizarla y practicarla también aumenta la serotonina.

sea menos activo en la digestión y que tu respuesta cefálica se vea afectada.

¿Respuesta cefálica? ¿Qué es eso? te preguntas.

Una respuesta cefálica ocurre cuando tu cuerpo reacciona a las cosas dulces *como si* fueran densamente calóricas, incluso si contienen cero calorías. Tu lengua percibe la dulzura y, a su vez, tu páncreas deja de producir proteínas de las reservas de tu cuerpo y comienza a bombear insulina para que pueda almacenar el exceso de azúcar en la sangre como grasa. Esta insulina no solo te hará sentir más hambriento (especialmente si estás comiendo cero calorías) sino que también aumentará el almacén de grasa. Así que incluso si estás tomando una bebida dulce de cero calorías, seguirás aumentando de peso. Este proceso puede ocurrir en el cuerpo ya sea que seas obeso o no, pero el ser obeso hace que esto sea más probable[191].

Si quieres decir que aprender sobre este mecanismo fisiológico significa que no es tu culpa que comas en exceso, puedes hacerlo, pero simplemente no es útil. Lo mejor es reconocer que como resultado de un comportamiento anterior se ha creado una situación en la que es más difícil regular la ingesta de alimentos. Tienes que esforzarte más para cambiar tus hábitos. Puedes optar por dejar de comer por completo todos los edulcorantes artificiales y tomar sodas. Este comportamiento realmente ayudará.

La conclusión es ésta: o cambias tu conducta o no lo haces. Tu conducta real es la clave de tu sobrepeso y de que no estés en forma. Cualquier otra conversación al respecto es simplemente algo que te permite negarse a asumir responsabilidades, a disculparte por sus acciones o a mantenerte atrapado en la desgracia de no estar en forma.

¡Oh no! dices. ¡Esto es políticamente incorrecto!

Cierto. Políticamente es más correcto predicar que la palabra de gordo está bien dicha[rrr].

Pero cuando te levantas gordo por la mañana, tu cuerpo no está bien. Tienes poca energía. Te enfermas con más frecuencia. Tienes más dolor en las rodillas, niveles más altos de inflamación y tus hormonas no funcionan normalmente.

Tu cuerpo no miente. Tu cerebro te mentirá todo el día, pero tu cuerpo no miente.
Pero espera. Crees que este método no funcionará para ti. Crees que eres especial y las cosas que funcionan para otras personas no funcionan para ti.

Te escucho. Te escucho atentamente.

A medida que me di cuenta de cómo saboteaba mis esfuerzos para actuar en alineación al 100% con mis objetivos, comencé a comprender de una manera más poderosa lo bueno que había sido engañarme a mí misma. Una vez fui la reina de "eso no funcionará para mí". Y el resultado final fue el que tuve delante de mí todo el tiempo: un cuerpo que estaba fuera de forma.

Así que finalmente me di cuenta de ello. Cambié mis conductas. ¿Adivina qué? Después

---

[rrr] Hablo sobre el peso que esta arriba del peso saludable PARA TI, no hablo de un ideal determinado socialmente.

de todo, no hubo ninguna "garantía fallida" en este juego. El fracaso estaba sólo en mi mente.

Capítulo Dieciséis

Tu plan de juego

No, no, no. No leas este capítulo primero. No te ayudará mucho el hacerlo. Te estás engañando a ti mismo. Gracias. Imagínate que me oyes decir: "espero poder hacer ejercicio hoy. Espero dormir bien esta noche. Espero comer sano. Estoy cruzando los dedos. Realmente lo intentaré".

¿Qué piensas? ¿Cuáles son mis posibilidades?

Esperar y tratar no están actuando. Ninguno me ayudará a menos que comience a moverme. Así que voy a sorprender a mi propia mente y elegir realmente hacer lo que estoy pensando hacer.

Hoy estoy comiendo saludablemente, y voy a caminar 30 minutos, después de lo cual nadaré 30 vueltas en la piscina. Me voy a ir a acostar a las 10:30 pm. Sé qué hacer para que esas cosas sucedan porque ya lo he practicado anteriormente. No lo estoy planeando - estoy a la mitad de proceso.

Ahora, apuesto a que me crees. Sueno diferente porque no estoy solo esperando o intentando. Estoy actuando.

¡Pero no puedo!

Si te encuentras atorado diciendo "no puedo", parte de la solución es cambiar tu lenguaje, eliminar las palabras "no puedo" de una vez por todas. Decir algo como "no evito hacer ejercicio". Las personas que dicen "no _____" tienden a cumplir con sus compromisos más frecuentemente que las que dicen cosas como "no puedo evitar hacer ejercicio".

Las palabras "no puedo" te limitan de muchas maneras. De hecho, se siente soso decirlas.

Trata esto. Di en voz alta "hoy quiero comer saludable".

Ahora trata: "Hoy elijo comer saludable".

Se siente mejor, ¿no? En ambos casos (elegir y no elegir versus querer y no poder) tú le estás diciendo a tu cerebro que tú tienes el control.

Recuerdo que hace años, cuando mis hijos eran muy pequeños (uno era un bebé y el otro tenía aproximadamente 18 meses), tuve este pensamiento: "No puedo ir a la práctica del coro. Tengo estos dos bebés pequeños y mi esposo está trabajando. Así que no puedo ir". Un día detuve ese pensamiento y lo examiné detenidamente. Me di cuenta de que yo era la única que decía que no podía hacerlo. Nadie más me estaba diciendo eso. En lugar de rendirme antes de comenzar, decidí intentar encontrar una solución. Elegí ir de todos modos. Pensé que tendría en mis brazos al niño de tres meses y cantaría mirando la partitura de otra persona. El niño de 18 meses podía correr hasta que claramente necesitara irse a casa. Experimenté para ver cuánto tiempo podría durar en la práctica del coro. Claro, hubo días en los que solo estuve allí durante 15 minutos, pero pude hacer mucho más de lo que pensé que podía hacer. Después de un tiempo decidí dejar de ir a la práctica de coro. No fue porque no podía hacerlo, sino porque elegí no hacerlo. Una gran diferencia.

Conectándote al cambio

Me gusta identificar tres niveles de cambio: intelectual, emocional y físico/conductual. Cuando estás en el nivel intelectual de cambio, sabes lo que debes hacer. Entiendes cómo cambiar. Cuando estás en el nivel emocional de cambio, sabes que realmente necesitas hacerlo. Te pones en contacto con la el sentimiento de que el cambio debe suceder.

Cuando te encuentras al nivel intelectual de cambio, sabes lo que debes hacer; cuando estás al nivel emocional de cambio, ¡realmente sabes lo que debes hacer! Cuando estás al nivel de cambio físico/conductual, ¡lo haces!

Cuando estás en el nivel de cambio físico/de conducta, ¡simplemente lo haces!

¿Qué nivel de cambio crea resultados? El cambio de comportamiento. Cualquier otra cosa es solo glucosa que circula por el cerebro.

No te enojes contigo por estar en un nivel que no crea un cambio real. Sé paciente y compasivo. Esto significa que te has dado cuenta de dónde te encuentras, lo notas y luego tomas medidas para seguir adelante. No significa que te quedes allí y te digas que está bien revolcarte (de nuevo, eso no es autocompasión). Te permites cometer errores en el contexto de realmente hacer algo, mientras te sigues gustando a ti mismo. Cometer errores es crucial si estás interesado en lograr algún progreso. Entonces, cuando fallas, notas lo que salió mal y luego lo arreglas.

Además, cambiar es un proceso. Debes comenzar en el nivel intelectual o emocional antes de poder avanzar hacia el nivel de cambio de comportamiento. Sigue moviéndote en el proceso en lugar de estancarte. Cuanto más tiempo permanezcas en las etapas intelectuales o emocionales del cambio, más impotente te sentirás en cuanto a tu capacidad de cambiar eventualmente.

Hay un proverbio chino que dice esta verdad reveladora: "Si quieres conocer tu pasado, observa tus condiciones actuales. Si quieres saber tu futuro, observa tus acciones actuales".

Si no te esfuerzas por lograr un cambio real, el cambio real no ocurrirá. Si tienes mucho miedo de lograr una diferencia, no la lograrás. Si escribiera este capítulo deseando agradarte, ¡podría fingir que la salud y el cambio duradero realmente no fueron difíciles de lograr! Podría proponerte cuatro pasos fáciles, o una píldora mágica. Pero esto no funcionará: no podrías obtener los resultados que deseas lograr a largo plazo, y terminarías desanimándote aún más. Mi falsa popularidad desaparecería porque se basó en decirte lo que querías escuchar para que pudieras sentirte protegido, no en decirte lo que realmente funciona. ¡Lo que realmente funciona son acciones que a menudo son difíciles y provocan ansiedad!

> *Solo necesitas cambiar lo que debes cambiar para obtener los resultados que deseas.*

Recientemente leí en una revista que las personas pueden dormir más con un simple cambio: atenuar las luces 15 minutos antes de acostarse para estimular la melatonina. O podrían comer mejor simplemente comiendo bocadillos cada cierto tiempo para evitar el hambre.

Fácil, ¿eh? Lo que estoy diciendo aquí es que las pócimas mágicas como estas no son suficientes. Claro, estas sugerencias no son difíciles de implementar, pero es probable que necesites intervenciones más poderosas si el objetivo que estás buscando es realmente lograr una diferencia en tu vida. Míralo de esta manera: si comes 9 bolsas de totopos de maíz por semana en lugar de 10, estás comiendo más sano. ¿Pero va a lograr crear con eso la diferencia que quieres? Lo dudo.

No es popular afirmar que el cambio real requiere que te involucres en un trabajo arduo al renunciar a las cosas que te mantienen atrapado. Nosotros, los estadounidenses, somos grandes fanáticos de comernos el pastel y todavía querer guardarlo. Así que no voy a consolarte con la idea de que puedes guardar todas las galletas, hacer algunos abdominales y en 10 años habrá una píldora mágica que hará todo el trabajo por ti.

No. Solo necesitas hacer todos los cambios que necesites hacer para obtener los resultados que deseas. Para mí, 15 minutos de luces tenues antes de irme a dormir no lo lograrán; jamás.

La meta es resultados, no reglas

Cuando estableces tu estrategia de cambio para tratar de cumplir con reglas definidas, es difícil individualizarla para que funcione para ti. Por ejemplo, si quiero ponerme a correr un maratón 5K y establecer un objetivo para correr una cierta cantidad cada día, cuando surjan obstáculos será más difícil para mí hacer los ajustes necesarios. Cuando aprenda que soy responsable de los resultados, y no solamente de cumplir con mis reglas, entonces planificaré y ejecutaré de manera más efectiva. Puedo hacer los ajustes necesarios que me mantendrán enfocada en avanzar hacia mi meta en lugar de limitarme a ser una chica buena o mala.

A continuación te presento algunos consejos que puedes utilizar al diseñar tu propio programa:

Pensamientos sobre el cambio

1. No cambies demasiado de una sola vez

Quieres cambios que duren, no un delirio furioso que te mate. Así que empieza poco a poco. Elige una sola cosa y divídela en cuatro pasos. Entonces da solo el primer paso. Practica ese paso hasta que sea fácil, luego agrega el segundo paso. Continúa hasta que hayas agregado todos los pasos para completar tu conducta. Recuerda, a lo largo del camino, que estás haciendo esto como una obra de bondad para ti mismo, no como un "debería". Observa lo bien que te sientes acerca cambio que estás haciendo. Nota cualquier cosa que sea positiva.

Si resulta que no estás cumpliendo tus objetivos, evalúa la situación y adapta tu plan. Por ejemplo, si quiero sentir que mi casa está más limpia cada día, puedo comenzar simplemente haciendo mi cama. Si no consigo hacer mi cama, tendré que evaluar por qué no está sucediendo —y puede ser probable que esté demasiado cansada para funcionar bien en cualquier área. Si ese es el caso, necesito trabajar en combatir la fatiga en lugar de castigarme pensando que "ni siquiera puedo hacer mi estúpida cama". Si no puedo lograr hacer mi propia cama, hay una muy buena razón de ser. Identificar esa razón es más eficaz que deprimirme y destruir mi motivación.

Recompensas a considerar:
• Decirte "¡Buen trabajo!"
• Que otra persona te diga "¡Buen trabajo!"
• Música (bajar una canción, etc.)
• Un tomate fresco rebanado con sal de mar.
• Jugar a las cartas con amigos.
• Hacer una limonada de fresa (stevia, 1 limón, 2 fresas, 2 tazas de agua y una poderosa licuadora).
• Un dólar en una cuenta especial para comprar algo que deseas.
• Pararte frente al sol y relajarte.
• Una llamada telefónica a un amigo.

2. Utiliza el placer y las recompensas para tu beneficio

Parte de ser adulto es aprender (y con esto me refiero a aprender de ti mismo) a disfrutar de las cosas que más te interesan. En lugar de dejar que tu placer descanse en aquellas cosas que son meramente autoindulgentes, aprende a apreciar las cosas que realmente son buenas para ti. Tengo una amiga a la que le encanta ir a dormir por la noche. A mí eso no me gusta; prefiero quedarme despierta, con los ojos nublados y hacer lo que pueda para evitar quedarme dormida. Pero escuché lo que ella estaba diciendo y me lo tomé en serio. Practiqué disfrutar de irme a dormir temprano. Fingí que ese hábito era mi amigo; realmente ayudó. Pude ver su punto. Descubrí que dormir puede ser muy placentero. No dudes en utilizar recompensas simplemente porque crees que eres demasiado grande para necesitarlas. ¡No tienes

349

que darte una galleta, ¡por favor! Una recompensa es simplemente cualquier cosa que aumentará la probabilidad de que esa conducta se repita nuevamente.

Por otro lado, especialmente cuando estás al comienzo de un cambio de conducta y apenas comienzas a cultivar un nuevo patrón de comportamiento, habrá algunas ocasiones en las que no quieras llevar a cabo este nuevo comportamiento a pesar de tener una recompensa esperándote. Podrías decidir que las recompensas no funcionan; podrías estar tentado a darte por vencido.

> *Rendirte garantiza que los resultados no vendrán. Nunca.*

A veces necesitas mejores recompensas. Aunque, lo que creo que sucede la mayoría de las veces, es que las personas no ven en ellos la posibilidad de cambiar. Las recompensas realmente ayudan al simple "quiero" del cerebro a aprender que el comportamiento "X" conduce al resultado "Y". Sin embargo, la parte complicada de tu cerebro puede interferir fácilmente en ese proceso. Solo haz lo que tienes que hacer. No te golpees con un palo. No te digas que es mejor que lo hagas, ¡o si no! Ni siquiera te digas a ti mismo que si lo haces puedes tener una recompensa. Eso no funcionará muy bien durante los tiempos difíciles, porque siempre habrá algunos días en los que ninguna recompensa te hará sentir lo suficientemente bien como para hacer que te comportes correctamente. La recompensa no te obliga a hacerlo. Eres tú el que hace que suceda, así que

350

hazlo. Solo salta y hazlo. Entonces recompénsate; permite que tu cerebro descubra.

Por supuesto, algunos cambios no vendrán fácilmente, pero rendirse simplemente garantiza que los resultados nunca llegarán, nunca.

3. Asume una responsabilidad radical

Recuerda, la vergüenza no crea ningún cambio. No eres una mala persona. En lugar de pensar mal de ti mismo, usa la responsabilidad "radical" para descubrir cómo crear los resultados que deseas. Se requiere una honestidad personal profunda. Puedes ponerlo de la siguiente manera: El conejito de Pascua no hizo que tu vida sea como es, tú lo hiciste. Es posible que no hayas comprendido lo que estabas haciendo en el momento en que creaste la vida que tienes ahora. Es posible que no hayas podido predecir los resultados que obtuviste a través de tus elecciones anteriores. Pero eres el único que puede cambiar lo que haces ahora.

El otro día estaba nadando. Es un gran ejercicio y deliberadamente encuentro mucho placer en él. Nadé de dorso mirando hacia un árbol para poder mantenerme en mi línea y no nadar fuera de ella en toda la piscina. (¡En realidad no quería golpear a otras personas!). Mantuve mis ojos en ese árbol, y cada vez que me movía fuera de la alineación con el árbol, cambiaba mi posición para volver a alinearme.

Estando allí en la piscina tuve una mini epifanía. El árbol se movió, o mejor dicho, pareció moverse, porque estaba fuera de la línea en la que estaba nadando. ¿Se movió el árbol? La verdad es que fueron mis acciones las que me llevaron a alejarme del árbol. ¡No es que Dios o la Hada Injusta hubieran movido el árbol! A veces actuamos como si estuviéramos haciendo las cosas perfectamente y luego, cuando no obtenemos los resultados que queríamos, decidimos que esos resultados estaban obviamente fuera de nuestro control. Es como si pensáramos que alguien movió nuestro árbol mientras nosotros (¡con las habilidades de navegación de un Colón!) nadábamos en una línea absolutamente recta. Somos muy buenos en ignorar nuestras acciones; ¡es como si nuestro cerebro estuviera convencido de que la forma en que actuamos debe permanecer incuestionable para que podamos seguir vivos!

4. Utiliza un proceso ascendente

A menudo abordamos la resolución de problemas confiando en el sentido común o no abordando nuestros problemas hasta que nos sintamos mejor. Tal vez pensamos que podemos "encontrar la lógica" para salir, pero luego nos quedamos atorados, sin darnos cuenta de que la lógica se va de vacaciones cuando surge el miedo. Cuando no nos damos cuenta de nuestras emociones (¡es hora de estar atentos!), entonces no podemos ver lo que está frente a nuestras caras. Recuerda, tu cerebro te mentirá más rápido que tu cuerpo, así que usa su cuerpo para ayudar a tu cerebro a "ver" mejor. La mayoría de los nervios corren direccionalmente del cuerpo al cerebro, por lo que es más poderoso si usas tu cuerpo para influir en tu cerebro que si intentas usar tu cerebro para influir en tu cuerpo. Prueba algunos saltos de tijera. El ejercicio físico intenso generalmente te ayudará a que el cerebro funcione de nuevo[sss].

5. Desarrolla y usa la memoria procedimental, no solo la memoria declarativa

La memoria procedimental se refiere básicamente al hábito, como cuando te lavas los dientes antes de acostarte. La memoria declarativa es lo que tienes que pensar deliberadamente, como la pregunta de qué río corre hacia el norte. Si deseas colocar un hábito en tu memoria procedimental, debes practicar una y otra vez.

Aquí hay un ejemplo: Tengo la meta de comer muchas verduras crudas. Para lograr esta meta, decido seguir la conducta de comerme una ensalada grande para el almuerzo todos los días de semana. Poner este comportamiento en la memoria procedimental hará que sea más fácil lograr esta meta a largo plazo. Pero primero tengo que esforzarme en practicar tanto la

> *Siempre habrá días en los que ninguna recompensa parecerá satisfacerte para cambiar tu conducta. No es el premio el que te hace actuar. Tú eres el que lo hace, así que hazlo.*

[sss] Si no lo haces, tal vez es porque sigues pensando los mismos pensamientos punitivos. ¡Brinca más! ¡y deja a un lado los "debería"...!

preparación como el comer una ensalada grande para el almuerzo. Lo hago una y otra vez. Practico descubrir cómo disfrutarlo[ttt]. Una vez que este comportamiento se convierte en un hábito, no tengo que esforzarme tanto. El hacerlo requiere ahora mucho menos esfuerzo.

Una de las principales ventajas de crear hábitos es que los recuerdos de los procedimientos funcionan incluso cuando estás bajo estrés. Las memorias declarativas, por otro lado, no funcionan tan bien. Cuando estás ansioso, la memoria declarativa se ve muy afectada por esa ansiedad y no puedes confiar en la lógica. Así que es mejor crear esos hábitos con anticipación, no en el día de la actuación.

Por último, no pienses que puedes omitir el trabajo involucrado en crear este tipo de hábitos, ya que es más inteligente que la persona promedio. Saber más o ser inteligente no es un sustituto de la práctica. Simplemente debes practicar—¡incluso si eres super inteligente!

Esta es la Gran Idea Número Seis, la última gran idea en el libro: actúa en el cambio.

Gran Idea #6:

Actúa en el cambio. Utiliza tu energía para crear hábitos en lugar de utilizar para alimentar la fuerza de voluntad. Los hábitos son mucho más eficientes.

[ttt] Para mí, ¡los piñones son el boleto!

6. Planea con anticipación por posibles fallas

Todos nos encontramos alguna vez con averías. A veces haces lo mejor que puedes y los obstáculos se te atraviesan para interponerse en tus planes. A menudo estos eventos no se puede anticipar, pero a veces puedes tener una proyección de los eventos que muy probablemente podrían sabotear tus planes. En lugar de ser víctima de tales circunstancias, hay dos formas de manejar estos obstáculos potenciales. Primero, haz lo posible para identificar todos los problemas que puedas imaginar. Por ejemplo, si vas a estar ocupado todo el fin de semana, piensa en cómo manejarás las comidas y el ejercicio durante tu fin de semana ocupado. De esta manera podrás mantener el equilibrio necesario en tu taburete de tres patas. Segundo, ten planes generales de respaldo disponibles para esos momentos en los que no puedes anticipar problemas. Por ejemplo, puedes mantener un par de batidos de proteínas en el trabajo para las ocasiones en que olvides tu almuerzo, o crear un plan de ejercicios alternativo para cuando llueva. No siempre podrás evitar futuras averías, pero estarás por delante de donde, de otra manera, podrías haberte encontrado.

7. Encuentra y reemplaza

Los fines de semana a menudo crean problemas en nuestro plan de salud. Puedes elegir crear nuevas conductas incluso cuando tu cerebro no está cooperando al despertarte más tarde, beber alcohol o dejar de lado lo que nos mantiene sanos. Por ejemplo, si el viernes se asocia con unas cuantas cervezas después del trabajo y sabes que esas cervezas conducen a levantarte más tarde el sábado y, por lo tanto, a comer demasiada azúcar y sentirte como una masa amorfa el domingo ... bueno, es posible que desees cambiar esa rutina. Enséñale a tu cerebro que viernes no tiene que significar beber. Viernes puede significar muchas cosas. Luego practica esas otras cosas una y otra vez hasta que tu cerebro cree automáticamente una variedad de asociaciones con los viernes en lugar de solo asociaciones con la cerveza.

Recuerda, si te golpeas a ti mismo (y con esto me refiero a cualquier comportamiento autocomplaciente o autocrítica) cada vez que pienses en una cerveza, tu cerebro recordará ese pensamiento con mayor claridad que el mensaje que deseas darle; entonces tus esfuerzos serán contraproducentes. Lo que puedes hacer en cambio es esto: solo nota el pensamiento tentador y luego, suavemente, vuelve tu mente a otro pensamiento. Por ejemplo, tu cerebro podría decir: "Viernes. Quiere cerveza". En su lugar, puedes decir: "Ahora mismo estoy jugando al minigolf. Esto es bueno. Luego me voy a dar un paseo en bicicleta. Paz, cerebro". Si tu cerebro responde como un niño difícil de dos años, simplemente repite el mensaje original una y otra vez, tal como lo harías con un niño de dos años.

8. Encuentra otros placeres

¿Qué más te da placer? ¿Sabías que cuando te complaces repetidamente en los placeres de la comida es más difícil encontrar

356

placer en otras cosas? Esto es cierto para cualquier adicción. Tu cerebro se engancha a la adicción y luego dejas de encontrar la misma felicidad en otros placeres. Para contrarrestar esto, es útil planificar sesiones de práctica para encontrar y aumentar los placeres relacionados con alternativas saludables. De este modo crearás una vida mucho más rica y diversificada, lo que hará que sea mucho más fácil para tu cerebro tomar buenas decisiones.

9. Querer no es lo mismo que sentirse bien

El neurotransmisor dopamina, que es responsable de recordarte cuánto deseas algo[192], no es la fuente real del placer que sientes. Solo hace que quieras volver a hacer algo divertido, ya sea que te interese o no. Señala posibilidades de entretenimiento, no garantías en los resultados. Por ejemplo, puedes pensar que deseas comerte ese pastelillo, pero después de comértelo te sientes crudo[uuu]. Solo unos minutos después de ese último bocado te sientes como una bomba, pero la dopamina no te dirá que el sentirte es una parte integral del resultado de comer pastelillos. En lugar de eso, debes recordar ese resultado con la parte adulta de tu cerebro. Recordar que *desear* no es lo mismo que *en realidad se siente bien* te ayudará a mantener tus deseos en perspectiva y a reducir su poder. Cada vez que prestas atención a la dopamina y haces lo que ésta quiere, simplemente fortaleces tus respuestas de dopamina. En realidad creas más reactividad a la señal original. Más reactividad significa una mayor oleada de dopamina del

---

[uuu] Lo sé. Es un término técnico.

deseo que es aún más difícil de resistir. Así que no permitas que la respuesta suceda. Cuanto más practiques decir no a la dopamina, tu cerebro será más hábil para decir que no y será cada vez más fácil hacerlo.

10. Toma tiempo para los rituales

En este proceso de cambio, haz que la "falta" de dopamina trabaje a tu favor. Los rituales activan la dopamina con mayor poder que los comportamientos sin rituales, así que crea algunos rituales saludables y placenteros en torno a lo que realmente valoras. Puedes elegir crear rituales sobre el ejercicio, el yoga, el sueño, la comida, la práctica religiosa, lo que quieras. ¡Lleva a cabo esos rituales especiales y la dopamina estará de *tu* lado!

Podrías pensar que no tienes suficiente tiempo para crear rituales, ¡mucho menos para hacerlos! ¡Guau! Te insto a que mires detenidamente esa suposición. Tienes todo el tiempo que quieras. Todos elegimos cómo asignamos nuestro tiempo. Tomarse el tiempo para estar tranquilo y meditar es de vital importancia para la salud de la mente y el cuerpo. En contraste, tener prisa continuamente es dañino para las relaciones en tu vida. Si persistes en andar de prisa, puedes encontrar que otros tienen que adaptarse a tu vida en lugar de tener relaciones reales y de conexión contigo. Si tus relaciones consisten en acomodaciones en un solo sentido, algo anda mal, ya sea que lo sepas o no.

Los rituales que motivan y fomentan un cambio positivo en ti podrían incluir: una caminata familiar regular después de la cena todas las noches, aprender un poco de yoga y darle la bienvenida al día con un saludo al sol, disfrutar de una variedad de ensaladas todos los martes por la noche o incluso reunirse con amigos una noche al mes para degustar comidas de una cultura diferente.

11. La práctica de la salud corporal integral ¡lo incluye todo!

Cuando quieras hacer un cambio, haz el cambio con todo tu cuerpo. Además de subirse a ese taburete de tres patas y dejar de lado pensamientos desalentadores, usar todo tu cuerpo incluye elegir la forma en que respiras, elegir tu postura, elegir tus expresiones faciales y elegir tu tono de voz. ¡No subestimes el poder de estos eventos corporales en tu mente! El simple hecho de sonreír de manera suave da como resultado un aumento de la sensación de felicidad[193]. Si experimentas, notarás una diferencia en la forma en que te sientes cuando te desplomas, gimiendo las palabras "Yo elijo salud", en comparación con cuando te levantas, estiras los brazos, respiras profundamente y gritas con confianza: "¡Elijo la salud!" Aquí hay otro ejemplo: si planeas ir al gimnasio, actúa como si quisieras ir. Sonríe a las personas en el gimnasio; deja que tu postura comunique emoción e interés en lo que estás haciendo. Del mismo modo que respirar profundamente y extender un firme apretón de manos disminuirá la ansiedad en una entrevista de trabajo, cambiar tu postura, respirar profundamente, levantar tus expresiones faciales y tener pensamientos amables sobre ti mismo y sobre los demás, también producirá más motivación para las conductas de salud que estás eligiendo practicar.

12. Respeta tus límites

Un límite es la línea que discrimina entre las cosas que te ayudan a acercarte a sus metas en comparación con las cosas que te distraen de ellas. Un límite significará diferentes cosas para diferentes personas, dependiendo de sus propios límites personales, circunstancias y objetivos. Por ejemplo, yo podría encontrar que contestar mi teléfono después de las 10 pm cruza mi línea del límite. ¡Razono así porque esté tratando de ser una persona chapada a la antigua! Es simplemente que he encontrado a través de la experiencia, que si platico después de las 10 en punto, puedo olvidarme de estar lo suficientemente tranquila como para dormirme en un momento que sea mejor para mi cuerpo. A veces, mis objetivos generales hacen que sea importante cruzar esa línea específica porque algo más importante lo requiere. Pero cruzar esa línea con frecuencia cuando no es necesario, solo me distraerá del resultado que deseo: tener un sueño de calidad en forma regular.

Si honras tus límites personales, aprenderás a confiar en ti mismo.

Por otro lado, si racionalizas evitar hacer lo que tu corazón te dice que hagas llamándolo "límite", te sentirás, en el fondo, como un fraude.

Respetar tus propios límites hará algo maravilloso: nutrirá y aumentará tu motivación. Pero cuando ignora sus necesidades esenciales una y otra vez, permitirás que el desaliento erosione tu motivación. Empiezas a desconfiar de ti mismo, de tus pensamientos, de tus sentimientos, incluso de tu sabiduría.

Tengo una paciente muy divertida llamada, mmm, digamos, Andrómeda. Andrómeda no tenía ninguna motivación para hacer nada cuando vino a verme por primera vez. Tampoco tenía una concepción de lo que ere un límite. Dejó que las personas tomaran decisiones por ella, incluso cuando estaba terriblemente infeliz con los resultados. No tenía límites para ella misma. Su sueño, su comida y sus compras se basaban en lo que ella sentía hacer en ese momento. Ella había crecido en un hogar autoritario donde la obediencia era primordial. La invadieron otras personas que le dijeron qué hacer en su trabajo y, como resultado, se permitió todos los caprichos que se le vinieron a la cabeza en su vida personal, intentando crear un cierto equilibrio entre su independencia y las demandas de los demás. Los resultados que tuvo fueron que estaba gastando un montón de dinero en cosas que no quería y que se sentía físicamente podrida. ¡Además, ella prácticamente vomitaría ante la idea de que le pidieran hacer algo!

Ella y yo trabajamos en aprender acerca de los límites para ayudarla a cuidarse mejor. Después de ver que otros realmente iban a respetar sus necesidades al presentarlas con habilidad, comenzó a crear algunos límites para sí misma. Pero estos límites personales tardaron más tiempo en solidificarse porque a menudo se quedaba estancada en la idea de que merecía darse un capricho debido a su dolorosa historia.

Las indulgencias nunca la condujeron a la felicidad a largo plazo, y la mayor parte del tiempo, esos placeres fueron extremadamente breves.

Una de las cosas más agradables que encontró en este viaje fue la resurrección de su motivación. Comenzó a sentirse viva de nuevo. Incluso comenzó a conectarse con los demás de una manera que reducía su dolorosa soledad y aumentaba su sentido de autoeficacia. Dejó que otros vieran la estrella interior.

Respetar tus límites (con los demás y contigo mismo[vvv]) fortalece tu motivación porque te sientes más humano, vivo y con mayor poder.

Conclusión

Has llegado al final de este libro.

Aquí está la parte en la que puedes saltar hacia arriba y hacia abajo, hacer espuma en la boca para cambiar, el lugar en el libro donde gritas "¡Ahora! ¡Quiero comenzar ahora!"

¿No? Está bien; eso fue una fantasía de mi parte. Bueno, te voy a contar un pequeño secreto: eso no es lo que quiero de ti. La verdad es que el cambio duradero no es el resultado de estar en un frenesí de querer. Es algo sólido que sucede porque trabajas en ello todos los días— sin depender de sentirte motivado para poder comenzar. Se trata de elegir ser adulto en tu cuerpo y en tu cerebro.

Así que comienza, ya sea que estés motivado o no, si eres feliz o no, y si te sientes o

---

[vvvvv] Límites contigo mismo es lo que llamo autodisciplina.

no capaz de hacerlo. Actúa en el cambio. Solo comienza.

Recuerda el viejo dicho: el mejor momento para plantar un roble es hace 20 años. El mejor momento es hoy. Empieza hoy.

Me gustaría saber cómo te va.[www]

[www] Puedes escribirme a mi correo electrónico dr.alison@caldwellandrews.com o visitar mi página web mindbodytotalhealth.com

363

Reconocimientos

Si no fuera por Mack Stephenson, este libro no habría sido escrito. Gracias, Mack. Eres un amigo muy querido y la interacción contigo me ha hecho una mejor persona.

Si no fuera por Greg Halliday, Mack no me habría hablado de escribir este libro. Gracias, Greg. Eres una inspiración total. Estaba pensando en ti cuando hablé de personas que parecen sobrehumanas.

Mi más profundo agradecimiento a mi familia, que soportó todo el caos involucrado mientras trabajaba para terminar este libro. Ustedes son siempre lo mejor.

Y a mi extraordinaria madre, Anita Osmond, quien, de manera infatigable, editó mi trabajo de manera escrupulosa y efectiva. Sin su tierno cuidado amoroso, el libro sería mucho, mucho menos legible.

También recibí una edición muy útil y completa de Caitlin Weeks, English Graduate Extraordinaire. De la ayuda tan valiosa que me brindó, nada fue más apreciado que su disposición a hacer una revisión de todas las referencias y formatos.

Otros grandes comentarios y ediciones fueron sugeridos por Brandon Kreutzkamp, cuya ayuda para descifrar el Síndrome del Intestino Irritable fue invaluable; por Russ Osmond, quien inspiró la estructura, me recordó que me mantuviera concentrada y que escribiera en forma sencilla; por Cynthia Nielsen quien proporcionó maravillosas ediciones, por Cecily Hart que me salvó de algunos errores graves (bueno, podría no haber muerto literalmente); de John Andrews y de Natalie Dark.

La primera vez que vi la portada que Kendall Bird diseñó, se llenó mi corazón. Gracias, Kendall, por ser un verdadero artista que leyó mi alma.

Finalmente, muchas gracias especialmente a mis queridos pacientes cuyas luchas llevan la luz a cada lugar oscuro. ¡He aprendido mucho de ustedes y espero que tengan un futuro brillante!

ÍNDICE

371

REFERENCIAS

1. Gerber MA, Baltimore RS, Eaton CB, Gewitz M, Rowley AH, Shulman ST, Taubert KA. "Prevention of rheumatic fever and diagnosis and treatment of acute streptococcal pharyngitis." *AHA Scientific Statement.* Circulation 2009; 119: 1541-1551.
2. ibid
3. Choby BA. "Diagnosis and treatment of streptococcal pharyngitis." *Am Fam Physician.* 2009 Mar 1;79(5):383-390.
4. Chin, TK. "Pediatric rheumatic fever." *Medscape Reference.* 2010 (Feb 25). Available at http://emedicine.medscape.com/article/1007946-overview. Accessed February 25, 2012.
5. Newman DH. "Antibiotics for strep do more harm than good." *Emergency Physicians Monthly* (online magazine). Available at: http://www.epmonthly.com/columns/in-my-opinion/antibiotics. Accessed February 28, 2012.
6. aChoby BA. "Diagnosis and Treatment of Streptococcal Pharyngitis." *Am Fam Physician.* 2009 Mar 1;79(5):383-390.
7. Parillo SJ, Parillo CV. "Rheumatic Fever in Emergency Medicine." *Medscape Reference.* 2010 (March 23). Available at: http://emedicine.medscape.com/article/808945-overview#showall Accessed February 11, 2012.
8. Newman DH. Antibiotics for strep do more harm than good.*Emergency Physicians Monthly* (online magazine). Available at: http://www.epmonthly.com/columns/in-my-opinion/antibiotics. Accessed February 28, 2012.
9. ibid.
10. Siri-Tarino PW, Sun Q, Hu FB, Krauss RM. "Meta-analysis of prospective cohort studies evaluating the association of saturated fat with cardiovascular disease." Am J Clin Nutr March 2010 vol. 91 no. 3 535-546
11. Edelson M, Sharot T, Dolan RJ, Yadin D. (2011, Jul 1). Following the crowd: brain substrates of long-term memory conformity. *Science.* Vol. 333(6038), 108-111
12. Dwairy M, Dowell AC, Stahl JC. (2011, Aug 23). The application of foraging theory to the information searching behaviour of general practitioners. *BMC Fam Pract* 23, 12:90.
13. Hoogendam A, Stalenhoef AF, Robbé PF, Overbeke AJ. (2008, Oct 3). Answers to questions posed during daily

patient care are more likely to be answered by UpToDate than PubMed. *J Med Internet Res.* 10(4), e29.

14. Sánchez-Villegas A, Delgado-Rodríguez M, Alonso A, et al. (2009). Association of the Mediterranean dietary pattern with the incidence of depression: the Seguimiento Universidad de Navarra/University of Navarra follow-up (SUN) cohort. *Arch Gen Psychiatry.* 66, 1090-1098.

15. Amminger GP, Schäfer MR, Papageorgiou K, et al. (2010). Long-chain omega-3 fatty acids for indicated prevention of psychotic disorders: a randomized, placebo-controlled trial. *Arch Gen Psychiatry.* 67, 146-154. *and*

16. Judge MP, Beck CT, Durham H, et al. (2011). Maternal docosahexaenoic acid (DHA, 22:6n-3) consumption during pregnancy decreases postpartum depression (PPD) symptomatology. *FASEB J*25, 349.7.

17. Effects of dietary coconut oil on the biochemical and anthropometric profiles of women presenting abdominal obesity. Lipids. 2009 Jul;44(7):593-601.

18. Mursu J, Robien K, Harnack LJ, Park K, Jacobs DR Jr. (2011, Oct 10). Dietary supplements and mortality rate in older women: the Iowa Women's Health Study. *Arch Intern Med.* 171(18), 1625-33.

19. Mursu J, Robien K, Harnack LJ, Park K, Jacobs DR Jr. (2011, Oct 10). Dietary supplements and mortality rate in older women: the Iowa Women's Health Study. *Arch Intern Med*171(18), 1625-33.

20. Bushman BJ, Baumeister RF, Stack AD. Catharsis, aggression, and persuasive influence: self-fulfilling or self-defeating prophecies? *J Pers Soc Psychol.* 1999 Mar;76(3):367-76.

21. Zhong CB, DeVoe SE. You Are How You Eat: Fast Food and Impatience. *Psychological Science* May 2010 vol. 21 no. 5 619-622

22. Beezhold BL, Johnston CS, Daigle DR. (2010). Vegetarian diets are associated with healthy mood states: a cross-sectional study in Seventh Day Adventist adults. *Nutr J.* 9, 26.

23. Beezhold BL, Johnston CS. (2012). Restriction of meat, fish, and poultry in omnivores improves mood: A pilot randomized controlled trial. *Nutr J.* 11, 9.

24. Schmid KM, Ohlrogge JB. Lipid metabolism in plants. In Vance DE, Vance JE (Eds). *Biochemistry of lipids, lipoproteins and membranes*, 4th ed., Elsevier Science (p 93).

25. Young VR, Bier DM, Pellet PL. A theoretical basis for increasing current estimates of the amino acid

requirements in adult man, with experimental support. *Am J Clin Nutr.* 1989 Jul;50(1):80-92.

26. Young VR, Bier DM, Pellett PL.
27. Fushiki, Kawai. (2003). Chemical reception of fats in the oral cavity and the mechanism of addiction to dietary fat. *Chemical Sense.* 30(1), i184-i185.
28. Fushiki, Kawai. (2003). Chemical reception of fats in the oral cavity and the mechanism of addiction to dietary fat. Chemical Sense. 30(1), i184-i185.
29. Stratford JM, Contreras RJ. (2010). Peripheral gustatory processing of free fatty acids. In Montmayeur JM and le Coutre J (Eds), *Fat detection: Taste, texture, and post ingestive effects.* (pp. 123-136) Boca Raton:FL.
30. Astrup A, Dyerberg J, Elwood P, Hermansen K, Hu FB, Jakobsen MU, Kok FJ, Krauss RM, Lecerf JM, LeGrand P, et al. The role of reducing intakes of saturated fat in the prevention of cardiovascular disease: Where does the evidence stand in 2010? *Am J Clin Nutr* 2011;93: 684–8.
31. Dulloo AG, Fathi M, Mensi N, Girardier L. Twenty-four-hour energy expenditure and urinary catecholamines of humans consuming low-to-moderate amounts of medium-chain triglycerides: A dose-response study in a human respiratory chamber. *Eur J Clin Nutr.* 1996 Mar;50(3):152-8.
32. Kluger J. (2013, Jul 25). How the moon messes with your sleep. *Time: Science and Space.* Retrieved from http://science.time.com/2013/07/25/how-the-moon-messes-with-your-sleep/
33. Srinivasan V, Mohamed M, Kato H. (2012, Jan). Melatonin in bacterial and viral infections with focus on sepsis: A review. *Pub Med,* 6(1), 30-90. Retrieved from http://www.ncbi.nlm.nih.gov/pubmed/22264213
34. Bubenik GA, Blask DE, Brown GM, Maestroni GJ, Pang SF, Reiter RJ, Viswanathan M, Zisapel N. (1998). Prospects of the clinical utilization of melatonin. *Pub Med,* 7(4), 195-219. Retrieved from http://www.ncbi.nlm.nih.gov/pubmed/9730580
35. Huber R, Hill SL, Holladay C, Biesiadecki M, Tononi G, Cirelli C. (2005). Sleep homeostasis in drosophila melanogaster. *Sleep* 27(4), 628–639.
36. National Institutes of Health. (2011). *Your guide to healthy sleep.* Retrieved from http://www.nhlbi.nih.gov/health/public/sleep/healthy_sleep.pdf
37. O'Donnell E. (2010). Lost sleep is hard to find. *Harvard Magazine,* Retrieved from http://harvardmagazine.com/2010/07/lost-sleep-is-

hard-to-find

38. Stickgold R. (2005, Oct). Sleep-dependent memory consolidation. *Nature,* 437, 1272-1278

39. Bellesi M, Pfister-Genskow MP, Maret S, Keles S, Tononi G, Cirelli C. Effects of Sleep and Wake on Oligodendrocytes and Their Precursors. *The Journal of Neuroscience*, 4 September 2013, 33(36):14288-14300.

40. King CR, Knutson KL, Rathouz PJ, Sidney S, Liu K, Lauderdale DS. (2008, Dec 24). Short sleep duration and incident coronary artery calcification. *JAMA.* 300(24), 2859-66.

41. Sleep 2010, the 24th annual meeting of the Associated Professional Sleep Societies LLC, June 7, 2010, San Antonio, Texas.

42. Hefferenan M. (2013). THE DANGERS OF "WILLFUL BLINDNESS." Retrieved from http://www.ted.com/talks/ margaret_heffernan_the_dangers_of_willful_blindness.ht ml

43. J. R. Pleis et al. (2010). Summary health statistics for US adults: National health interview survey, 2009. Conducted by the Centers for Disease Control and Prevention, U.S. Department of Health and Human Services/National Center for Health Statistics, , 10 (249).

44. Joseph Ciccolo et al. (2011). Resistance training as an aid to standard smoking cessation treatment: A pilot study. *Nicotine and Tobacco Research.* 13(8), 756-760.

45. Ratey J. (2008) Spark: The Revolutionary New Science of Exercise and the Brain. New York: Little, Brown and Company. p. 245

46. Ratey J. (2008) *Spark: The Revolutionary New Science of Exercise and the Brain.* New York: Little, Brown and Company.

47. Merritt R. (2000 Sept. 22). Study: Exercise has long-lasting effect on depression. *Duke Today.* Retreived from http://today.duke.edu/2000/09/exercise922.html

48. Martinowich K, Lu B. Interaction between BDNF and Serotonin: Role in Mood Disorders. *Neuropsychopharmacology Reviews* (2008) 33, 73–83; doi:10.1038/sj.npp.1301571; published online 19 September 2007

49. Rimer J, Dwan K, Lawlor DA, Greig CA, McMurdo M, Morley W, Mead GE. (2012, Jul.) Exercise for depression.

50. *Cochrane Database Syst Rev.* 11(7).

51. http://summaries.cochrane.org/CD004366/exercise-for-depression. Retrieved 10/10/2013.

52. Warner-Schmidt JL, Duman RS. (2006). Hippocampal neurogenesis: Opposing effects of stress and antidepressant treatment. *Hippocampus* 16(3), 239-49.

53. Broman-Fulks, J. J., Berman, M. E., Rabian, B., & Webster, M. J. (2004). Effects of aerobic exercise on anxiety sensitivity. Behaviour Research and Therapy, 42(2): 125-136.

54. Ratey J. (2008) *Spark: The Revolutionary New Science of Exercise and the Brain.* New York: Little, Brown and Company.

55. Winter,B., Breitenstein, C., Mooren, F.C., Voelker, K., Fobkes, M., et al. (2007). High impact running improves learning. *Neurobiology of Learning and Memory.* 87(4), 597-609

56. Masley S, Roetzheim R, Gualtieri T. (2009, Jun.). Aerobic exercise enhances cognitive flexibility. *J Clin Psychol Med Settings.* 16(2),186-93.

57. Ratey J. (2008)*Spark: The Revolutionary New Science of Exercise and the Brain.* New York: Little, Brown and Company

58. Cohen, G., Shamus, E. (2009 Apr.) Depressed, low self-esteem: What can exercise do for you? *The Internet Journal of Allied Health Sciences and Practice.* 7(2). Retrieved from http://ijahsp.nova.edu/articles/Vol7Num2/cohen.htm

59. Malhotra R., Bradshaw DH., The effect of exercise walking on cortisol levels in patients with fibromyalgia. *PDFIO.* Retrieved from http://www.pdfio.com/k-6311811.html# Georgia State University. (1998 Mar, 4) Aerobic exercise main page. Gsu.edu. Retrieved 09/14/2013 from http://www2.gsu.edu/~wwwfit/aerobice.html

60. Constance G. Bacon et al.. (2003). Sexual function in men older than 50 years of age. *Annals of Internal Medicine.* 139(3), 161-168.

61. Ratey J. (2008)*Spark: The Revolutionary New Science of Exercise and the Brain.* New York: Little, Brown and Company

62. Naci H, Ioannidis JP. Comparative effectiveness of exercise and drug interventions on mortality outcomes: metaepidemiological study. *BMJ 2013;347:f5577*

63. http://www.bloomberg.com/news/2013-10-01/exercise-may-be-as-effective-as-drugs-in-treating-heart-disease.html

64. Alberts B, Johnson A, Lewis J, et al. Molecular Biology of the Cell. 4th edition. New York: Garland Science; 2002. Blood Vessels and Endothelial Cells. Available from:

378

http://www.ncbi.nlm.nih.gov/books/NBK26848/.
Accessed 12 Oct 2013.

65. Blake GJ, Ridker PM. (2011). Are statins anti-inflammatory? *Curr Control Trials Cardiovasc Med.* 1(3), 161–165.

66. Retrieved from http://www.ncbi.nlm.nih.gov/pmc/articles/PMC59622

67. Fujiwara N, Kobayashi K. (2005, Jun.) Macrophages in inflammation. *Curr Drug Targets Inflamm Allergy.* 4(3), 281-6.

68. St.Charles A. Inflammation: causes, prevention & control. *INR Health Update,* Feb 2011.

69. Harvard Men's Health Watch (2012, Sept.) Knee injections offer minimal relief from arthritis pain. *HarvMens Health Watch.* 17(2), 8.

70. Choi HK, Curhan G. (2008, Feb.). Soft drinks, fructose consumption, and the risk of gout in men: prospective cohort study. *BMJ* 336(7639), 309-312.

71. Grimstvedt ME, Woolf K, Milliron BJ, Manore MM. (2010, Aug.) Lower healthy eating index – 2005 dietary quality scores in older women with rheumatoid arthritis v. healthy controls.*Public Health Nutr.*13(8), 1170-7. Retrieved from http://www.ncbi.nlm.nih.gov/pubmed/20188003

72. Christensen LP.(2009, Jan.).Galactolipids as potential health promoting compounds in vegetable foods.*Recent Pat Food NutrAgric* 1(1), 50-8.

73. Cohen S, Janicki-Deverts D, Doyle WJ, Miller GE, Frank E, Rabin BS, Turner RB. Chronic stress, glucocorticoid receptor resistance, inflammation, and disease risk PNAS 2012 109 (16) 5995-5999; published ahead of print April 2, 2012, doi:10.1073/pnas.1118355109. Accessed Oct. 11, 2013.

74. Ley, R.E. (2010). Obesity and the human microbiome. *Curr Opin Gastroenterology.* 26(1), 5-11.

75. Mariat, D., Firmesse, O., Levenez, F., Guimaraes, V.D., Sokol, H., Dore, J., Corthier, G., Furet, J.P. (2009, Jun). The Firmicutes/Bacteroidetes ratio of the human microbiota changes with age. *BMC Microbiology.* 9(123)

76. Ley, R.E. (2010).Obesity and the human microbiome. *CurrOpin Gastroenterology.*26(1), 5-11.

77. DiBaise, J.K., Zhang, H., Crowell, M.D., Krajmalnik-Brown, R., Anton Decker, G., Rittmann, B.E. (2008, Apr.). Gut microbiota and its possible relationship with obesity.*Mayo Foundation for Medical Education and Research.* 83(4),460-469.

78. Ley, R.E. (2010).Obesity and the human

microbiome.*CurrOpin Gastroenterology*.26(1), 5-11.

79. Duncan, S.H., Belenguer, A., Holtrop, G., Johnstone, A.M., Flint, H.J., Lobley, G.E. (2007, Feb.). Reduced Dietary Intake of Carbohydrates by Obese Subjects Results in Decreased Concentrations of Butyrate and Butyrate-Producing Bacteria in Feces. *Appl Environ Microbiol.*, 73(4), 1073-1078

80. Le Chatelier E., et al. Richness of human gut microbiome correlates with metabolic markers. *Nature.* 2013 Aug 29;500(7464):541-6.

81. Cotillard, A., et al. *Nature.* 2013 Aug 29;500(7464):585-8. doi: 10.1038/nature12480.

82. Peterson CA, Heffernan ME. Serum tumor necrosis factor-alpha concentrations are negatively correlated with serum 25(OH)D concentrations in healthy women.*J Inflamm*(Lond). 2008 Jul 24;5:10. doi: 10.1186/1476-9255-5-10.

83. Hansson GK. Inflammation, Atherosclerosis, and Coronary Artery Disease. N Engl J Med 2005; 352:1685-169

84. Alberts B, Johnson A, Lewis J, et al. Molecular Biology of the Cell. 4th edition. New York: Garland Science; 2002. Blood Vessels and Endothelial Cells. Available from: http://www.ncbi.nlm.nih.gov/books/NBK26848. Accessed 12Oct2013.

85. Sachdeva A, Cannon CP, Deedwania PC, LaBresh KA, Smith SC, Dai D, Hernandez A, Fonarow G. (2009, Jan). Lipid levels in patients hospitalized with coronary artery disease: An analysis of 136,905 hospitalizations in Get With The Guidelines. *American Heart Journal* 157(1), 111-117.

86. Schupf N, Costa R, Luchsinger J, Tang MX, Lee JH, Mayeux R. (2005, Feb). Relationship between plasma lipids and all-cause mortality in nondemented elderly. *J Am Geriatr Soc.*53(2), 219-26.

87. Ibid.

88. Brotons C. (1990). Reducing cholesterol levels in elderly persons. *JAMA.* 263(21), 2889-2890

89. Winawer SJ, Flehinger BJ, Buchalter J, Herbert E, Shike M. Declining. (1990). serum cholesterol levels prior to diagnosis of colon cancer: A time-trend, case-control study. *JAMA.* 263(15), 2083-2085.

90. Behar S, Graff E, Reicher-Reiss H, Boyko V, Benderly M, Shotan A, Brunner D. (1997, Jan). Low total cholesterol is associated with high total mortality in patients with coronary heart disease. The Bezafibrate Infarction Prevention (BIP) Study Group. *Eur Heart J.*18(1), 52-9.

380

91. Saini R, Saini S, Sharma S. Potential of probiotics in controlling cardiovascular diseases. *J Cardiovasc Dis Res*. 2010 Oct-Dec; 1(4): 213–214.

92. Holvoet P, Theilmeier G, Shivalkar B, Flameng W, Collen D. LDL hypercholesterolemia is associated with accumulation of oxidized LDL, atherosclerotic plaque growth, and compensatory vessel enlargement in coronary arteries of miniature pigs.Arterioscler Thromb Vasc Biol. 1998 Mar;18(3):415-22.

93. Guyton JR. Atherosclerosis - a story of cells, cholesterol and clots. Available at http://classes.biology.ucsd.edu/bisp194-2.WI11/Guyton%20article.pdf. Accessed 14 Oct 2013.

94. Boaventura BC, Di Pietro PF, Stefanuto A, Klein GA, de Morais EC, de Andrade F, Wazlawik E, da Silva EL. (2012, Jun). Association of mate tea (Ilex paraguariensis) intake and dietary intervention and effects on oxidative stress biomarkers of dyslipidemic subjects. *Nutrition*. 28(6), 657-64.

95. *The American Journal of Clinical Nutrition* (2004, Oct) 23(5), 5015-5055

96. Journal American College Nutrition (2004). 23,501, 05S.

97. Nouwen A, Nefs G, Caramlau I, Connock M, Winkley K, Lloyd CE, Peyrot M, Pouwer F; European Depression in Diabetes Research Consortium.Prevalence of depression in individuals with impaired glucose metabolism or undiagnosed diabetes: a systematic review and meta-analysis of the European Depression in Diabetes (EDID) Research Consortium. Diabetes Care. 2011 Mar;34(3):752-62. Review.

98. Katon, WJ. (2011) Epidemiology and treatment of depression in patients with chronic medical illness. Dialogues in Clinical Neuroscience, 13, 1 (7-23).

99. Knol M, Twisk J, Beekman A, Heine R, Snoek F, Pouwer F. Depression as a risk factor for the onset of type 2 diabetes: a meta-analysis. DIABETOLOGIA 49:837-845, 2006.

100. Mezuk B, Eaton WW, Albrecht S, Golden SH. Depression and type 2 diabetes over the lifespan. Diabetes Care 31:2383-2390, 2008.

101. Engum A. The role of depression and anxiety in onset of diabetes in a large population-based study. J Psychosom Res 62:31-38, 2007.

102. Gois C, Barbosa A, Ferro A, Santos AL, Sousa F, Akiskal H, Akiskal K, Figueira ML. The role of affective temperaments in metabolic control in patients with type 2 diabetes. J Affect Disord. 2011 Nov;134(1-3):52-8.

381

Epub 2011 Jun 8.

103. Bjorntorp P (2001) Do stress reactions cause abdominal obesity and comorbidities? Obes Rev 2:73–86

104. Faulenbach H, Uthoff K, Schwegler G. A., Spinas C., Schmid P., Wiesli M. Effect of psychological stress on glucose control in patients with Type 2 diabetes

105. Biol Psychol. 2011 May;87(2):234-40. Epub 2011 Mar 16

106. Weber-Hamann B, Hentschel F, Kniest A et al (2002) Hypercortisolemic depression is associated with increased intra-abdominal fat. Psychosom Med 64:274–277. Also see: Bjorntorp P, Holm G, Rosmond R (1999) Hypothalamic arousal, insulin resistance and type 2 diabetes mellitus. Diabet Med 16:373–383

107. Kawakami N, Araki S, Takatsuka N, Shimizu H, Ishibashi H. Overtime, psychosocial work conditions, and occurance of non-insulin dependent diabetes mellitus in Japanes men. J EPIDEMIOL COMMUNITY HEALTH 53:359-363, 1999.

108. Melamed S, Shirom A, Toker S, Shapira I. Burnout and risk of type 2 diabetes: a prospective study of apparently healthy employed persons. PSYCHOSOM MED 68:863-869, 2006.

109. Norberg N, Stenlund H, Lindahl B, Andersson C, Eriksson JW, Weinehall. Work stress and low emotional support is associated with increased risk of future type 2 diabetes in women. DIABETES RES CLIN PRACT 76:368-377, 2007.

110. Nowotny B, Cavka M, Herder C, Löffler H, Poschen U, Joksimovic L et al. Effects of acute psychological stress on glucose metabolism and subclinical inflammation in patients with post-traumatic stress disorder. Horm Metab Res 2010; 42: 746–753.

111. http://articles.mercola.com/sites/articles/archive/2009/03/26/The-Little-Known-Secrets-about-Bleached-Flour.aspx Accessed 14Oct2013.

112. Results of longitudinal studies suggest that not only depression but also general emotional stress and anxiety, sleeping problems, anger, and hostility are associated with an increased risk for the development of type 2 diabetes." (Does Emotional Stress Cause Type 2 Diabetes Mellitus? A Review from the European Depression in Diabetes (EDID) Research Consortium)

113. Panwar H, Rashmi HM, Batish VK, Grover S. Probiotics as potential biotherapeutics in the management of type 2 diabetes - prospects and perspectives. *Diabetes Metab Res Rev.* 2013 Feb;29(2):103-12. doi: 10.1002/dmrr.2376.

382

114. Christakos S, Hewison M, Gardner DG, Wagner CL, Sergeev IN, Rutten E, Pittas AG, Boland R, Ferrucci L. Vitamin D beyond bone. Ann N Y Acad Sci. 2013;11:45–58. doi: 10.1111/nyas.12129

115. Stetler C, Miller GE. Depression and hypothalamic-pituitary-adrenal activation: a quantitative summary of four decades of research. Psychosom Med. 2011 Feb-Mar;73(2):114-26. Epub 2011 Jan 21.

116. Bravo JA, Forsythe P, Chew MV, Escaravage E, Savignac HM, Dinan TG, Bienenstock J, Cryan JF. Ingestion of Lactobacillus strain regulates emotional behavior and central GABA receptor expression in a mouse via the vagus nerve. Proc Natl Acad Sci U S A. 2011 Sep 20;108(38):16050-5. Epub 2011 Aug 29.

117. Bowe WP, Logan AC. Acne vulgaris, probiotics and the gut-brain-skin axis - back to the future? Gut Pathog. 2011 Jan 31;3(1):1.

118. Wilkins, Consuelo H. M.D.; Sheline, Yvette I. M.D.; Roe, Catherine M. Ph.D.; Birge, Stanley J. M.D.; Morris, John C. M.D. Vitamin D Deficiency Is Associated With Low Mood and Worse Cognitive Performance in Older Adults. American Journal of Geriatric Psychiatry: December 2006 - Volume 14 - Issue 12 - pp 1032-1040

119. http://www.uptodate.com/contents/vitamin-d-deficiency-beyond-the-basics. Accessed 14 Oct 2013.

120. Diamond T, Wong YK, Golombick T. Effect of oral cholecalciferol 2,000 versus 5,000 IU on serum vitamin D, PTH, bone and muscle strength in patients with vitamin D deficiency. Osteoporos Int. 2012 Mar 16.

121. Rubin, M. G., Kim, K., & Logan, A. C. (2008). Acne vulgaris, mental health, and omega-3 fatty acids: A report of cases. Lipids in Health and Disease, 7, 36

122. Kiecolt-Glaser, J. K., Belury, M.A., Porter, K., Beversdoft, D., Lemeshow, S., & Glaser, R. (2007). Depressive symptoms, omega-6: omega-3 fatty acids, and inflammation in older adults. Psychosomatic Medicine, 69, 217-224.

123. Logan, A. C. (2004). Omega-3 fatty acids and major depression: A primer for the mental health professional. Lipids in Health and Disease, 3, 25

124. Peet, M., & Stokes, C. (2005). Omega-3 fatty acids in the treatment of psychiatric disorders. Drugs, 65, 1051-1059.

125. Logan, A. C. (2004). Omega-3 fatty acids and major depression: A primer for the mental health professional. Lipids in Health and Disease, 3, 25

126. Kiecolt-Glaser JK, Belury MA, Andridge R, Malarkey WB, Glaser R. Omega-3 supplementation lowers

inflammation and anxiety in medical students: a randomized controlled trial. Brain Behav Immun. 2011 Nov;25(8):1725-34. Epub 2011 Jul 19.

127. Kiecolt-Glaser, J. K., Belury, M.A., Porter, K., Beversdoft, D., Lemeshow, S., & Glaser, R. (2007). Depressive symptoms, omega-6: omega-3 fatty acids, and inflammation in older adults. Psychosomatic Medicine, 69, 217-224.

128. Peet, M., & Stokes, C. (2005). Omega-3 fatty acids in the treatment of psychiatric disorders. Drugs, 65, 1051-1059.

129. Harvey AG. 2011 Sleep and circadian functioning: critical mechanisms in the mood disorders? Annu Rev Clin Psychol. Apr;7:297-319.

130. Cho HJ, Lavretsky H, Olmstead R, Levin MJ, Oxman MN, Irwin MR. 2008. Sleep disturbance and depression recurrence in community-dwelling older adults: a prospective study. Am. J. Psychiatry 165:1534–50

131. Reynolds CF 3rd, Frank E, Houck PR, Mazumdar S, Dew MA, et al. 1997. Which elderly patients with remitted depression remain well with continued interpersonal psychotherapy after discontinuation of antidepressant medication? Am. J. Psychiatry 154:958–62

132. J.A. Blumenthal and M.A. Babyak, et al. Exercise and pharmacotherapy in the treatment of major depressive disorder. Psychosom. Med., 69 7 (2007), pp. 587–596.

133. Hoffman BM, Babyak MA, Craighead WE, Sherwood A, Doraiswamy PM, Coons MJ, Blumenthal JA. Exercise and pharmacotherapy in patients with major depression: one-year follow-up of the SMILE study. Psychosom Med. 2011 Feb-Mar;73(2):127-33. Epub 2010 Dec 10.

134. Eyre H, Baune BT. Neuroimmunological effects of physical exercise in depression. Brain, Behavior, and Immunity, Available online 2 October 2011, ISSN 0889-1591, 10.1016/j.bbi.2011.09.015.

135. Milaneschi Y, Bandinelli S, Penninx BW, Corsi AM, Lauretani F, Vazzana R, Semba RD, Guralnik JM, Ferrucci L.The relationship between plasma carotenoids and depressive symptoms in older persons.World J Biol Psychiatry. 2011 Sep 20. [Epub ahead of print]

136. Dowlati Y, Herrmann N, Swardfager W, et al. A meta-analysis of cytokines in major depression. Biol Psychiatry. 2010;67:446–57.

137. Howren MB, Lamkin DM, Suls J. Associations of depression with C-reactive protein, IL-1, and IL-6: a meta-analysis. Psychosom Med. 2009;71:171–86.

138. Zorilla E, Luborsky L, McKay J, et al. The relationship of depression and stressors to immunological assays: a meta-analytic review. Brain Behav Immun. 2001;15:199–226.

139. Lotrich FE, El-Gabalawy H, Guenther LC, Ware CF. 2011. The role of inflammation in the pathophysiology of depression: different treatments and their effects. J Rheumatol Suppl. 2011 Nov;88:48-54.

140. Haroon E, Raison CL, Miller AH.Neuropsychopharmacology. Psychoneuroimmunology Meets Neuropsychopharmacology: Translational Implications of the Impact of Inflammation on Behavior. 2011 Sep 14. doi: 10.1038/npp.2011.205. [Epub ahead of print]

141. Christmas DM, Potokar J, Davies SJ.Neuropsychiatr Dis Treat. A biological pathway linking inflammation and depression: activation of indoleamine 2,3-dioxygenase.2011;7:431-9. Epub 2011 Jul 13.

142. Capuron L, Gumnick JF, Musselman DL, et al. Neurobehavioral effects of interferon-alpha in cancer patients: phenomenology and paroxetine responsiveness of symptom dimensions. Neuropsychopharmacol. 2002;26:643–52.

143. Raison CL, Miller AH. Is Depression an Inflammatory Disorder? Current Psychiatry Reports (2011) 13:6, 467-475.

144. Irwin MR, Wang M, Campomayor CO, Collado-Hidalgo A, Cole S. 2006. Sleep deprivation and activation of morning levels of cellular and genomic markers of inflammation.Arch Intern Med. Sep 18;166(16):1756-62.

145. Gleeson M, Bishop NC, Stensel DJ, Lindley MR, Mastana SS, Nimmo MA. 2011. The anti-inflammatory effects of exercise: mechanisms and implications for the prevention and treatment of disease. Nat Rev Immunol. 2011 Aug 5;11(9):607-15.

146. Copeland WE, Shanahan L, Worthman C, Angold A, Costello EJ.2012. Cumulative depression episodes predict later C-reactive protein levels: a prospective analysis. Biol Psychiatry. 2012 Jan 1;71(1):15-21. Epub 2011 Nov 1.

147. Kupper N, Widdershoven JW, Pedersen SS. 2011 Cognitive/affective and somatic/affective symptom dimensions of depression are associated with current and future inflammation in heart failure patients. J Affect Disord. Nov 29. 2011.

148. Kiecolt-Glaser JK.Stress, food, and inflammation: psychoneuroimmunology and nutrition at the cutting

385

edge.Psychosom Med. 2010 May;72(4):365-9. Epub 2010 Apr 21.

149. Feher J, Jovacs I, Balacco G. Role of gastrointestinal inflammations in the development and treatment of depression. Orv Hetil. 2011 Sep 11;152(37):1477-85.

150. Bar M. A cognitive neuroscience hypothesis of mood and depression. Trends Cogn Sci. 2009 Nov;13(11):456-63. Epub 2009

151. O'Malley D, Quigley EM, Dinan TG, Cryan JF. Do interactions between stress and immune responses lead to symptom exacerbations in irritable bowel syndrome? Brain Behav Immun. 2011 Oct;25(7):1333-41. Epub 2011 Apr 23.

152. Okami Y, Kato T, Nin G, Harada K, Aoi W, Wada S, Higashi A, Okuyama Y, Takakuwa S, Ichikawa H, Kanazawa M, FukudoS.Lifestyle and psychological factors related to irritable bowel syndrome in nursing and medical school students. J Gastroenterol. 2011 Dec;46(12):1403-10. Epub 2011 Aug 24.

153. O'Malley D, Quigley EM, Dinan TG, Cryan JF. Do interactions between stress and immune responses lead to symptom exacerbations in irritable bowel syndrome? Brain Behav Immun. 2011 Oct;25(7):1333-41. Epub 2011 Apr 23.

154. Spiller, RC. Potential future therapies for Irritable Bowel Syndrome: Will Disease Modifying Therapy as Opposed to Symptomatic Control Become a Reality? GastroenterolClin N Am 34 (2005) 337–354

155. Okami Y, Kato T, Nin G, Harada K, Aoi W, Wada S, Higashi A, Okuyama Y, Takakuwa S, Ichikawa H, Kanazawa M, FukudoS.Lifestyle and psychological factors related to irritable bowel syndrome in nursing and medical school students. J Gastroenterol. 2011 Dec;46(12):1403-10. Epub 2011 Aug 24.

156. Hertig VL, Cain KC, Jarrett ME, Burr RL, HeitkemperMM.Daily stress and gastrointestinal symptoms in women with irritable bowel syndrome.

157. Faresjö A, Grodzinsky E, Johansson S, WallanderMA, Timpka T, AkerlindI.Eur Psychosocial factors at work and in every day life are associated with irritable bowel syndrome. J Epidemiol. 2007;22(7):473-80. Epub 2007 May 5.

158. O'Malley D, Quigley EM, Dinan TG, Cryan JF. Do interactions between stress and immune responses lead to symptom exacerbations in irritable bowel syndrome? Brain Behav Immun. 2011 Oct;25(7):1333-41. Epub 2011 Apr 23.

159. O'Malley D, Quigley EM, Dinan TG, Cryan JF. Do

interactions between stress and immune responses lead to symptom exacerbations in irritable bowel syndrome? Brain Behav Immun. 2011 Oct;25(7):1333-41. Epub 2011 Apr 23.

160. Bradford K, Shih W, Videlock E, Presson AP, Naliboff BD, Mayer EA, Chang L. Association between Early Adverse Life Events and Irritable Bowel Syndrome.ClinGastroenterolHepatol. 2011 Dec 15.

161. Bradford K, Shih W, Videlock E, Presson AP, Naliboff BD, Mayer EA, Chang L. Association between Early Adverse Life Events and Irritable Bowel Syndrome.ClinGastroenterolHepatol. 2011 Dec 15. [Epub ahead of print]

162. Yang et al. Schisandrachinensis reverses visceral hypersensitivity in a neonatal–maternal separated rat model. J   Phytomedicine November 2011.

163. Whitehead WE. GASTROINTESTINAL MOTILITY DISORDERS OF THE SMALL INTESTINE, LARGE INTESTINE, RECTUM, AND PELVIC FLOOR. IFFGD Fact Sheet No. 162; 2001.

164. http://www.med.unc.edu/ibs/files/educational-gi-handouts/GI%20Motility%20Functions.pdf. Accessed 22 Oct 2013.

165. O'Malley D, Quigley EM, Dinan TG, Cryan JF. Do interactions between stress and immune responses lead to symptom exacerbations in irritable bowel syndrome? Brain Behav Immun. 2011 Oct;25(7):1333-41. Epub 2011 Apr 23.

166. O'Malley D, Quigley EM, Dinan TG, Cryan JF. Do interactions between stress and immune responses lead to symptom exacerbations in irritable bowel syndrome? Brain Behav Immun. 2011 Oct;25(7):1333-41. Epub 2011 Apr 23.

167. Saini R, Saini S, Sharma S. Potential of probiotics in controlling cardiovascular diseases. *J Cardiovasc Dis Res*. 2010 Oct-Dec; 1(4): 213–214.

168. http://chriskresser.com/the-high-price-of-antibiotic-use-can-our-guts-ever-fully-recover. Accessed 18 Oct 2013.

169. Schwartz S, Friedberg I, Ivanov I, Davidson LA, Goldsby JS, Dahl DB, Herman D, Wang M, Donovan SM and Chapkin R. A Metagenomic Study of Diet-Dependent Interaction Between Gut Microbiota and Host in Infants Reveals Differences in Immune Response. GENOME BIOLOGY, April 2012

170. Kronman MP, Zaoutis TE, Haynes K, Feng R, Coffin SE. Antibiotic Exposure and IBD Development Among Children: A Population-Based Cohort Study. *Pediatrics*

2012 Oct;130(4):e794-803

171. C. Codling, L. O'Mahony, F. Shanahan, E.M. Quigley, J.R. Marchesi. A molecular analysis of fecal and mucosal bacterial communities in irritable bowel syndrome. Dig. Dis. Sci., 55 (2011), pp. 392–397

172. Johannesson E, Simrén M, Strid H, Bajor A, Sadik R. Physical activity improves symptoms in irritable bowel syndrome: a randomized controlled trial. Am J Gastroenterol. 2011 May;106(5):915-22. Epub 2011 Jan 4.

173. Daley AJ, Grimmett C, Roberts L, Wilson S, Fatek M, Roalfe A, Singh S. The effects of exercise upon symptoms and quality of life in patients diagnosed with irritable bowel syndrome: a randomised controlled trial. Int J Sports Med. 2008 Sep;29(9):778-82. Epub 2008 May 6.

174. Zhou HQ, Yao M, Chen GY, Ding XD, Chen YP, Li DG. Functional gastrointestinal disorders among adolescents with poor sleep: a school-based study in Shanghai, China.Sleep Breath. 2011 Dec 22. [Epub ahead of print]

175. Bellini M, Gemignani A, Gambaccini D, Toti S, Menicucci D, Stasi C, Costa F, Mumolo MG, Ricchiuti A, Bedini R, de BortoliN, Marchi S. Evaluation of latent links between irritable bowel syndrome and sleep quality.World J Gastroenterol. 2011 Dec 14;17(46):5089-96.

176. Chen CL, Liu TT, Yi CH, Orr WC. Evidence for altered anorectal function in irritable bowel syndrome patients with sleep disturbance.Digestion. 2011;84(3):247-51. Epub 2011 Sep 22.

177. Konturek PC, Brzozowski T, Konturek SJ. Gut clock: implication of circadian rhythms in the gastrointestinal tract.JPhysiolPharmacol. 2011 Apr;62(2):139-50.

178. Konturek PC, Brzozowski T, Konturek SJ. Gut clock: implication of circadian rhythms in the gastrointestinal tract.JPhysiolPharmacol. 2011 Apr;62(2):139-50.

179. Spiller, RC. Potential future therapies for Irritable Bowel Syndrome: Will Disease Modifying Therapy as Opposed to Symptomatic Control Become a Reality? GastroenterolClin N Am 34 (2005) 337–354

180. Tarrerias AL, Costil V, Vicari F, Létard JC, Adenis-Lamarre P, Aisène A, Batistelli D, et al. The Effect of Inactivated Lactobacillus LB Fermented Culture Medium on Symptom Severity: Observational Investigation in 297 Patients with Diarrhea-Predominant Irritable Bowel Syndrome. Dig Dis. 2011;29(6):588-91. Epub 2011 Dec 12.

181. Spiller, RC. Potential future therapies for Irritable Bowel Syndrome: Will Disease Modifying Therapy as Opposed to Symptomatic Control Become a Reality? GastroenterolClin N Am 34 (2005) 337–354

182. Peltonen R, Nenonen M, Helve T, Hänninen O, Toivanen P, Eerola E. Faecal microbial flora and disease activity in rheumatoid arthritis during a vegan diet. *Rheumatology* (1997) 36 (1): 64-68. doi: 10.1093/rheumatology/36.1.64

183. Doll R, Peto R. The causes of cancer: quantitative estimates of avoidable risks of cancer in the United States today. J Natl Cancer Inst. 1981;66:1191–308

184. O'Keefe SJD, Chung D, Mahmoud N, Sepulveda AR, Manafe M, Arch J, Adada, H, van der Merwe T. Why Do African Americans Get More Colon Cancer than Native Africans? J. Nutr. January 2007 137: 175S-182S

185. O'Keefe SJ. Nutrition and Colonic Health: The Critical Role of the Microbiota. *Curr Opin Gastroenterol.* 2008;24(1):51-58.

186. Koeth, R., Wang, Z., Levison, B., Buffa, J., Org, E., Sheehy, B., Britt, E., Fu, X., Wu, Y., Li, L., Smith, J., DiDonato, J., Chen, J., Li, H., Wu, G., Lewis, J., Warrier, M., Brown, J., Krauss, R., Tang, W., Bushman, F., Lusis, A., & Hazen, S. (2013). Intestinal microbiota metabolism of l-carnitine, a nutrient in red meat, promotes atherosclerosis Nature Medicine DOI: 10.1038/nm.3145

187. Ruepert L, Quartero AO, de Wit NJ, van der Heijden GJ, Rubin G, Muris JW. Bulking agents, antispasmodics and antidepressants for the treatment of irritable bowel syndrome. Cochrane Database Syst Rev. 2011 Aug 10;(8):CD003460.

188. Kaminski A, Kamper A, Thaler K, Chapman A, Gartlehner G. Antidepressants for the treatment of abdominal pain-related functional gastrointestinal disorders in children and adolescents. Cochrane Database Syst Rev. 2011 Jul 6;(7):CD008013.

189. Tarrerias AL, Costil V, Vicari F, Létard JC, Adenis-Lamarre P, Aisène A, Batistelli D, et al. The Effect of Inactivated Lactobacillus LB Fermented Culture Medium on Symptom Severity: Observational Investigation in 297 Patients with Diarrhea-Predominant Irritable Bowel Syndrome. Dig Dis. 2011;29(6):588-91. Epub 2011 Dec 12.

190. Horvath A, Dziechciarz P, Szajewska H. Meta-analysis: Lactobacillus rhamnosus GG for abdominal pain-related functional gastrointestinal disorders in childhood. Aliment PharmacolTher. 2011

Jun;33(12):1302-10. doi: 10.1111/j.1365-2036.2011.04665.x. Epub 2011 Apr 20.

191. Spiller, RC. Potential future therapies for Irritable Bowel Syndrome: Will Disease Modifying Therapy as Opposed to Symptomatic Control Become a Reality? GastroenterolClin N Am 34 (2005) 337–354

192. Bortolotti M, Porta S. Effect of red pepper on symptoms of irritable bowel syndrome: preliminary study. Dig Dis Sci. 2011 Nov;56(11):3288-95. Epub 2011 May 15.

193. Walker AF, Middleton RW, Petrowicz O. Artichoke leaf extract reduces symptoms of irritable bowel syndrome in a post-marketing surveillance study. Phytother Res. 2001 Feb;15(1):58-61.

194. McKay DL, Blumberg JB. A review of the bioactivity and potential health benefits of peppermint tea (Menthapiperita L.). Phytother Res. 2006 Aug;20(8):619-33.

195. Monk JM, Kim W, Callaway E, Turk HF, Foreman JE, Peters JM, He W, Weeks B, Alaniz RC, McMurray DN, Chapkin RS. Immunomodulatory action of dietary fish oil and targeted deletion of intestinal epithelial cell PPARδ in inflammation-induced colon carcinogenesis. Am J PhysiolGastrointest Liver Physiol. 2012 Jan;302(1):G153-67. Epub 2011 Sep 22.

196. Zhou Q, Souba WW, Croce CM, Verne GN. MicroRNA-29a regulates intestinal membrane permeability in patients with irritable bowel syndrome. Gut. 2010 Jun;59(6):775-84. Epub 2009 Dec 1.

197. Johnson PM, Kenny PJ. *Nat Neurosci.* 2010;13:635–641.

198. Newman L, Haryono R, Keast R. Functionality of fatty acid chemoreception: a potential factor in the development of obesity? *Nutrients.* 2013 Apr 17;5(4):1287-300.

199. Sharot et al. Dopamine Enhances Expectation of Pleasure in Humans. *Current Biology,* 2009; DOI: 10.1016/j.cub.2009.10.025

200. Strack F, Martin LL, Stepper S. Inhibiting and facilitating conditions of the human smile: a nonobtrusive test of the facial feedback hypothesis. *J Pers Soc Psychol.* 1988 May;54(5):768-77.

Made in the USA
Middletown, DE
12 April 2021